运动平衡与

软组织疼痛

王震生 著

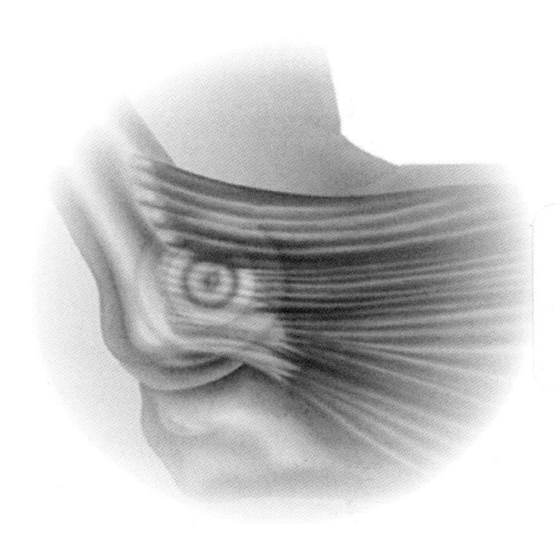

人民卫生出版社
·北 京·

图书在版编目（CIP）数据

运动平衡与软组织疼痛 / 王震生著．—北京：人民卫生出版社，2020.9（2022.7 重印）

ISBN 978-7-117-30483-2

Ⅰ．①运…　Ⅱ．①王…　Ⅲ．①软组织损伤 – 疼痛 – 研究　Ⅳ．①R686

中国版本图书馆 CIP 数据核字（2020）第 181580 号

运动平衡与软组织疼痛

Yundong Pingheng yu Ruanzuzhi Tengtong

著　　者：王震生
出版发行：人民卫生出版社（中继线 010-59780011）
地　　址：北京市朝阳区潘家园南里 19 号
邮　　编：100021
E - mail：pmph @ pmph.com
购书热线：010-59787592　010-59787584　010-65264830
印　　刷：三河市潮河印业有限公司
经　　销：新华书店
开　　本：710 × 1000　1/16　　印张：15
字　　数：253 千字
版　　次：2020 年 9 月第 1 版
印　　次：2022 年 7 月第 3 次印刷
标准书号：ISBN 978-7-117-30483-2
定　　价：95.00 元
打击盗版举报电话：010-59787491　E-mail：WQ @ pmph.com
质量问题联系电话：010-59787234　E-mail：zhiliang @ pmph.com

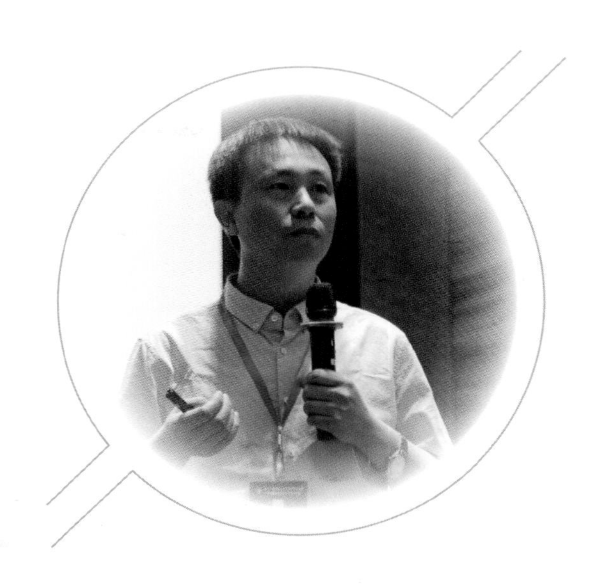

作者简介

王震生

王震生，1976 年生，副主任医师，毕业于天津医科大学临床医学系。毕业后一直从事临床工作，2006 年拜宣蛰人教授为师，学习软组织外科学，并大量应用于临床，运用银质针疗法治疗软组织疼痛患者七万余人次，发表论文十余篇，先后总结出版《压痛点密集型银质针疗法针刺技巧与临床实践》《压痛点密集型银质针疗法诊断思路与布针设计》《银质针漫谈》及《膝痛的软组织基础与临床非药物治疗》，参编《软组织外科学基础与临床》。致力于构建运动平衡理论框架，用以解释软组织疼痛的临床演变过程，指导治疗和软组织疼痛基础研究。

［**学术兼职**］

- 中国民间中医医药研究开发协会软组织诊疗专业委员会副会长
- 中国民间中医医药研究开发协会宣蛰人银质针疗法专业委员会副会长
- 中国中西医结合学会疼痛专业委员会银质针专家委员会委员
- 中国针灸学会经筋诊治专业委员会委员
- 中国医师协会疼痛专业委员会会员
- 天津医学会疼痛学分会委员

前 言

疼痛作为主观不良症状日益影响人类的身心健康。有统计表明,疼痛患者占人群总数的10%左右,其中尤以慢性疼痛对人的影响最大。慢性疼痛包括神经病理性疼痛、慢性炎性疼痛、癌痛、慢性软组织疼痛等。慢性软组织疼痛为软组织损害后产生的无菌性炎症因子刺激神经末梢所引起的疼痛感觉,临床常见的颈、肩、腰、腿疼痛多属此类,占慢性疼痛的绝大部分,不会影响生命,但会影响生活。东、西方医学都对慢性软组织疼痛有各自的研究和认识。

西方医学针对人体的实质性物质基础进行研究,细化到分子、离子水平,形成了很多学说。主要学说有四种:①神经致痛学说。神经对伤害刺激的记忆及神经节内或中枢痛觉纤维的产生是慢性疼痛的基础,从事麻醉学研究的疼痛工作者对此多持认同态度。②压迫致痛学说。神经受到周围组织的压迫产生疼痛,如椎间盘突出患者的疼痛,是现代骨科学和疼痛学对椎间盘突出症的认识,通过对突出的椎间盘进行治疗取得疗效,得到了实践支持。③无菌性炎症致痛学说。软组织疼痛的产生是由软组织内无菌性炎症因子刺激神经末梢造成的。代表性作品为《宣蛰人软组织外科学》。④筋膜学说。疼痛的产生与筋膜的张力异常有关。代表性作品为《解剖列车》《筋膜学》《肌筋膜触发点手册》等。各种学说在对疼痛的认知上都各有千秋。为什么每种学说指导的治疗都有效果?是不是每种学说立足的观察点不同?各种学说能不能融合?最终,由能不能彻底治愈慢性软组织疼痛决定。如一个有腰椎间盘突出症的腰腿痛患者,可以通过手术或椎间孔镜摘掉椎间盘治疗疼痛;可以通过穴位针灸治疗疼痛；也可以通过基于各种学说而设计制造的特殊针具治疗疼痛；还可以通过推拿、按摩、功能锻炼等治疗疼痛。为什么每种方法都能治疗软组织疼痛？这与软组织疼痛形成中的各个环节有关。手术或孔镜比较直观地去掉了椎间盘；针灸通过穴位刺激影响了神经反馈的中枢调控；特殊针具或推拿、按摩、功能锻炼影响了软组织张力。软组织内有肌肉、筋膜、血管、神经和感受器。无论椎间盘、血管、神经、肌肉、筋膜、感受器，都是软组织疼痛产生的环节。谁是整个疼痛产生过程的启动环节或决定性环节，对谁的治疗就是效果持久的。然而，在整个西方医学的研究过程中缺少了对启动环节的研究，这与其不断细化的深入有关。

古典中医通过对自然界阴阳的变化，分析其对人体的影响，即外因。通过对人体内在的阴阳变化，分析对人体产生的影响，即内因。无论内因还是外因都是由阴阳失衡而起。阴阳以形象表现为太极，对立而统一。太极本无极，无极本太虚。太极在一个空间里可以分出阴阳，利于人们的想象。无极则在一个空间里只有一个点，是阴阳中和后的集中，也是太极的开始。太虚则在一个空间里一无所有，即原始状态，不存在阴阳失衡的情况。中医认为“痛则不通，通则不痛”，气血循行障碍是引起疼痛的直接因素，由此展开阴阳、五行、八纲、脏腑的辨证研究。经验丰富的医生每每见效迅速，或有奇效出现，但年轻医生短时间内难寻门径，使中医学的发展不能快速前进。究其原因，中医立足源于辨证，证辨不明则病机不清，病机不清则治病乏效。不能多中心、大样本进行研究和数据统计，不能给予言之凿凿的物质基础研究，限制了发展。但既然能获奇效，其指导思想就是正确的，只是现代的人们对古典的东方思想缺乏空间想象或认为其缺少真实的物质基础对照而已。

笔者自 2003 年开始从事疼痛性疾病的治疗，发现存在大量的疼痛患者。通过书之所及的各种保守方法对患者进行治疗，在治疗过程中，有的有效，有的无效。有效不知是怎么有效的，无效不知怎么无效的，在困扰中不断寻求新的方法。2006 年有幸拜宣蛰人先生学习密集型银质针疗法，并进行了不断的实践，发现疗效的稳定性越来越好。随着不断的实践和经验总结，相继出版了《压痛点密集型银质针疗法针刺技巧与临床实践》《压痛点密集型银质针疗法诊断思路与布针设计》《银质针漫谈》《膝痛的软组织基础与临床非药物治疗》。随着不断对西方医学知识的摄入，发现西方医学重视基础的静态研究，其知识体系的连接是刻板的，而东方思想是活的、整体的。曾有智者说过“两条山脉相撞的地方会出现金矿，两种思想的撞击会迸发出新的，更近于道的思想”。那么,用“活”的东方思想去指导“刻板”的西方医学知识,是不是就能给这些研究出的数据、规律以灵魂?如,人体的软框架结构是筋膜,筋膜的主要成分是胶原纤维,胶原纤维的立体空间架构,可以使淋巴细胞、肥大细胞、中性粒细胞等免疫细胞自由通过,并且在炎症介导的趋化因子的作用下,迅速集中消灭炎症或异常细胞。这不就是中医的卫气所在吗?当感受风寒,表层肌肉收缩,筋膜结构孔隙变小,免疫细胞不能自由运动,影响免疫能力,外邪侵袭,就可能出现卫外不固的现象。对于慢性软组织疼痛,东方思想可以这样分析:无病的人体全身肌肉柔软而有弹性,所有肌肉的合力为零,即太虚。慢性软组织损害本质为胶原代谢异常,表现为肌肉的张力增高。张力增高的肌肉对其所附着的骨骼产生一个异常的力的作用,在太虚的空间里出现了一个几近于无的点,即无极。随着软组织损害的加重,无极中的点不断增大,需要人体的拮抗力来进行平衡,使受力异常的骨骼恢复平衡状态,即太极。人体在太极这个层面也是处于无症状状态的,即代偿状态。当失代偿时,即阴阳不平衡,就会出现症状。一块肌肉往往存在两、三个方向的力学功能,需要更多的拮抗肌参与进去,通过连锁反应出现全身参与的平衡调整状态。在平衡调整过程中,薄弱的环节会出现症状,这就是“证”,需要“辨”,寻根求源。严重的不平衡会导致骨骼的位移,失去原有的形态,影响内脏的功能,日久则“形坏而身死”。

通过东方思想的指导,西方医学有了灵气,很多疼痛性疾病甚至不明原因的疾病都有了可治疗的立足点。通过天人合一,道法自然整体思想的指导,减少了误诊、漏诊的发生,还人于自然。当关注局部的时候,诊断就局限于局部;当关注到全身的时候,诊断也放大到全身;当关注于社会的时候,诊断会加入社会心理因素;当关注放大到宇宙的时候,诊断中就加入了天体变化对机体的影响。由微观到宏观的整体分析,使诊断整体而全面。不断研究,不断发展,对疾病的认识将接近于真相。谨以此文抛砖引玉,以期引发读者对东西方思想融合的进一步关注,更好地为人类服务。

在本书成熟过程中,我的学生们不断的提问给了我很多思维重构与突破的灵感,使本书更加完善;原海旺老师和海岗医生提供的图片,为本书增色许多,在此表示深深的感谢!

王震生

2018年3月1日夜

目录

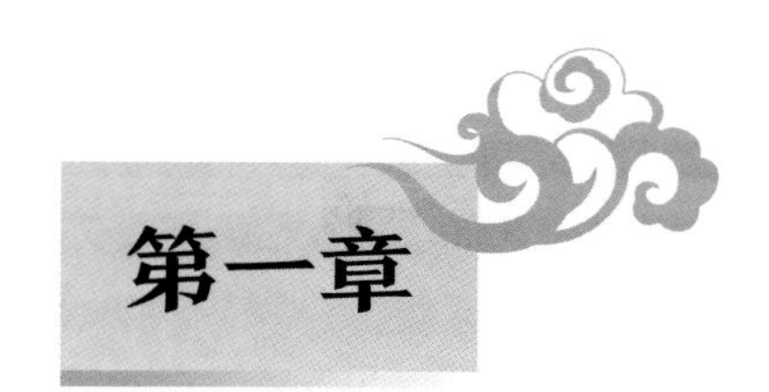

第一章

总　论

平衡是什么？牛顿力学认为物体所受到来自各个方向的作用力与反作用力大小相等，最终合力为零，使物体处于一种稳定的状态。

人之所以拥有自己独特的形体特点，同样遵循平衡的规律。要维持一个稳定的姿势，在骨的支撑作用下必须靠附着于骨的软组织产生的各方力量的平衡来达成。当力量不平衡时就会产生运动或运动趋势。人处于不断的运动之中，比自然界的静态平衡复杂得多。随着运动的出现，机体不断地调节骨骼的空间位置与肌肉的舒缩张力之间的关系，达到以机体最小耗能完成克服重力和阻力的各种运动，在这种调节过程中骨骼保持最佳的空间位置，这个调节过程称为运动平衡。即使在静息状态下，人的呼吸、消化、循环等各系统的功能仍在进行不断地运动，这些内脏的功能同样受运动平衡的影响。运动平衡失调会导致某些组织结构过度应用，是软组织疼痛产生的重要因素。当干扰到内脏的调节神经或挤压内脏时，可引发内脏功能性损害，继而出现软组织损害相关疾病。

软组织是相对硬组织而言，骨和软骨给人的感觉较硬，其他组织相对较软，即为软组织。软组织包括皮肤、肌肉、血管、神经、筋膜、滑膜、脂肪、内脏及承托功能细胞的细胞外基质，这里所说的软组织疼痛主要涉及参与运动的软组织，是软组织疼痛的主要阐释部分。而软组织疼痛又有急性与慢性之分。急性软组织疼痛多能找到明确的病因，对因治疗是解决急性软组织疼痛的最好方法。慢性软组织疼痛因病情发展缓慢，往往不能找到明确病因，虽治疗方法众多,但没有针对原发损害部位的治疗往往是反复发作、功效甚微的,所以找到有针对性的治疗部位才能达到一劳永逸的效果,我们在以下的内容里通过对人体力学特点的分析阐释慢性软组织损害的形成、发展及疼痛原发部位的寻找方法。

一、软组织疼痛产生的关键要素

软组织疼痛分为急性和慢性。急性软组织疼痛有明确的诱发因素,如刀伤、棍棒伤、砸伤、冲击伤、摔伤等外力性损伤;扭挫伤等姿势性损伤。这些损伤通过对损害部位的治疗及足够时间的修复,可基本恢复到正常状态,无疼痛后遗。在软组织损害修复后期,已经没有主诉症状了,此时的寒冷刺激或不正确的锻炼均会导致未修复的软组织逐渐累积形成慢性损害。当损伤的软组织对游离神经末梢刺激超过阈值时,会产生急性软组织损伤的慢性后遗疼痛。长期的过度劳动累积细小的软组织损害,逐渐形成症状明显的慢性软组织损害。急性软组织损伤后遗和慢性软组织累积损伤形成是慢性软组织疼痛的主要原因,很多人没有急性软组织损伤病史,所以以慢性累积性劳损引起的慢性软组织疼痛所占比例更大。

传统的医学观点认为,软组织疼痛的产生与神经受到卡压有关,但单纯的神经压迫只产生其所支配区的“麻”,急性严重的神经压迫会产生其支配区域的感觉缺失和运动功能障碍,慢性严重的神经压迫产生“木”感,甚至感觉缺失,伴有一定程度的功能障碍。这些现象已经在临床误卡神经和软组织外科临床试验中得到证实。在进行软组织松解手术时,采集的病变部位软组织标本检出无菌性炎症因子的表达,说明软组织疼痛的产生与无菌性炎症因子刺激游离神经末梢有关。当无菌性炎症因子蓄积达到引起疼痛的阈值时,就会产生疼痛感觉,持续稳定的无菌性炎症因子的刺激使感觉神经末梢钝化,出现疼痛感觉减退。只有短期无菌性炎症因子的大量蓄积才能再诱发疼痛出现,即慢性软组织损害性疼痛的急性发作。所以无菌性炎症因子的蓄积速度和量是慢性软组织疼痛产生的关键要素。

为什么会有无菌性炎症因子的产生,以及无菌性炎症因子的致痛机制受什么因素影响成了需要探讨的问题。急性软组织损害可以出现在肌肉走行的肌腹部,也可以出现在肌肉的骨骼附着部位。

急性外伤性软组织损害多发生在肌腹部,治疗多针对肌腹部及其周围筋

膜进行。急性动作性软组织损害往往有肌肉的撕裂、肌肉与肌腱连接处的断裂或肌腱骨骼附着处的撕脱，治疗多在软组织自我修复后、手术后的肌腹或肌肉骨骼附着处进行。劳动后没有得到良好的休息而引起的急性软组织损害疼痛多集中在肌腹的位置，治疗多针对肌腹及其周围筋膜。急性软组织损害与细胞破裂释放的致炎因子有关，致炎因子刺激神经末梢或感受器，产生保护性痉挛，使损害局部耗氧量增加，代谢产物堆积，加重疼痛症状的程度。随着组织细胞的修复，致炎因子释放减少，疼痛逐渐缓解。

由急性软组织损害没有得到良好的修复发展而来的慢性软组织损害，必然在急性软组织损害后发生一系列病理变化。软组织损害释放致炎因子刺激无菌性炎症产生，刺激神经末梢，出现肌肉保护性痉挛，造成肌细胞外具有保护作用的黏弹性组织牵拉增多，这种牵拉会刺激黏弹性组织内分布的成纤维细胞，产生更多的胶原纤维，增加对肌细胞的保护能力，过多的胶原纤维不能被机体代谢去除掉，出现胶原纤维的堆积，胶原纤维代谢失衡，堆积的胶原老化，老化的胶原不能被降解，互相缠结，出现肌肉黏弹性紧张的病理变化，这种改变会引起该肌肉骨骼附着处的牵拉力量加大，使此处软组织的内压力增加，正常的微环境遭到破坏，代谢产物堆积，引起无菌性炎症反应，产生软组织损害。这种软组织损害是很隐蔽的，是急性软组织损害的继发损害，随着软组织损害的缓解，无菌性炎症的消退，软组织损害的临床表现会逐渐消失。此时参加劳动，无菌性炎症消退并不完全，肌肉收缩必然刺激其骨骼附着部位，使潜在的无菌性炎症持久存在，形成原发慢性软组织损害。这种慢性软组织损害的无菌性炎症变化没有超过机体的承受阈值时，表现为不明显的疼痛、酸胀不舒适感觉。肌肉骨骼附着部位的这种炎症改变势必影响整块肌肉，产生感受阈值以下的炎症改变。当各种不良因素（包括引起急性软组织损害的各种因素）诱发软组织损害加重时，会重新出现疼痛或原有症状突然加重。当存在无菌性炎症的软组织出现内压力突然下降时，炎症因子的相对浓度迅速下降或缺血状态迅速改善，其所产生的疼痛或诱发的压痛会迅速消失，说明此处无菌性炎症轻微，病变时间不长。

慢性劳损逐渐累积的软组织损害多出现在肌肉离心收缩的部位。离心收缩可以产生相对较高的力量，部分原因是：①肌小节每个横桥的作用都是被独立拉开的，因此每一个横桥作用都可产生较大的平均力量；②横桥作用的再偶联速度较快；③被牵拉的肌肉因其黏弹性特性所产生的被动张力与串联和并联的黏弹性组织有关。快速而强力的牵拉肌肉会使肌小节内的肌原纤维、细胞骨架及细胞外结缔组织都受到伤害。肌肉的离心收缩是在肌细胞处于兴奋收缩的状态下,肌肉的总长度被拉长。此时被拉长的部分主要是黏弹性组织,这样会刺激成纤维细胞,增加胶原纤维的产生,使胶原代谢失衡,老化胶原不能有效清除,产生肌肉黏弹性紧张,出现一系列软组织慢性损害的表现。肌肉疲乏是一个由运动引起的最大自主肌力下降。虽然肌肉疲乏是一个正常反应,但过多的或慢性的肌肉疲乏却是不正常的,反而是潜在的神经肌肉疾病的表面症状。肌肉疲乏的程度或速度与执行的任务有关,反复进行离心收缩的肌肉较以同等速率或处于同等外力下进行向心收缩的肌肉不易疲乏,反映出离心收缩是兴奋 - 收缩偶联的力量最大化,这使下一次做功所需要的兴奋 - 收缩偶联运动单元数减少,消耗的能量增加,重复的离心收缩运动后产生的肌肉酸痛常比向心收缩或等长收缩运动严重。运动后的肌肉酸痛常会在 24~72 小时达到最大,是肌纤维内或周围的肌小节和细胞骨架受损引起的。总之,离心收缩产生肌肉更多的伤害。

慢性软组织疼痛形成的另一个重要结构是具有力学缓冲作用的脂肪,这些脂肪通常是被忽视的。随着脂肪功能研究的不断进展,发现它不是单纯的能量蓄积,而是存在力学缓冲、不规则结构填充、免疫等功能。对于慢性软组织疼痛,脂肪垫损害的治疗起着至关重要的作用。

二、黏弹性组织的介绍

时间作用导致其随应力 - 形变曲线改变的相关物理特性称为黏弹性,即在可延展范围内被拉长,外力消失后释放势能,恢复原有形态的特性。牵张健康软组织所产生的延展及被动张力来源于无收缩性的细胞外基质,如肌细胞周围的结缔组织、筋膜等。还有细胞内的结构蛋白,如结蛋白和巨型蛋白。当肌肉被小量延展时,肌细胞内的结蛋白、巨型蛋白被牵伸延展。当肌肉被大量延展时,肌细胞外基质提供更多的延展及张力。这种黏弹性主要由成纤维细胞合成的胶原纤维和弹性纤维形成的网状结构产生。肌肉骨骼系统中多数的组织会呈现出一定程度的黏弹性,而黏弹性材料的其中一个现象是蠕动,蠕动不同于塑性变形,它是可逆的。

被动牵伸的肌肉黏弹性表现得非常具体,既能维持整块肌肉的连续性,又有在外力消失后恢复原有形态的弹性,使肌肉被牵伸势能得以释放。这种内回缩的现象为生理状态下的黏弹性紧张,而病理状态下的黏弹性紧张则为黏

弹性组织的软框架结构塌陷所造成。当具有黏弹性的组织出现延展性下降时，整块肌肉表现为僵硬的高张力状态。

肌肉内的细胞外有结缔组织包绕，分为肌内膜、肌束膜和肌外膜。肌内膜包裹在每条肌纤维外面，内侧面紧邻肌细胞膜，是肌纤维和血管进行新陈代谢的部位。这种组织由致密胶原纤维组成，小部分与肌束连接，通过肌束膜与肌外膜连接形成肌肉的软性框架结构。肌束膜将多条肌纤维包裹在一起，形成肌束。肌束间的空隙提供了血管和神经走行的通道。肌外膜包裹在整块肌肉的最外层，将这块肌肉与其他块肌肉分开，肌外膜结构坚韧，对维持肌肉的形态及抵抗牵拉力有重要作用。整块肌肉在各层膜的约束下形成合力一致的功能结构。整块肌肉的结缔组织框架在肌纤维末端相连，最终实现肌肉收缩的力学缓冲与力学传递。这些结缔组织形成囊袋，将肌组织装入其中，对肌组织起到约束和保护作用。约束肌纤维的走行方向，使其在收缩时产生最大的合力作用；在被动延展时，限制肌肉的总延展长度，保护肌组织，使其不被过度的外力撕裂。肌腱是肌肉内筋膜结缔组织的延续，与整块肌肉连接，并附着于骨组织，起到对整块肌肉的舒缩缓冲作用。结构蛋白、筋膜结缔组织及肌腱本身没有收缩作用，但具有一定的延展性和可回缩性，能为肌组织提供约束和缓冲。这部分组织称为黏弹性组织，既有外力牵拉不断裂的黏滞性又有外力消失后回缩为原有形态的弹性。

成纤维细胞散在分布于胶原纤维形成的空间框架之中，就像张网的蜘蛛，对于力学的敏感性非常高，在受到压力或拉力的作用出现形变时，成纤维细胞会被激活，合成大量胶原纤维并释放到其周围，增加抗拉或抗压能力，以减少力学刺激对成纤维细胞的影响。慢性软组织损害形成过程中，成纤维细胞受到过多的形变刺激，反馈性产生大量胶原纤维，增加整块肌肉的弹性势能和抗牵拉力量。产生的大量胶原纤维不能被迅速消除，出现胶原纤维代谢紊乱，胶原纤维间的空间距离变小，胶原纤维间的透明质酸将其粘在一起，摩擦增多，胶原纤维老化，互相缠结，降低黏弹性组织的顺应性，从而降低肌肉的整体可延展性，出现黏弹性紧张。肌肉的黏弹性紧张作用于骨骼，肌腱内的腱梭受到刺激兴奋，抑制肌肉的兴奋，同时使与其拮抗的肌肉兴奋抵消骨骼的异常作用力，失代偿时出现拮抗肌的疼痛。黏弹性紧张的肌肉与拮抗肌的兴奋共同作用于骨骼，在临床上表现为肢体的运动功能受限或出现异常运动轨迹。异常运动轨迹是关节及关节周围软组织损害的重要因素。如肩部周围软组织损害引起的肱骨头滑动摩擦力增加，肱骨头在上肢外展高举时不能顺利下滑，导致肩峰撞击的出现。

三、关于成纤维细胞

成纤维细胞是疏松结缔组织的主要细胞成分,由胚胎时期的间充质细胞分化而来。成纤维细胞较大,轮廓清楚,多为突起的纺锤形或星形的扁平状结构,其细胞核呈规则的卵圆形,核仁大而明显。有时成纤维细胞更像是一个原始的多功能细胞,在力学作用下可以分析力产生的部位,并增加此部位的胶原纤维分布。成纤维细胞功能活动旺盛,细胞质嗜弱碱性,具明显的蛋白质合成和分泌活动,成纤维细胞对不同程度的细胞变性、坏死和组织缺损以及骨创伤的修复有着十分重要的作用,可以填充缺损,修补断裂。如果成纤维细胞功能亢进,则会出现瘢痕体质。

四、关于胶原

胶原是动物体内含量最丰富的蛋白质,约占人体蛋白质总量的30%以上。它遍布于体内各种器官和组织,是细胞外基质中的框架结构,可由成纤维细胞、软骨细胞、成骨细胞及某些上皮细胞合成并分泌到细胞外。运动软组织的胶原多是由成纤维细胞分泌的,是肌细胞外基质的主要成分,排布规律,拥有良好的黏弹性,对肌腱、韧带、筋膜结缔组织、关节囊的强度和韧性起到重要作用。在新产生的胶原中,只有少数的交联,这些分子间的互联为胶原纤维提供必要的稳定作用,也使纤维组织更为强韧以抵抗外来张力,而且这些胶原交联可以被还原;胶原能溶于中性盐水或酸性液体中,交联也容易被热力降解。身体内良好的血液循环成为胶原降解的重要条件。正常情况下,胶原纤维沿着力学应用的方向有序排列。当胶原合成增加时,胶原纤维间距离缩小,彼此靠近,形成更多的横向交联,产生胶原老化。在胶原老化时,那些能被还原的交联会渐渐减少,取而代之是更稳定和不能被还原的交联。老化的胶原不能溶于中性盐水或酸性液体中,而且它们有更高的耐热能力,不会那么容易被热力降解。更高的热(超过40℃)对老化胶原降解起到积极作用,这对物理热疗的各种方法有效提供了有力支持。全面立体的热力渗透、对软组织全层作用成为去除软组织黏弹性紧张的重要手段。

胶原纤维的相对运动有赖于透明质酸的润滑作用,就像关节腔内的滑液

一样。透明质酸随着组织内酸碱度的变化而发生黏度变化，软组织之间相对摩擦增多时，透明质酸的生成增多，软组织内酸碱度下降。当组织内酸碱度降低到 pH 6.6 时，透明质酸将变得非常黏稠，影响胶原纤维的相对滑动，出现胶原纤维的异常拉力，这也是刺激胶原合成的重要因素。当组织内无氧代谢增加时，软组织内的酸碱度降低也是引起透明质酸黏稠度增加的因素。透明质酸分子间以水桥连接，当将透明质酸的温度升高到 40° 以上时，其三维结构上部将被破坏，使深筋膜、肌肉内部的透明质酸黏度明显减小，胶原纤维移动润滑度增强。

五、关于细胞外基质

细胞外基质是由大分子构成的错综复杂的网络，为细胞的生存及活动提供适宜的场所，并通过信号转导系统影响细胞的形状、代谢、功能、迁移、增殖和分化。构成细胞外基质的大分子种类繁多，可大致归纳为四大类：胶原、非胶原糖蛋白、氨基聚糖与蛋白聚糖以及弹性蛋白。胶原纤维为细长顺滑的蛋白结构，存在力学方向的一致性，是应力刺激的主要结构。非胶原糖蛋白、氨基聚糖与蛋白聚糖为迂曲的小分子分叉结构，是重要的携水部分，是机体内细胞外环境的重要结构，为细胞的生存提供良好的生存空间。弹性蛋白为细胞外基质中具有弹性的纤维结构，横向分布于胶原纤维之间，保证胶原纤维的横向稳定性。胶原纤维与细胞外的受体整合素连接，而细胞外受体穿过细胞膜直接连接在细胞骨架上，所以胶原纤维所受的力学刺激会直接影响细胞内骨架，从而改变合成胶原纤维的状态。

慢性软组织损害的组织特点：存在着慢性损害的软组织，处于胶原老化交联阶段，出现黏弹性紧张，对肌肉产生慢性压力，肌肉组织处于缺血缺氧状态，并且存在不同程度的萎缩，在运动时收缩乏力、易疲劳。组织间神经纤维的过度挤压，使神经兴奋传导速度减慢，出现运动过程中的兴奋延迟。筋膜结缔组织的软性框架结构缩小，限制软组织的整体延展性，使肌肉的弹性缓冲能力明显下降，增加肌肉、肌腱的牵拉损伤，疼痛出现机会增多。关节在弹性缓冲能力下降后，承受过多的剪力影响，易出现关节面及周围韧带的过度应用，出现运动时的疼痛、关节软骨磨损、韧带牵拉增厚、关节腔积液，或因韧带的过度限制出现关节强直。

六、运动系统损害的四期代偿

一期:肌肉痉挛期。肌肉受到外因或内环境不良因素刺激,出现保护性收缩。或在运动平衡调节过程中,参与运动平衡的主动调节,与肌梭的异常兴奋引发牵张反射有关。牵张反射为肌梭受到牵拉或理化因素刺激使梭内肌兴奋,兴奋信号传递给自主神经系统,自主神经系统做出分析后,发出冲动泛化肌梭周围的肌细胞兴奋或兴奋其拮抗肌的过程。外因的寒冷刺激使浅层血管弹性回缩,减少了浅层胶原纤维降解,胶原纤维老化使筋膜框架结构塌陷缩短,嵌入筋膜的肌纤维受到牵拉。嵌入筋膜的肌纤维多存在肌梭,牵拉肌梭产生牵张反射,出现肌肉痉挛。内环境的酸性代谢产物堆积,增加透明质酸黏稠度,肌纤维间的相对滑动摩擦力加大,肌纤维被动牵拉增多,肌梭异常兴奋,出现肌肉痉挛。在运动平衡调节过程中,如耻骨结节附着的长收肌、短收肌慢性损害出现黏弹性紧张时,骨盆前倾趋势出现,坐骨结节附着的腘绳肌群及大收肌后束会兴奋收缩拮抗骨盆前倾力。拮抗肌由代偿发展为失代偿时,都可能发生肌肉痉挛。肌肉痉挛为肌细胞收缩的结果,持续消耗能量,产生代谢产物的堆积,使组织内酸碱度降低,pH 值下降,导致肌纤维间透明质酸黏稠度增加,影响肌纤维的相对滑动,增加摩擦阻力,肌细胞外基质在异常力的作用下使成纤维细胞发生形变,刺激胶原纤维合成增加,胶原代谢紊乱,加速黏弹性紧张的出现。此期患者多采取休息、保暖、口服药物、针刺或理疗的方法治疗,常很快缓解症状。如果治疗不彻底或没有完全修复损害软组织,会为软组织黏弹性紧张期的出现埋下伏笔。

二期:软组织黏弹性紧张期。在肌肉痉挛期不能迅速去掉造成肌肉痉挛的因素,或继续存在整块肌肉的离心收缩,造成黏弹性组织的牵拉,刺激成纤维细胞,产生更多的胶原纤维以对抗拉力,导致胶原纤维代谢失衡,胶原纤维互相靠近,老化交联,互相缠结,使黏弹性组织的顺应性下降,硬度增高,肌纤维相对滑动困难,出现整块肌肉的被动延展性下降,进入软组织黏弹性紧张期。黏弹性紧张期的肌肉内胶原纤维的软框架塌陷,内部压力升高,微循环受到影响。微循环的调节有赖于毛细血管后静脉的压力,毛细血管后静脉压力增加,微循环的毛细血管内血液处于淤滞状态,深层静脉回流障碍,出现浅静脉怒张。对浅静脉针刺放血可降低毛细血管后静脉压力,改善组织内微循环功能,减轻组织缺氧症状,但黏弹性紧张的软组织没有改善,症状缓解只能持续两三天。黏弹性紧张期整块肌肉表现为张力增高的状态，收缩力下降、易疲劳。受天气变化时氧分压的影响，出现阴雨天症状加重的特点。如慢性腰肌劳损等，劳动就痛，阴天就重。此期是临床就诊最多的时期，往往缠绵难愈，给患者带来痛苦。

三期：韧带代偿期。运动平衡调节的拮抗肌兴奋收缩的作用没有消除肌肉的黏弹性紧张造成的机体力学平衡失调，会造成其作用的关节失去原来的正常空间位置，力学传递没有通过骨骼，需要关节周围附着的肌肉持续兴奋以保护关节的稳定性，关节周围附着的每条肌肉都连接关节囊周围的韧带，如股二头肌与腘弓韧带连接，半膜肌与腘斜韧带连接等。肌肉的持续兴奋牵拉其所连接的韧带，刺激韧带增生、肥厚。另外，保护关节稳定的韧带受到关节位置异常的过度牵拉刺激，产生过多的胶原并老化沉积，出现韧带增生肥厚、黏弹性紧张，对关节的固定能力增强，而关节的活动能力随之下降，失去原有的活动范围，出现关节的僵直。如，膝关节退行性变的后期出现伸屈功能障碍。此期出现关节活动范围减小，关节变形。

四期：骨性代偿期。关节周围的韧带不断增厚，胶原老化，软框架塌陷，使韧带对关节的约束力越来越高，造成关节内压力逐渐增加。关节运动有赖于关节软骨的耐磨特性，关节软骨内没有血管、神经，由纤维软骨和黏多糖构成，其中携带大量水分，其营养供应是通过滑液的组织渗透完成的。当关节内压力增高时，关节软骨不能得到良好的营养，修复能力减退甚至消失，关节软骨脱水、磨损，造成不耐磨的骨皮质相互摩擦，骨皮质随即破坏，成骨细胞活跃，骨小梁通过关节面，关节骨化，失去功能。此时不再需要韧带的限制和肌肉的收缩控制关节的稳定，软组织疼痛也随之消失。如强直性脊柱炎后期，脊柱关节融合，疼痛消失，进入稳定期。踝部距跟舟三关节融合术以消除踝部疼痛、脊柱段的椎体融合术以消除相应部位的疼痛都和加速骨性代偿有关。

肌肉痉挛期可以独立存在，黏弹性紧张期、韧带代偿期和骨性代偿期不会独立存在，同一部位或相关的不同部位的软组织会存在不同时期软组织损害的夹杂情况，这成为各种治疗方法都能取得一定效果的重要原因。如果想彻底解决各期损害问题，必须选择对较重损害时期的治疗方法，即黏弹性紧张期损害占优势时，选择对黏弹性紧张期有效的治疗方法才能治愈损害。韧带代偿期占优势时，选择对韧带代偿期有效的治疗方法才能治愈。

肌肉痉挛期可以通过热敷、按摩、理疗、针灸、口服药物等消除引起痉挛的无菌性炎症或异常活化的肌梭，很快解除症状。如果同时去掉了产生肌肉痉挛的因素，软组织将恢复正常。激痛点治疗是消除异常活化肌梭具有代表性的方法，通过反复的针刺刺激使肌梭去极化，从而消除肌梭周围的肌肉痉挛。软组织黏弹性紧张期，降解老化胶原、解除黏弹性紧张则成为对因治疗的主要方法。通过工具的介入，进行黏弹性组织的机械打孔减压，并结合热力作用，使黏弹性紧张的软组织张力下降，老化胶原纤维得到有效降解，重新恢复胶原纤维代谢平衡，恢复肌肉活力。银质针和火针是此期具有代表性的保守方法。火针由于对深层软组织的针刺安全性不强，通常用于浅层软组织黏弹性紧张的针刺。温热的艾灸治疗对降解老化胶原有积极作用，但需要长时间、长周期的缓慢渗透才能达到较为理想的效果。韧带出现黏弹性紧张，即进入韧带代偿期。韧带代偿期需要长时间反复的保守性治疗才能逐渐逆转这种状态，往往手术的直视下切割是更快捷有效的方法。如果采取针刀结合加热的办法也是可以加速逆转的可用方法。一旦进入骨性代偿期，关节发生不可逆变化，软组织不用代偿，也不会因代偿而出现疼痛，就没有治疗意义了。实际上，临床医学里的各种关节融合术，体现了促进骨性代偿出现、消除软组织疼痛的特点。在《灵枢经》中，《经脉》《经水》《经筋》等篇进行了分别叙述，并且治疗并非全用毫针，说明古人对疼痛的认识已经非常深入了。《经脉》《经水》篇的治疗中以调气、调神为主，兼顾泻血、得气的操作，适合以功能性改变为主的症状。与肌肉痉挛期的各种治疗如出一辙，都是解决功能问题。《经筋》篇的治疗则提出“燔针劫刺，以痛为输”，说明经筋病不是功能异常引起的，而是软组织结构异常引起的。要用加热过的针去治疗。加热能降解胶原，这是在治疗结构问题。与肌肉黏弹性紧张期的治疗原理是一样的。

七、关于疼痛性避让

疼痛性避让是人产生被动体位的重要机制，主要目的是减少疼痛刺激，增加人体的舒适感。如人体某个部位存在外伤时，会尽量减少伤口处触碰的机会；当存在阑尾炎时，机体会尽量减少阑尾区域的牵拉或挤压。这些都是能被认识到的现象，机体会调动所有相关因素，尽量减少能感知到的疼痛。在慢性软组织损害的过程中同样存在着疼痛性避让的问题，因为是缓慢发生的，机体进行缓慢的调节，所以不容易被感知到。这些疼痛性避让多与力学缓冲部分有关，如踝后脂肪垫、跗骨窦脂肪组织、髌下脂肪垫、神经鞘周围的脂肪等。在肌肉的力学平衡中，损害的肌肉被动牵拉减少，人体出现异常姿势。如坐位时，

正常坐姿能减少竖脊肌的抗重力做功，而内收肌群损害，挺直躯干的坐姿会持续牵拉内收肌群，产生不舒适感，驼背的坐姿正好可以使骨盆后旋转放松内收肌群。所以，放松状态下无论何种坐姿，只是机体舒适的需要，改变到正常坐姿反而不舒服。瘫坐在沙发上的姿势已经提示了软组织损害的存在。多层叠加的肌肉，如果深层肌肉损害出现，浅层的收缩势必导致深层的伤害刺激增多，机体为了避免这一状态的出现，抑制浅层肌肉的收缩力，导致肌肉无力的出现。如臀大肌与臀中肌的叠加部分，如果臀中肌损害出现，臀大肌会出现收缩抑制，表现出骨盆前旋的臀大肌无力状态；跗骨窦内软组织损害会引起足踝背屈的小腿前内侧倾斜姿势，以减少行走过程中跗骨窦的力学冲击，造成下肢承重结构的改变，出现一系列症状。

人体要维持自身形体的稳定性，必须依靠各方向力量的平衡来达成，当力量不平衡时，就会产生空间位移。骨骼在和环境互动时必须支撑人体，而骨骼的支撑需要复杂的平衡系统调节，并最终通过肌肉的舒缩作用才能实现。疼痛性避让的出现使运动姿势异常，维持机体稳定的肌肉做功增多，失代偿时没有新的代偿平衡就会表现出疼痛。

八、关于滑膜囊关节

滑膜囊关节（图 1-1）是拥有充满滑囊液腔室的可动关节，构成了运动系统中关节的主体。覆盖于关节腔周围的结缔组织构成关节囊，关节囊分为两层，外层为致密结缔组织组成，提供了骨与骨之间的支撑及关节内容物的控制。内层则由平均 3~10 个细胞层厚的滑液膜构成，此层细胞可以制造滑液。滑液通常为清澈或黄白色的黏稠液体，主要成分为透明质酸，另有糖蛋白及其他营养成分。滑液覆盖于关节表面，可以减少关节面间的摩擦力，同时提供关节软骨的营养成分。毛细血管穿透关节囊，分布于滑膜层，是滑液产生和吸收的结构基础。关节周围软组织张力增高时，回流的静脉受到挤压，出现滑液吸收障碍，导致滑膜关节积液，是膝

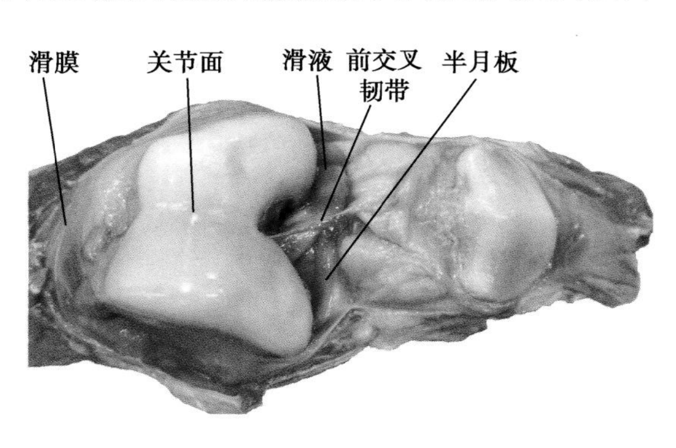

图 1-1　滑膜囊关节解剖图（膝关节）

关节积液的一种成因。如膝关节积液通过放松膝关节周围的肌肉,可以使积液迅速吸收。本体感受器分布于骨皮质下、关节囊、韧带及周围组织中,对关节运动环境的调整起到反馈作用。当关节面的相对运动轨迹异常时,反馈性引起关节周围肌肉的兴奋性增加,造成关节活动功能障碍。如盂肱关节的肱骨头与关节盂的对位异常会增加盂肱关节周围肌肉的兴奋性,使肱骨头下滑的摩擦阻力增加,出现肩峰撞击症,肱骨头被下拉对位正确时,肩峰撞击症就会消失。但关节周围的肌肉有损害缩短时,肩部周围的肌肉不会放松,过一段时间,肱骨头还会上移出现肩峰撞击症。当关节周围肌肉紧张导致关节腔压力增加时,关节面摩擦力增加,滑液反馈性分泌增加,出现关节腔积液。对关节内积液的抽吸,反馈增加滑液的分泌,出现关节腔积液越抽越多的情况。关节软骨通过关节运动的挤压、放松交替作用排出代谢产物,吸收营养物质。关节腔压力增加,滑液渗透减弱,关节软骨营养缺乏,抗摩擦能力减退,磨损破坏,滑液分泌反馈消失,出现干性滑膜炎。

运动系统的软组织包括肌肉、肌腱、韧带、关节囊、脂肪、血管和神经,它们存在着不同的功能。肌肉为可收缩软组织,是人体的动力性结构,提供强大的收缩力来维护人体骨骼框架结构的空间稳定性,产生日常需要的动作。长时间的兴奋收缩会产生代谢产物的堆积,出现疲劳及酸胀疼痛等情况,并会出现肌肉整体张力增高。肌腱为肌肉与其骨骼附着的缓冲结构,能有效将肌肉收缩的刚性势能转化为柔性势能,减少肌肉收缩对骨骼附着处的影响。同时肌腱内的腱梭被牵拉兴奋时,会抑制肌肉的兴奋性,减少肌肉快速收缩产生连接带撕裂。韧带为具有黏弹性、不具有主动收缩能力的软组织,是人体的限制性结构。在骨骼空间位置异常的关节周围存在不正常的力学传递,长期异常的力学牵拉会造成韧带的增生、肥厚及关节活动功能的下降。韧带内有丰富的感受器,能敏感的感知关节的位置并反馈激发相应肌肉收缩。关节囊保护滑膜关节的完整性,同样有感受器分布,感知关节的运动状态。脂肪为关节周围的缓冲、保温结构,缓冲关节运动中骨与骨的碰撞,减少血管、神经的挤压;减少关节腔热量的散失,使滑液发挥更好的润滑作用。血管为软组织和骨关节提供营养供应,同时带走代谢产物。张力增高的肌肉对血管产生挤压,出现软组织营养供应缺乏和代谢产物的堆积。尤其是静脉内压力小,容易受静脉周围压力影响,导致静脉回流减少,出现组织水肿或滑液吸收障碍。神经可以感知无菌性炎症刺激,并表现出疼痛症状。同时发出冲动信号,支配肌肉运动,产生避让疼痛的姿势。单纯受到挤压的神经会表现出不同程度的麻木症状。

炎症物质刺激的神经会表现出疼痛和避让动作。

九、运动平衡调节的原则

（一）机体重心的稳定

机体通过调整各骨之间的内在力学关系，将重心纳入到支持面的支撑范围内。当重心落到支持面以外时，机体会通过各种力学方式将其重新拉回支持面以内。如果不能将重心重新纳入支持面以内，就会产生运动。超出机体调节能力的运动会使机体摔倒，最终将重心纳入支持面以内。一般情况下，机体尽量维持骨骼空间结构的正常位置，达到相对平衡状态。机体的不同运动过程中，每一块骨骼都存在自己的最佳空间位置，由局部到全身的骨骼排列需要尽量维持正常的空间结构。当某块骨头所受的力出现异常时，就会出现其空间位置的改变，机体为了尽量维持其空间位置的正常，就需要削弱造成力学改变的紧张肌肉力量，或增强与其拮抗的肌肉力量，最终使骨骼维持在正常的空间位置上。如果这种调节方式中病变因素导致作用在骨骼上的力量超过拮抗肌的代偿能力，或拮抗肌疲劳时，骨骼的空间位置异常就会发生，导致局部骨骼空间位置改变。力学传递失去原有的正常状态，由此产生更多肌肉参与的多部位空间力学调整。

（二）摄取环境信息最大化

人生活在自然环境中，需要不断地摄取周围环境信息以产生适应周围环境的身体变化，信息摄取成为人应对周围环境的重要环节。头部的视器和耳前庭是重要的信息摄取器官，为了尽量保证周围环境信息摄取的正常，头部的视器和前庭器需要各自保持在同一水平面上才能发挥正常的信息反馈作用，所以头部的正直稳定成为上述器官摄取信息正确的重要保证。当骨骼空间结构异常出现后，机体为了保证对外界环境信息摄取的准确性，首先要维持头颅的空间位置稳定性，也就是说要保证视觉、听觉和前庭觉的正常，表现为自然状态下的头颅正直状态。如颈椎变直前探增加导致的低头姿势通过枕颈部伸肌群的兴奋拉起头面部，出现相对颈椎的头后仰状态。脊柱侧弯时，头颅反向侧弯纠正头颅空间位置偏歪。这些都是为了保证头颅空间位置正常，达到摄取环境信息最大化。

（三）疼痛性避让

当机体的某个部位出现炎症水肿时，尽量减少机体自身力学作用刺激该部位产生疼痛而出现的形体改变，以减少炎症刺激产生的不良感觉。机体在自然状态下主要受重力作用，其次为对抗外力的做功。在骨关节周围存在着对关节起到保护和缓冲作用的脂肪组织，因为某些动作的频繁应用，导致这些脂肪组织出现无菌性炎症，使其所占的空间体积增大。增大的脂肪组织在受到挤压时，炎症物质对神经末梢的刺激增多，会产生疼痛。机体为了减少这种疼痛感觉的产生，会出现运动模式的改变，也就出现了局部骨骼空间位置异常，产生代偿性调节的启动因素，符合疼痛性避让的特点。如髌下脂肪垫损害引起的膝关节屈曲代偿。深层软组织损害后产生炎症水肿，为了减少浅层软组织紧张对深层的压力影响，浅层软组织会放松其紧张度以达到尽量无痛的状态。如腰部深层的关节突关节周围软组织损害或椎间孔周围的软组织损害需要竖脊肌张力下降来缓解关节突关节的相对挤压，出现站立位腰椎变直，弯腰时竖脊肌收缩减少深层牵拉的酸痛的情况。

十、运动平衡调节的形式

（一）神经肌肉调节

因细菌、病毒、血液供应障碍、自身免疫因素参与或神经周围的无菌性炎症刺激等因素引起的神经元的异常反馈，影响了神经元的正常调节能力，出现其支配区域敏感度增高，产生痛觉过敏和肌肉痉挛的现象，这种现象为神经肌肉调节。在肌肉痉挛期，通过针灸刺激穴位的方法进行肌肉张力的调节治疗疼痛就属于神经肌肉调节的过程。神经元持续受到其感觉神经末梢接收的伤害性刺激后，会出现神经元功能紊乱，产生其感觉分布区的感觉过敏和运动分布区的肌肉异常兴奋。感觉区的过敏会出现有主诉痛而无压痛的情况。如胸腰段椎旁软组织损害刺激脊神经后内侧支，引起同水平发出的隐神经分布区的鹅足腱疼痛或足跟内侧痛。当胸腰段软组织损害得到良好治疗后，主诉疼痛自然消失。运动区的肌肉异常兴奋作用于骨骼，使骨骼所受力学异常，引发平衡调节。如同样是胸腰段软组织损害，刺激脊神经后内侧支，引起同水平发出的股神经及闭孔神经兴奋，股神经兴奋引起股四头肌张力增高，闭孔神经兴

奋引起内收肌张力增高。内收肌张力增高引起屈髋及代偿的屈膝动作，进一步增加了股四头肌的张力对髌股关节的影响，出现膝关节屈伸时疼痛及膝关节积液。胸腰段的治疗对这种膝痛和膝关节积液有良好的治疗作用。《内经》里有“膝痛不可屈伸，治其背内”的论述，可能与此有关。神经元的外在刺激消除后，长时间痉挛的肌肉逐渐进入黏弹性紧张状态，肌肉的软框架塌陷，整体长度缩短，牵拉骨骼产生骨骼力学平衡失调，就会出现机械肌肉调节。如颈部深层或椎管内炎症刺激感觉神经末梢，使臂丛神经的感觉分布区域出现疼痛不适和运动神经支配的肌肉痉挛。如肩部疼痛、上臂疼痛、肘部疼痛或前臂手指疼痛，这些疼痛在主诉区域找不到明显的压痛点。运动神经支配区域的肱二头肌、肱三头肌兴奋，肱骨头上移，出现肩峰撞击；肘关节压力增加，出现肘关节积液、疼痛。屈指肌兴奋性增加，摩擦腕横韧带，出现腕管综合征；屈指肌腱鞘过度摩擦，出现腱鞘炎。伸指肌兴奋性增加，腕背支持带摩擦增多，出现腕背部腱鞘囊肿。如果有潜在软组织损害的冈下肌痉挛后，会迅速诱发肩关节周围的所有肌肉兴奋收缩，出现肩关节功能障碍。

（二）机械肌肉调节

任意一块肌肉慢性损害后出现黏弹性紧张，都会对其附着的骨骼产生过多的拉力，出现整体力学改变，导致运动平衡失调，机体通过反馈作用于相关肌肉，维持机体正常工作生活，产生新的骨骼力学平衡的现象。这种现象为机械肌肉调节。如长收肌、短收肌慢性损害牵拉骨盆引起的骨盆前倾，需要坐骨结节附着的腘绳肌群及大收肌后束兴奋来平衡骨盆的空间位置。当拮抗肌无法维持力学平衡时，骨盆向前旋转，随之出现站立位躯干上部重心前移，为了纠正躯干上部重心前移带来的重心稳定性下降，脊柱或下肢发生曲度变化，使机体重心重新回归支持面以内。通过对肌肉结构的治疗，改变肌肉缩短对骨骼的异常力学牵拉，恢复骨骼原有平衡状态的治疗过程，属于针对机械肌肉调节的治疗。力学缓冲的脂肪组织作为引发运动模式改变的原发部位，导致运动状态下的平衡失调，肌肉异常兴奋代偿，也属于机械肌肉调节范畴。机械肌肉调节存在下部优先的特点，即机体重心改变时，先从下部可纠正处纠正。如腰骶后部竖脊肌张力增高引起的躯干上部重心后移，先出现背屈踝部，然后屈膝的重心纠正特点，出现跖腱膜牵拉的足跟痛、踝部肿胀或膝痛。当然脊柱曲度的明显改变不会在单独阶段发生，会伴随整个脊柱的调整过程，出现背痛、颈痛或头痛。

运动平衡调节非常复杂,任何一个骨关节连接处出现的不同空间位置改变都可能导致不一样的系列骨骼空间位置改变的产生,就像搭起的积木,每一块积木的位置改变都会产生不同的倾倒方向。简单的理解运动平衡调节可以通过解剖学的三个平面进行,即矢状面、冠状面和水平面。在每个平面上产生规律的调节变化,三平面变化的叠加,造成平衡调节的千变万化。矢状面表现为足趾的屈、伸;足踝的跖屈、背屈;膝关节的屈曲、超伸展;髋的屈、伸;脊柱的前后曲度改变等。冠状面表现为足弓高、低;足踝内翻、外翻;膝内翻、外翻;大腿的内收、外展;脊柱的侧弯等。水平面表现为各部位的旋转。冠状面上改变较多时,常会伴随水平面调节,所以有"脊柱侧弯必伴旋转"之说。

十一、保持运动平衡的环节

保持运动平衡调节的环节包括三个部分:感觉传入、中枢整合、运动调节。

(一)感觉传入

正常情况下,人体通过视觉、躯体感觉、前庭觉的传入来感知机体所处的位置与地球引力及周围环境之间的关系。正常的感觉传入对维持人体的运动平衡具有重要作用。

1. 视觉系统 人体通过视器将机体周围的环境信息传送给中枢,结合机体运动信息收集整理,做出适合机体周围环境的运动。同一水平面上的视器可以通过视差估计障碍物所在的位置和距离。不在同一水平面上的视器会出现障碍物位置和距离估计错误,产生错误的判断。如一个头颅空间位置不正或眼睛斜视的人走在狭窄的巷道里撞墙的机会明显高于正常人。如果躯体感觉受到干扰或破坏,此时身体的直立平衡状态主要通过视觉系统纠正。视觉系统通过颈部肌肉的收缩使头部保持向上直立的位置和保持水平视线,使机体保持或恢复到原来的直立位,从而获得新的平衡。如果去除或阻断视觉输入,姿势的稳定性比睁眼直立时明显下降。颈部肌肉的躯体感觉反馈也与这部分中枢有关,当出现颈部肌肉信息反馈不平衡时,就会产生平衡失调的感觉,即头晕。因为这一部分中枢受视觉反馈的影响大,所以闭上眼睛时,其主要反馈中枢功能下降,能够缓解一部分头晕患者的主观感觉。

双眼视觉的明显差异性会导致视觉能力弱的一侧机体过度紧张应对运动,出现视觉能力较弱一侧的软组织损害,产生疼痛不适的症状。对于视觉功

能改善的治疗能干预平衡调节的视觉传入环节，纠正双眼视觉的明显差异，可改善肌肉应激状态，如佩戴合适的眼镜。通过改变眼部感受器感知的方法可以调节肌肉紧张状态，为眼针治疗提供了全息理论以外的理论基础。

2. 前庭系统 包括三个半规管，位于矢状面、冠状面、水平面上，通过淋巴液的惯性流动，形成对不同方向运动的感知，感知机体角加速度运动。椭圆囊、球囊（耳石器）感知瞬时直线加速度运动及直线重力加速度有关的头部位置改变信息，经中脑进入脑干传入中枢。在进行头部运动时，两侧的前庭器内的淋巴因惯性作用产生反方向流动，引起毛细胞的纤毛向一侧倾斜，当纤毛竖起释放势能时，毛细胞收集的电活动信息传递给前庭窝神经，由前庭窝神经传递给中枢，中枢做出相应的运动方向和运动速度的判断。双耳通过声速差判断声源的位置。这些都需要双耳的位置在同一水平面，如果前庭器所在的空间位置不正确，中枢收集的信息将出现误差，会做出错误分析。当耳前庭微循环功能障碍时，内耳淋巴流动异常会出现闭眼不能缓解的眩晕，常伴听觉异常。前庭窝器在颞骨内部，由乳突部空腔骨质包裹，内耳的淋巴循环受乳突部软组织损害的影响，当存在乳突部软组织损害时，乳突窦的回流静脉受压，微循环功能障碍，内压力增高，间接导致内耳淋巴回流障碍，出现前庭系统内压力增加，使平衡调节感知能力紊乱，出现眩晕，凡与此有关的眩晕，通过对软组织的治疗是非常有效的。胸锁乳突肌附着于乳突，如果出现张力增高，会引发头晕症状出现，对胸锁乳突肌的治疗能明显改善这一症状。前庭窝器的炎症或耳石移位使毛细胞持续受到异常刺激时，同样会产生错误的感觉和持续眩晕，如中耳的慢性炎症引起眩晕或壶腹嵴顶耳石症引起眩晕。

3. 躯体感觉 包括皮肤感觉和本体感觉。

皮肤感觉包括温、痛、触、压力、振动、两点辨别和角度觉。温度的巨大差异会造成机体感受到明显的刺激，出现避让动作。触觉能感知物体的形态。压力觉能估计可承托物体重量的大小。重力支持面的压力变化对于人体平衡稳定存在重要意义。当支持面受到的压力分布失去正常状态时，人体通过肌肉舒缩调整重心所在位置，纠正异常的支持面压力分布，维护现有支持面的支持稳定状态或做出适合中枢稳定的支持面调整。尤其是足底的压力感受器数量非常高。振动觉是对高频率压力变化的感知。两点辨别能良好辨别物体接触皮肤的位置、大小，对于日常劳作的精细判断起到重要作用。是影响运动模式正确性的一个因素。角度觉通过皮肤所受拉力变化进行综合分析，得到机体与周围环境的位置关系。角度的判断有利于机体姿势完成的准确性。角度觉主要通过机体前后正中线两侧的拉力变化进行分析。如果机体的前后正中线部位存在炎症,则会影响机体所处角度的判断,出现中枢的异常调节,运动模式改变,失代偿后出现疼痛。皮肤与皮下组织的相对移动度也是影响运动角度测量的重要因素,如手术后的皮肤瘢痕,虽然不出现瘢痕局部的疼痛,但在角度判断过程中出现异常代偿部位的疼痛。如腹壁瘢痕的患者出现膝关节疼痛的机会多于无瘢痕患者。皮肤与皮下组织炎症粘连的患者多存在不适感,《灵枢经》中员针"揩摩分间,不得伤肌肉,以泻分气"说的就是这种改变。

在维持机体平衡和姿势的过程中,与支持面接触的皮肤感觉、压力感受器向大脑皮质传递有关体重的分布情况和身体重心的位置;分布于肌肉、关节及肌腱等处的本体感受器收集支持面的变化信息,经深感觉传导通路向上传递。皮肤感觉与本体感觉间存在脂肪层隔离,不会出现传入信息干扰,如果皮肤与深筋膜间存在炎性粘连,皮肤感觉与本体感觉相互干扰,导致中枢对传入信息分析错误,就会出现代偿部位失代偿的疼痛现象。皮肤炎症造成的粘连或手术瘢痕的粘连都可能出现这种情况。对于皮肤移动度差或瘢痕部位的治疗能起到意想不到的效果。

皮肤感觉由分布于皮肤内部的感受器感知,可灵敏的感知温度及压力变化,尤其是足底的压力感受器对足底的支持面调节有良好的传输能力。通过改变足底皮肤的压力,可以对躯干某些部位的肌肉张力产生影响,从而影响躯干骨骼的空间位置,影响交感、副交感神经系统的张力,影响内脏的功能。对足底压力感受器的良性刺激能改善机体的不适感觉和内脏功能,足底按摩和生物力学鞋垫能起作用,应该与此有关。

本体感觉又称深部感觉。由来自身体内部的肌、腱、筋膜、关节、骨膜等处的刺激引起的感觉。包括温、痛、触、压、酸碱度、位置觉、运动觉和振动觉。按传导路的行程与功能的不同,分为意识性深部感觉和非意识性深部感觉。

意识性深部感觉即躯干和四肢的深部感觉,传导路由三级神经元组成,第一级神经元的细胞体位于脊神经节内,其周围突组成脊神经的感觉纤维,分布于躯干和四肢的肌、腱、筋膜、骨膜及关节等处的感受器(游离神经末梢、肌梭、腱梭)。神经冲动由感觉神经末梢传入,经脊髓后索上行至延髓、丘脑外侧核,最后投射至大脑皮质的感觉中枢(中央后回的中上部、旁中央小叶和中央前回)。非意识性深部感觉又称反射性深部感觉,为传入小脑的深部感觉,由二级神经元组成。一级神经元的胞体在脊神经节内,其周围突至肌、腱、关节等深部感受器,中枢突自后根入脊髓后角,神经冲动由感觉神经末梢传入脊髓,

经上行传导束上行至小脑,小脑接受冲动后经锥体外系反射性地调节肌肉张力和协调运动,维持身体的姿势和平衡。肌肉内的肌梭对肌肉的局部拉力存在明显的反馈作用,通过肌梭的牵拉刺激,调整其周围的肌肉紧张度。肌梭位于肌肉内部,两端连接筋膜,受到牵拉时,启动牵张反射,使肌梭周围的肌纤维兴奋收缩,肌肉张力增高。触发点治疗主要针对这一部位反复刺激,使异常兴奋的肌梭去极化,从而放松异常兴奋的肌肉,达到治疗疼痛的目的。筋膜蠕变缩短或炎症粘连导致肌梭的异常牵拉刺激,也是诱发肌肉痉挛的因素,对于筋膜的拉伸或挑拨延展是治疗这一病变因素的有效方法。腱梭位于肌腱内或肌肉与肌腱连接处,腱梭受到牵拉兴奋时,抑制肌肉收缩并使拮抗肌兴奋收缩,在肌肉收缩时起到保护肌肉避免快速收缩撕裂的作用,同时控制骨骼的位移速度。腱梭的异常兴奋使肌肉收缩无力,同时兴奋拮抗肌过度应用。腱梭的按压或针刺刺激去极化,肌肉收缩力增加,拮抗肌放松而消除疼痛。反阿是穴治疗与此有关。韧带内存在大量感受器,对关节的位置、角度有明显感知作用,属于局部位置调节结构。

三个感觉传入系统中,前两个器官的原发性损害不属于本书软组织损害的治疗范围,故在此略过。躯体感觉是分布最广的传入系统,涉及全身参与运动的软组织,也是引发运动平衡调节的始发因素。当软组织出现慢性损害后,黏弹性紧张的软组织对感受器产生持续的高压力刺激,通过反馈抑制肌肉收缩不能放松损害的软组织,那么就需要其拮抗肌肉的紧张来纠正这种高压力反馈产生的运动趋势,导致拮抗肌异常兴奋,长期的拮抗肌紧张代偿会出现代谢产物堆积,代谢产物刺激神经末梢,产生疼痛。

(二)中枢整合

中枢神经系统对感觉传入的信息进行整合分析,简单的局部刺激只需要低级中枢就可以完成反馈,如肌梭与腱梭间的相互作用;复杂的信息传入会上传至丘脑和小脑,当丘脑或小脑的整合不能做出良好分析时,传入信息通过网状系统上传大脑皮质,产生意识状态下的分析。

当中枢神经系统感受到某个部位的压力增加时,会发出指令作用于参与运动的软组织,使其产生协调性舒缩,其中包括两个作用:一是抑制传输高压力信号肌肉的收缩,中枢认为高压力信号代表肌肉处于收缩状态,如非中枢指令的收缩会受到抑制。一是使与此部分拮抗作用的肌肉收缩,拮抗肌的收缩以中和高压力信号传入肌肉对骨骼的异常作用力,达到机体的运动平衡状态。

慢性软组织损害是软组织的黏弹性紧张状态，并不是肌肉痉挛造成的，所以抑制高张力肌肉收缩的作用是无效的，只能通过兴奋拮抗肌的作用达到运动平衡，拮抗肌的持续兴奋收缩使耗氧明显增多，产生的代偿状态会迅速进入失代偿。通过对拮抗肌的强化锻炼和对损害肌肉的拉伸能有效地达到运动平衡状态，即能消除疼痛，这种平衡可以认为是病态平衡，全身肌肉硬邦邦的，与道教修炼的“柔软如婴儿状”是有明显区别的。中枢本身也可引起肌肉的持续兴奋状态，如高度精神紧张的工作、处于抑郁状态的人，都能引起全身肌肉兴奋紧张，出现肌肉劳损。对于中枢的放松治疗能明显舒缓肌肉紧张度，治疗软组织疼痛。如纤维肌痛症的心理治疗或抗焦虑药物治疗。神经系统的激活训练能明显改善大脑皮质的反馈，对于调节中枢整合环节有明显作用，通过训练可以改善临床症状。针灸经络刺激的调神过程使某些感觉输入增强或减弱，从而调节中枢整合功能。

（三）运动调节

运动软组织是运动平衡调节的最终发挥作用部位，其内部存在大量感受器和游离神经末梢，也是参与感觉传入的重要部位，是软组织疼痛产生和感知传导的部位。参与运动调节的元素包括：

1. 骨性元素 骨是一种特别的结缔组织，和关节周围的结缔组织相同，由多种类型的结缔组织构成。骨内含有大量的Ⅰ型胶原、成骨细胞，以及含有大量矿物盐的坚硬基质，为机体的支撑和运动提供良好的力学基础。骨是十分动态且非常活跃的组织，成骨细胞不断合成基质和胶原蛋白，同时管控矿物盐的沉积。通过身体活动受力及受到激素调控钙离子平衡，骨会感受到变化产生重塑作用。骨骼存在着良好的力学适应性，骨的血液供给充足且代谢非常旺盛，这使骨可以不断地重组，以抵抗物理力学的影响，并且丰富的血液供应同时提供骨骼创伤愈合的潜力。骨性元素的形态变化符合Wolff定律[①]的特点。骨骼形态力求达到一种最佳结构，即骨骼的形态与位置受个体运动状态

① 骨骼能承受骨组织的机械应变，并具有适应这些功能需要的能力，骨骼结构受应力的影响，负荷增加骨增粗，负荷减少骨变细，这一现象称之为Wolff定律。即，骨是沿着力的方向生长的。适度的运动对骨钙沉积有积极作用。如，椎间盘的脱水变性使椎体间的力学传递与力学承托异常，终板压力增高，应激性水肿，出现终板炎。同时为了增强椎体周围的力学增加，在椎体边缘出现膨大来适应椎体间的力学传递，减低终板压力。最终出现压力大的椎体边缘增生及整个椎体上下缘的膨大。

的调控,使之足够承担力学负载,但并不增加代谢转运的负担。影响骨性元素形变的主要表现形式:重力引导作用、骨膜牵引作用。

(1) 重力引导作用:骨组织为适应机体的最小耗能的重力平衡而发生改变,如骨关节的变形(图 1-2)。

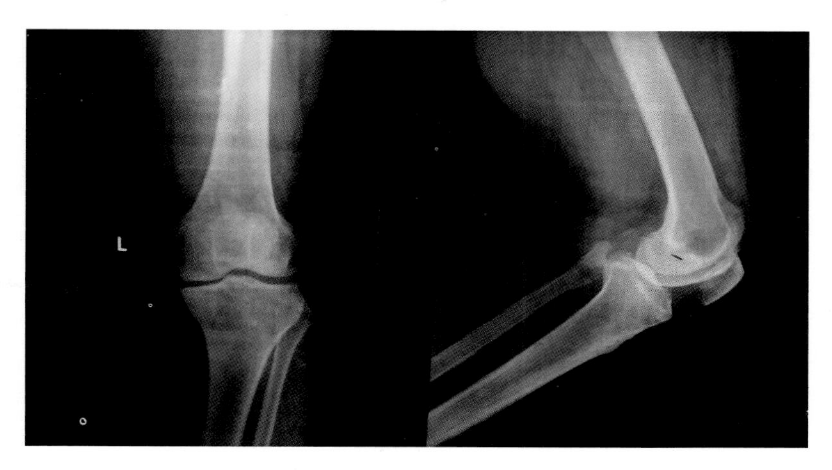

图 1-2 膝关节重力作用引起的胫骨平台偏斜

图解:膝关节内侧半月板损伤后,膝关节内侧间隙变窄,使膝关节中的胫股关节的力学传递由骨性传递变为骨外传递。重力传递方向内移。为了更好地发挥胫骨的力学承托作用,胫骨平台重塑,出现胫骨平台内侧髁下沉、变宽,以适应胫骨对股骨的力学传递。

(2) 骨膜牵引作用:肌肉在高应力作用下将骨膜轻微拉起,使骨与骨膜间形成微小间隙,成骨细胞不断依附骨膜生长,随着骨膜的不断牵伸,形成软组织附着部位的骨赘(图 1-3)。骨赘的积极作用是增加软组织的骨骼附着面积,减少局部过度受力。关节内慢性积液对关节囊的牵拉、髓核在脊柱曲度改变中的移动对纤维环的牵拉都是引起附着部位增生的重要因素。单纯针对骨质增生的治疗是徒劳的,只有去掉异常力学的影响才能达到根治疼痛的目的。

无论何种方法使导致骨骼改变的异常力学纠正,都可以使骨的异常形态结构逐渐恢复正常。通过治疗可以纠正机体的整体形态异常。

2. 运动软组织元素 运动系统中的软组织包括动力性结构、限制性结构和缓冲结构。动力性结构是以肌肉为主要角色的结构,可以通过舒缩运动作用于骨性元素产生运动或运动趋势，要维持一个稳定的姿势，必须使骨架所受力的平衡来达成，当力不平衡时，就会产生动作。姿势与动作之间复杂的平衡关系，主要通过肌肉产生的力量控制。限制性结构是以深筋膜和关节周围的韧带为主要角色的结构，能够限制骨的最大相对活动空间，通过弹性回缩，协助肌肉产生不耗能的力学支持。缓冲结构多以脂肪垫的形式存在，缓冲软组织间、软组织与骨之间、骨与骨间的力学冲击，保护组织间的相对稳定。

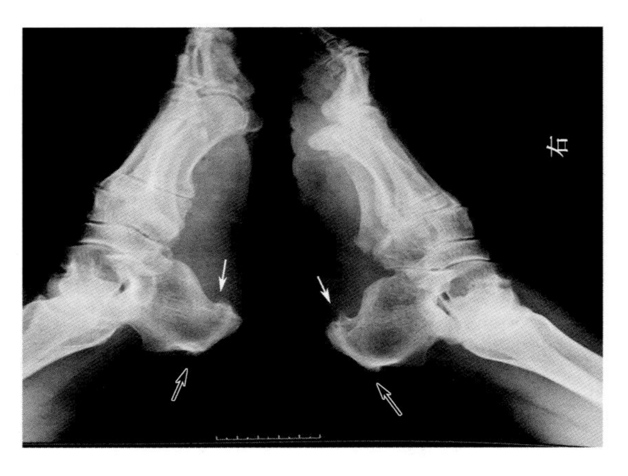

图 1-3 跟骨结节肌腱附着处的过度力学牵拉引出的骨质增生(黑色箭头处)

图解：当任何原因导致的足底重力线前移时，前足分力增加。前足为多关节结构，在重力的作用下发生背屈形变，拉紧足底筋膜、跖腱膜形成的足弓，由于前足附着分散，后足附着集中的特点，使跟底部跟骨结节受到力学牵拉，造成此处骨膜被拉起，与骨之间出现微小间隙，这种间隙的产生激发成骨细胞，形成不断向前延伸的骨赘以增加跖腱膜的附着面积，最终使骨与筋膜之间的连接面积，达到适应现有力学的状态，出现如图所示的骨质增生。

软组织相对于硬的骨组织而言，这里提到的软组织与运动有关，不是单纯的肌肉组织，包括肌肉组织和结缔组织。正常情况下，肌肉维持一定的张力，协助韧带完成骨骼空间稳定。当肌肉出现慢性损害时，与其存在拮抗功能的肌肉组织通过适度的主动收缩增加拉力，以达到骨骼原有的力学平衡状态。这种平衡状态的出现需要肌细胞的持续收缩，必然导致代谢产物的堆积及肌细胞外软框架——结缔组织的过度牵拉，从而刺激成纤维细胞的胶原合成，出现胶原代谢异常而引发肌肉的黏弹性紧张，加速慢性软组织损害的形成。不过在没有出现失代偿性损害之前，肌肉的兴奋代偿还是有积极意义的。结缔组织构成肌肉组织的功能框架，保护和约束肌肉的运动；构成筋膜、骨膜、关节囊、韧带、滑膜等运动所必需的结构，起到运动系统支撑的软框架作用。

肌肉通过肌腱与骨骼连接，肌肉由肌内膜、肌束膜和肌外膜包裹，这些筋膜结缔组织在肌肉两端汇聚连接肌腱。肌腱是整块肌肉的弹性缓冲部分，内含丰富的本体感受器——高尔基腱器官(腱梭)，能实时感知整块肌肉的拉力变化，以反馈调整整块肌肉的收缩强度，不会超过其最大限度。同时，在肌肉

出现黏弹性紧张时，也会将这种异常的拉力反馈通过中枢作用于运动平衡调节的机械肌肉调节过程。很多肌肉存在腱膜性筋膜结构，其内部的高尔基腱器在腱膜性筋膜的高张力作用下，直接影响所连接肌肉的兴奋状态。如骶骨背面的竖脊肌腱膜性筋膜附着处高张力会导致竖脊肌静息状态下的兴奋抑制和运动状态下的过度紧张，从而出现与腰骶部张力变化有关的疼痛。

没有筋膜结缔组织的包裹、连接，肌肉不能维持正常的形态，力量涣散，不会产生运动。肌肉收缩产生的力学同一性与筋膜结缔组织的液压结构有关，密闭于鞘内的肌肉在鞘的适度约束下，产生方向一致、大小合适的力。鞘过紧或过松都会导致肌肉收缩无力。每个鞘都有协调张力的肌肉。如竖脊肌鞘由背阔肌协调张力、大腿部肌肉由阔筋膜张肌协调张力。

软组织出现慢性损害后产生高度的紧张状态，即黏弹性紧张，并不是肌细胞的痉挛，而是肌细胞外基质的紧张，肌细胞处于缺血缺氧状态，使其舒缩运动功能低于正常组织。表现为易疲劳或疲惫状态。天气变化前，由于空气中氧分压的变化，而使软组织疼痛变得非常敏感。

关节正常力学传递的改变使关节的稳定性发生变化，关节周围的限制性结构——韧带，受到过度的牵拉刺激，引起韧带内及关节囊内的本体感受器的异常力学反馈，局部胶原纤维的大量合成、沉积，增加了关节的力学稳定性，但在增加异常力学状态下的关节稳定性的同时，关节的正常活动范围受到影响，出现关节活动功能障碍。

机体平衡调节的三个环节中任何一个环节出现问题，都可能导致疼痛。视觉传入的异常导致身体两侧肌肉力量的不均衡，视觉传入差的一侧肌肉应激性增高，以弥补视觉反馈的不足，出现应激侧软组织损害。前庭觉的异常同样影响身体两侧的力学平衡，如内耳的炎症与颈部的软组织损害往往同时出现。本体感受器异常导致肌肉紧张状态调节异常，出现相应部位的软组织损害。中枢整合功能异常时，神经冲动不能正常发出，直接影响肌肉的紧张状态。当肌肉存在基础损害或长时间处于兴奋状态时，黏弹性紧张状态逐渐出现，形成慢性软组织损害的基础。心身疾病存在潜意识下的紧张状态，自主神经系统调节功能紊乱，影响肌肉的放松，诱发全身多处肌肉痉挛或黏弹性紧张，出现心理因素的疼痛及全身多发的无规律疼痛，如纤维肌痛症。无论哪个环节的异常，最终作用的部位都是运动系统中的软组织，软组织损害自然成为运动平衡调节中的重要环节，是软组织疼痛的核心部分。随着机体的不断运动，会有意无意地出现某个部位软组织的损害，一旦形成慢性软组织损害，其舒缩能力下降,机体为了维持躯体的运动平衡状态出现代偿现象,“牵一发而动全身”。

十二、代偿的表现形式

(一)同功能组肌肉代偿

具有相同功能的一组肌肉,其中一块肌肉出现慢性损害,收缩能力下降,运动过程中需要其他肌肉的过多做功,时间久了就会出现失代偿状态。如臀大肌出现软组织损害,在持久的腰部弯曲状态下臀大肌的持久收缩能力下降,竖脊肌增加收缩力量克服重力对机体的作用,再伸直腰部时会出现明显的腰痛不能迅速直立。弯腰直起时腰痛不能单纯考虑腰部问题。

(二)对应功能组肌肉代偿

静息状态下,某一部分肌肉出现软组织损害,其附着的骨骼出现异常的力学作用,为了维持骨骼的平衡状态,其对应功能组肌肉兴奋收缩拮抗这种不正常的力,时间久了出现失代偿状态。如臀大肌出现软组织损害,静息状态下处于收缩状态,站立位骨盆后旋转,身体重心后移,为了保持重力平衡状态,内收肌增加收缩力量将骨盆由后倾拉到正常状态。

(三)协同与拮抗的对立统一

机体的不同运动状态中,拮抗肌和协同肌会发生不断变化,同功能组肌肉和对应功能组肌肉是相对的。如:当臀大肌出现损害时,内收肌的收缩不能对抗臀大肌紧张产生的骨盆倾斜,竖脊肌也会增加收缩力牵拉骨盆后侧使骨盆回到正常位置,内收肌与竖脊肌变成了同功能组的肌肉了。

十三、平衡调节的基本单位

为了使运动平衡调节的机体变化状态更好地被理解,本书将人体分成五个运动功能单位,即足踝调节、膝调节、髋调节、脊柱调节、肩部调节。

足踝调节涉及足及踝的各骨骼空间位置的调节,包括限制性结构的足踝关节囊、韧带和动力结构的足部内在肌、外在肌。膝调节涉及膝关节组成的各

骨骼空间位置的调节，包括限制性结构的膝关节关节囊、关节周围的固定韧带和影响膝关节空间结构的肌肉。髋调节涉及髋关节组成的各骨骼空间位置的调节，包括限制性结构的髋关节囊、髋关节周围的韧带和影响髋关节空间结构的肌肉。脊柱调节涉及自骶骨至颈椎和头颅的空间位置调节，包括骶髂关节、椎间关节、寰枕关节的关节囊、关节周围的韧带和影响各骨空间位置的肌肉。肩部调节涉及上肢带骨和上肢骨的空间位置调节，包括胸锁关节、肩锁关节、盂肱关节、肘关节、腕关节、掌指及指间关节的关节囊和关节周围的韧带，以及影响各骨空间位置的肌肉。

踝、膝、髋之间存在着肌肉的交错附着，使平衡调节出现联动效应。即一个调节部位软组织紧张影响其他调节部位。脊柱调节受重心稳定性和信息摄取最大化影响会更多。肩部肌肉受臂丛神经支配，臂丛神经在其发出、走行区域受到软组织损害刺激，其支配肌肉的张力增加，影响肩部调节过程；手在劳动过程中，腕、肘部运动范围不足，肩部运动代偿增加，影响肩部调节。

人为地调节划分总有其局限性，每个调节单位的骨骼空间位置改变都会涉及其他调节单位的骨骼空间位移。由局部到整体、由微观到宏观地认识疾病才能找到消除病因的方法，使治疗有针对性，做到有的放矢。

第二章

足 踝 调 节

足踝调节为涉及小腿、踝关节周围及足的运动平衡力学调节适应过程，是一个整体调节单位，包括与其相关的骨性元素与软组织元素。

第一节　骨 性 元 素

骨性元素包括：胫骨、腓骨、距骨、跟骨、舟骨、骰骨、三块楔骨、跖骨、趾骨（图 2-1-1）。

整个足踝部分为三个功能区，即胫骨、腓骨、距骨、跟骨形成的踝关节区

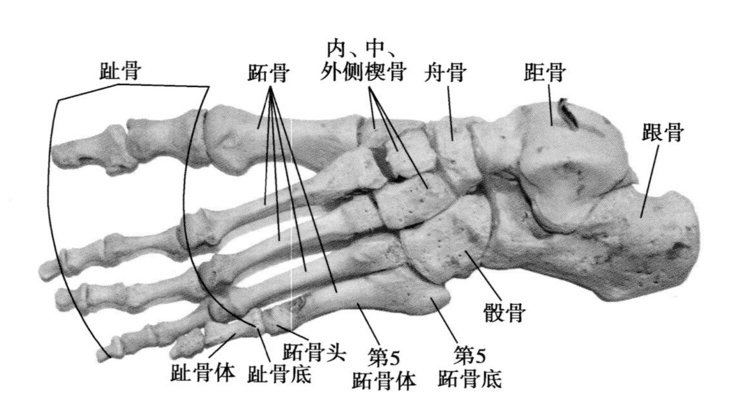

图 2-1-1　足部骨骼

（后足）；舟骨、骰骨、三块楔骨和跖骨形成的足弓区；五个足趾形成的前足区，大趾有两块趾骨，其他足趾有三块趾骨（图 2-1-2）。

胫骨、腓骨远端是小腿的延续，构成踝关节的上部，是下肢力学的传导部分，与距骨形成卯榫结构，对足部的空间位置存在一定影响，同样也受足踝因素的影响，出现小腿的前倾、后倾及旋转的改变（图 2-1-3）。

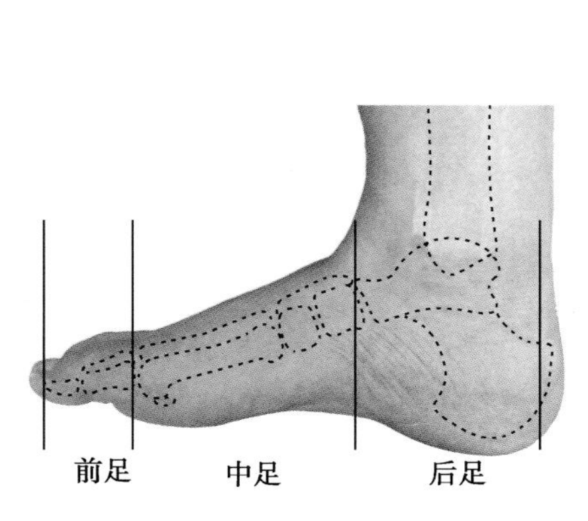

图 2-1-2　足部分区

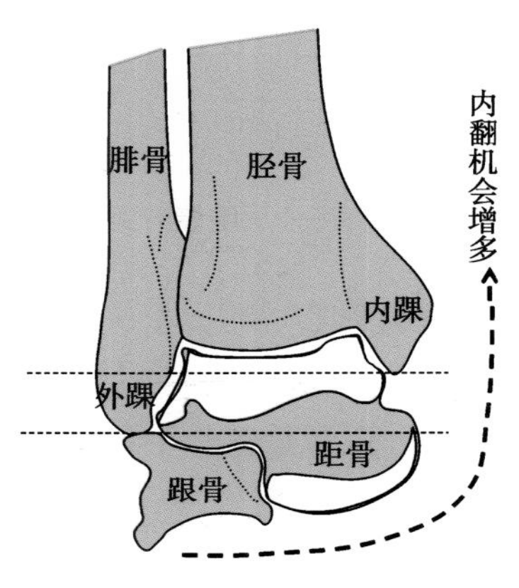

图 2-1-3　踝部的卯榫结构和踝内外侧稳定性示意图

踝关节包覆约 3mm 的关节软骨，当受到峰值压力时可以压缩 30%~40%，此承受压力的机制保护软骨下骨避免受到损伤性应力。距骨是足部位置最高的一块骨骼。背侧为隆起的滑车面，前后纵向是凸面，而内外横向则些微下凹，在踝关节的运动中属于重要角色，是小腿下部与足部连接的重要纽带，距骨在足踝运动过程中会产生不同方向的滑动，使踝关节保持良好的关节对位，顺利传递足底与躯干的力量。当踝关节跖屈时，距骨向前运动；踝关节背屈时，距骨向后运动（图 2-1-4）。踝内翻时，距骨向外运动；踝外翻时，距骨向内运动；踝旋转时，距骨发生不同程度的旋转（图 2-1-5）。

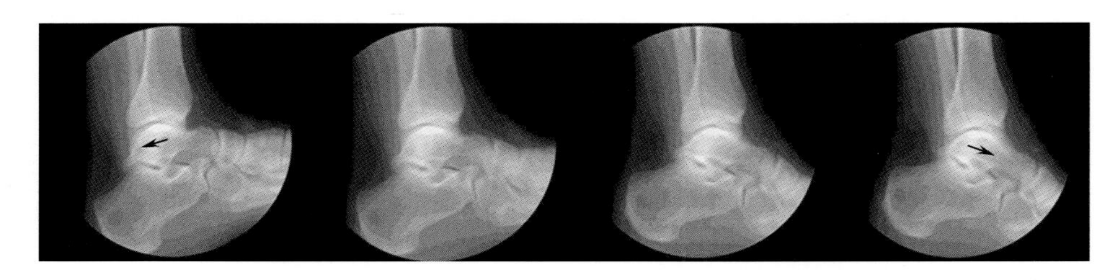

图 2-1-4　影像下足踝运动截图

说明：距骨前后移动，保证足踝矢状面稳定，利于躯干与足底支持面间的力学传递。

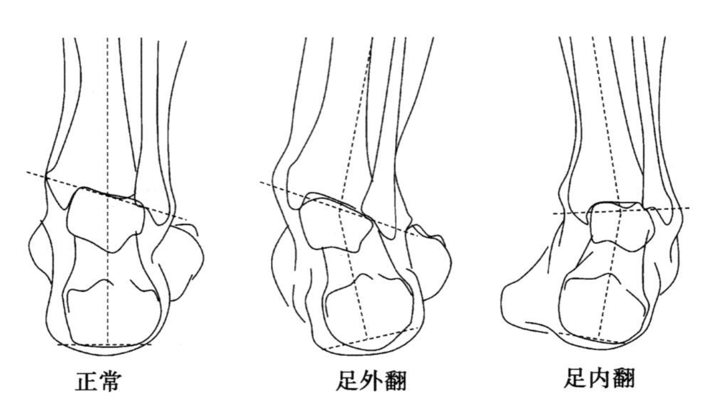

图 2-1-5 足的侧方运动时，距骨侧方运动，保证足踝冠状面稳定

距骨和跟骨之间的三个关节间形成的腔隙为跗骨窦（图 2-1-6），是距骨与跟骨相对滑动中的重要缓冲带。跗骨窦内有脂肪填充，距骨在跟骨上形成三足鼎立之势。跟骨是跗骨中最大的骨，可吸收行走时足跟着地的冲击力，跟骨结节的上面有跟腱附着，跖侧面则有足底深筋膜（跖腱膜）和足底方肌附着。突出的跟骨结节提供小腿三头肌距离踝关节约 5.3cm 的力臂（图 2-1-7），几乎是其他跖屈肌平均力臂的两倍，使小腿三头肌拥有更多的力矩空间。

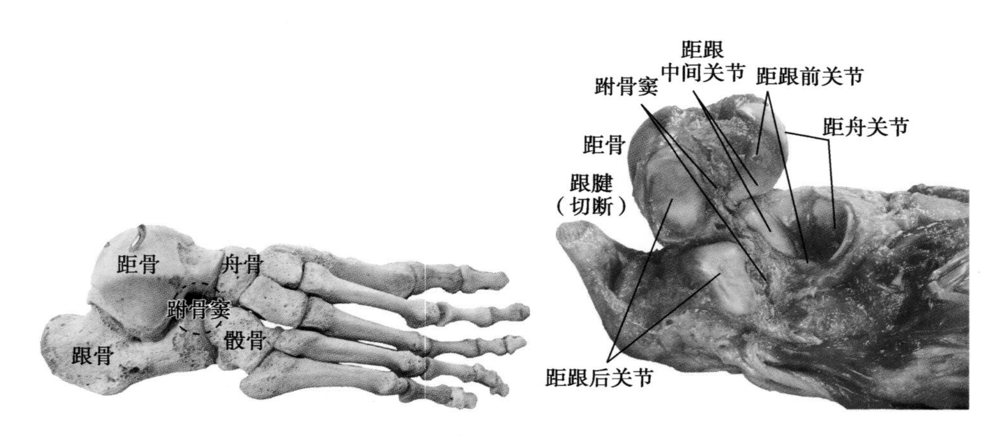

图 2-1-6 跗骨窦解剖位置与内部结构

舟骨、骰骨、三块楔骨和跖骨构成了足弓的硬性框架（图 2-1-8），是足弓稳定的结构部分，当某块骨头出现空间位置的异常时，都可能导致足弓稳定性的下降，导致维持足弓稳定的软性组织代偿增多，出现肌肉或韧带的劳损，产生各种疼痛症状。

足趾的长度和形状可以变化很大，大趾在人负重时起主要承重作用，而其

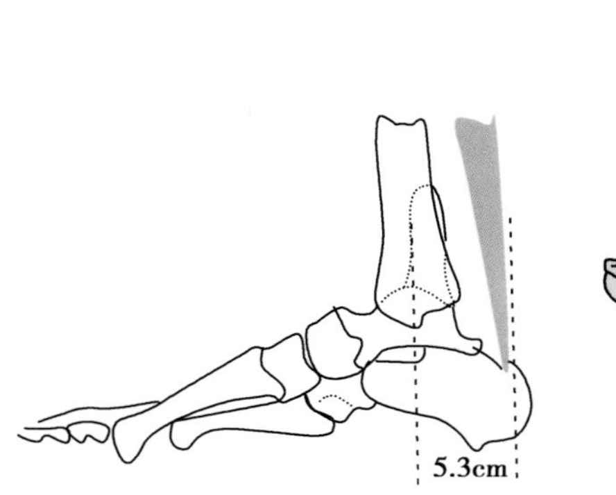

图 2-1-7　跟腱力臂示意图

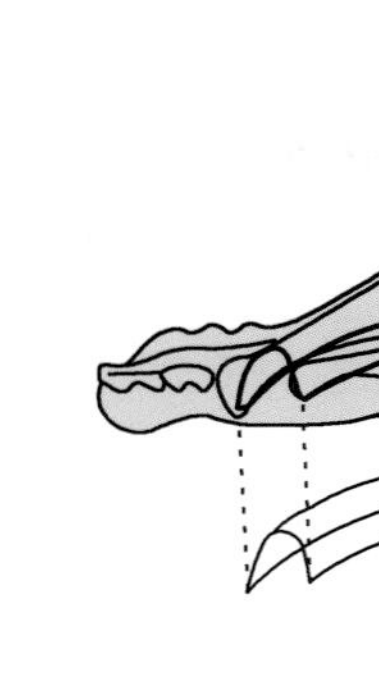

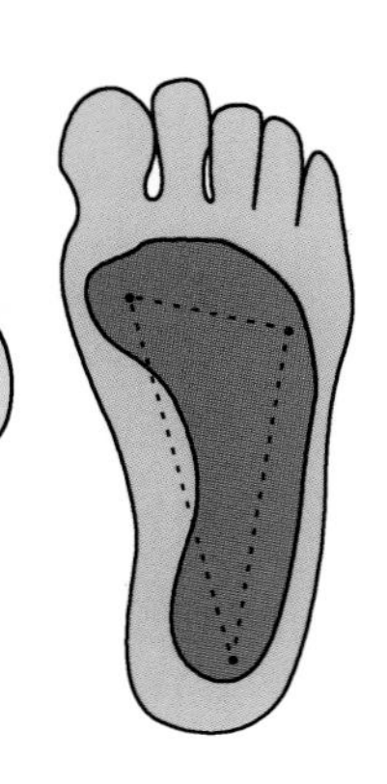

图 2-1-8　足弓构成及空间力学形态示意图

余各趾起到辅助支撑和抓地作用。各趾骨的排列结构有利于前足发挥滚动轴作用。趾骨居于远端，常为受累部分，当足部失去正常的空间位置时，在足部的支撑运动过程中，足趾会因其上附着韧带紧张度的不同，出现空间位置的改变，不良的受力会导致趾骨变形。前足与后足的空间结构改变互相影响。

第二节　软组织元素

对足踝产生力学影响的软组织元素包括限制性结构的关节囊、韧带和动力性结构的肌肉、肌腱。另外还有缓冲结构的脂肪组织及走行在软组织内的神经、血管。

骨与骨的可动连接体现出关节的作用，关节囊是维持关节功能的重要结构，在保持关节腔密闭和负压的同时，有规律地分泌滑液来保持关节面的润滑性，减少关节面的摩擦，增加关节运动的正常顺畅性。当各种因素导致关节面摩擦力增加时，会反馈性地增加滑膜向关节腔内分泌滑液的量。如果滑液分泌量超过其吸收能力或关节囊壁上的毛细血管受到异常挤压时，就会出现关节囊水肿及关节腔积液。

足踝的骨关节较多，需要很多韧带的固定来稳定足踝的空间结构，其中包括深层的踝关节内侧副韧带、踝关节外侧副韧带、距跟骨间韧带、颈韧带、跟骰背侧韧带、分叉韧带、足底长短韧带、跟舟跖侧韧带等；浅层的屈肌支持带、伸肌支持带和腓骨肌支持带。

踝关节内侧副韧带呈三角形，又称为三角韧带。三角韧带宽而坚韧，其顶点附着于内踝，基部呈扇形向下分为胫舟、胫距和胫跟纤维。有限制踝关节、距下关节、距舟关节外翻的作用。

踝关节外侧副韧带包括前、后距腓韧带与跟腓韧带。前距腓韧带和跟腓韧带可视为一组，在绝大部分踝背屈与跖屈角度时，共同限制踝关节内翻动作。后距腓韧带将距骨稳定在踝关节内，特别是在足踝完全背屈时限制距骨的过度外展。

距跟骨间韧带和颈韧带直接连接在距骨和跟骨之间，这些宽阔而扁平的韧带斜向越过跗骨窦内，提供了距下关节最大的非肌性稳定性。限制距下关节所有极限动作，尤其是内翻。当踝部发生急性扭伤后，骨间韧带和颈韧带较深，拉伤后局部水肿影响血液循环，比跟腓韧带和距腓韧带损伤修复慢。

跟骰背侧韧带强化跟骰关节囊背外侧功能。分叉韧带强化跟骰关节的背侧功能。足底长、短韧带强化跟骰关节的跖侧功能。跟舟跖侧韧带即弹簧韧带，是一段粗厚且宽阔的胶原组织，直接支撑住距骨头内侧和跖侧凸面，形成距舟关节结构性的底和内侧壁。弹簧韧带的弹性很小。

屈肌支持带连接胫骨内踝与跟骨内侧，与距骨、跟骨围成踝管，其间有胫骨后肌、趾长屈肌、𧿹长屈肌肌腱和动脉、静脉、神经通过，是约束踝内侧张力的浅层结构。当足跖屈肌腱过度应用，摩擦增多水肿后，踝管内压力增加，出现踝管综合征。

伸肌支持带分为上、中、下三部分，约束有足背伸作用的胫骨前肌、趾长伸肌、𧿹长伸肌。足过度背伸应用，摩擦支持带水肿，出现足背腱鞘囊肿。

腓骨肌支持带包括腓骨肌上支持带和腓骨肌下支持带，是腓骨长短肌的踝部约束结构，长期踝内翻牵拉肥厚，挤压腓骨长短肌肌腱，出现足外翻、背屈无力。

前足的力学缓冲结构——跖盘。跖盘为跖骨远端足底部韧带与籽骨共同形成的力学保护结构。在站立和行走时，通过跖盘的肌腱免受压力的冲击，各跖盘间的相互连接使前足更稳定。

足踝的外在肌和内在肌包括腓肠肌、比目鱼肌、跖肌、胫骨前肌、胫骨后肌、腓骨长肌、腓骨短肌、趾长伸肌、𧿹长伸肌、𧿹长屈肌、趾长屈肌、趾短伸肌、𧿹短伸肌、足底方肌、小趾短屈肌、小趾对掌肌、趾短屈肌、𧿹展肌、𧿹收肌、𧿹短屈肌、小趾展肌、蚓状肌。

腓肠肌（图 2-2-1）位于小腿后筋膜室浅层，受小腿后侧筋膜约束。内侧头起于股骨内侧髁后面，外侧头起于股骨外侧髁后面，通过跟腱止于跟骨后面。收缩

时有屈膝和踝跖屈作用。

比目鱼肌(图 2-2-2)位于小腿后筋膜室深层,慢肌纤维含量较高。起于胫骨后面和比目鱼肌线、腓骨头后和近端,通过跟腱止于跟骨后面。收缩时有踝跖屈作用。比目鱼肌为姿势肌,在维持足踝背屈姿势时持续发挥跖屈作用。踝长时间跖屈负重时比目鱼肌容易出现黏弹性紧张。

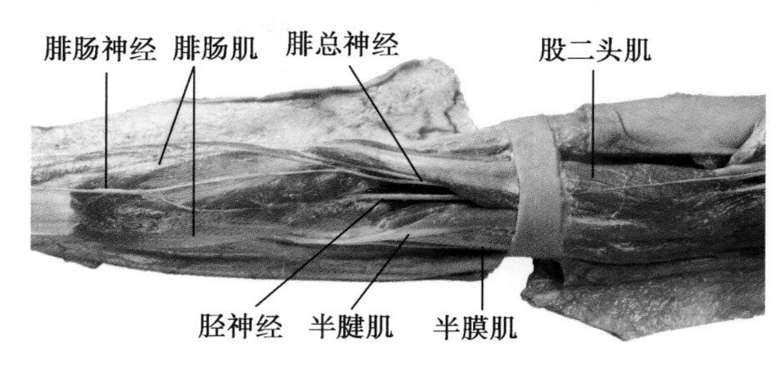

图 2-2-1 腓肠肌

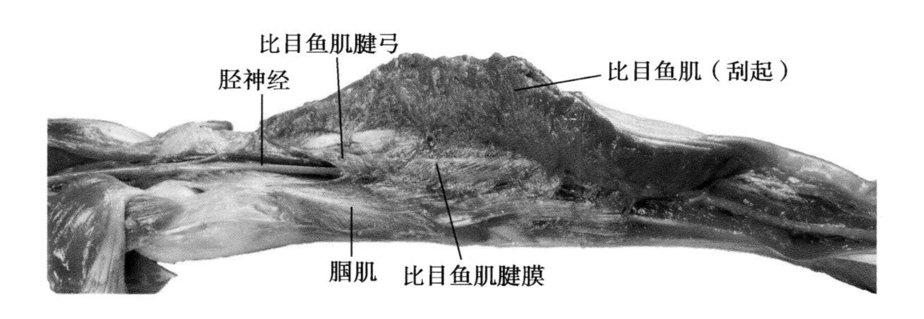

图 2-2-2 比目鱼肌、腘肌、腓肠肌

跖肌起于股骨外侧髁上线远端,通过跟腱止于跟骨后面。收缩时有踝跖屈、前足内旋作用。

胫骨前肌(图 2-2-3)位于小腿前筋膜室内。起于胫骨外侧髁、胫骨外侧半和小腿骨间膜,止于内侧楔骨跖面和第一跖骨底。收缩时有踝背屈和足内翻

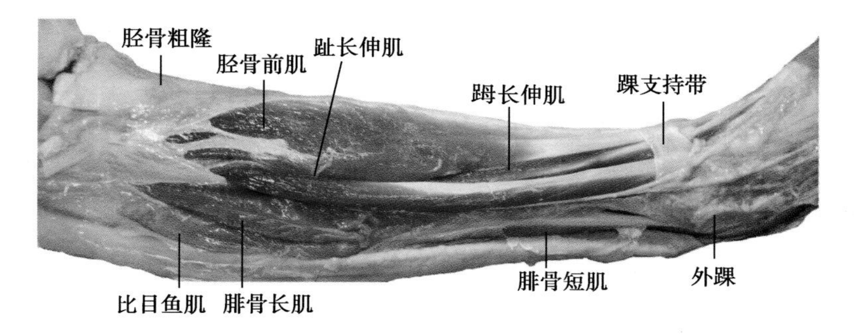

图 2-2-3 小腿前群肌

作用。

踇长伸肌(图 2-2-3)位于小腿前筋膜室内。起于腓骨前面中部和小腿骨间膜,止于第一远节趾骨背面。收缩时有踇趾背屈、踝背屈和足内翻作用。

趾长伸肌(图 2-2-3)位于小腿前筋膜室内。起于胫骨外侧髁、腓骨近端前面和小腿骨间膜,经 4 条肌腱止于 2~5 趾中节及远节趾骨背面。收缩时有 2~5 趾背屈、踝背屈和足外翻。

趾短伸肌起于跟骨外侧近端、跟骰关节近端,发出四条肌腱,一条附着于大趾背面,其他三条分别附着于 2~4 趾长伸肌腱上。

胫骨后肌(图 2-2-4)位于小腿后筋膜室深层。起于胫骨后外侧、腓骨内侧近端 2/3 和骨间膜,止于足舟骨粗隆、第 1~3 楔骨、骰骨、第 2~4 跖骨底。收缩时有踝跖屈和足内翻作用。

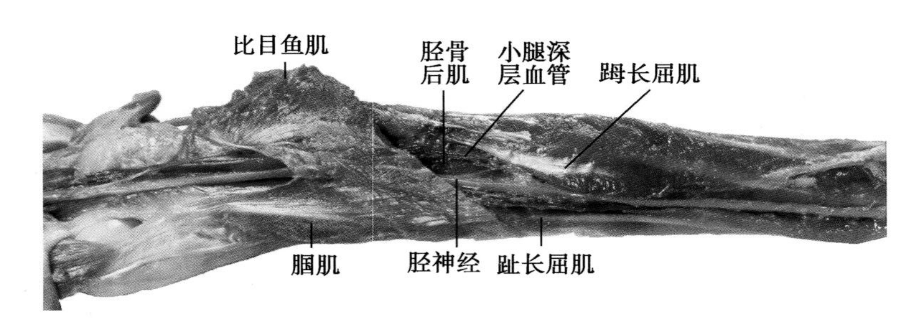

图 2-2-4　小腿后深层肌

踇长屈肌(图 2-2-4)位于小腿后筋膜室深层。起于腓骨远端后面和小腿骨间膜,止于第一趾骨底跖面。收缩时有踇趾跖屈、踝跖屈和足内翻作用。

趾长屈肌位于小腿后筋膜室深层。起于胫骨后面中部,止于第 2~5 趾远节趾骨底跖面。收缩时有 2~5 趾跖屈、踝跖屈和足内翻作用。

腓骨长肌(图 2-2-5)位于小腿外侧筋膜室内。起于腓骨头和腓骨外侧 2/3,止于第一跖骨和中间楔骨外侧面。收缩时有踝跖屈和足外翻作用。

腓骨短肌(图 2-2-5)位

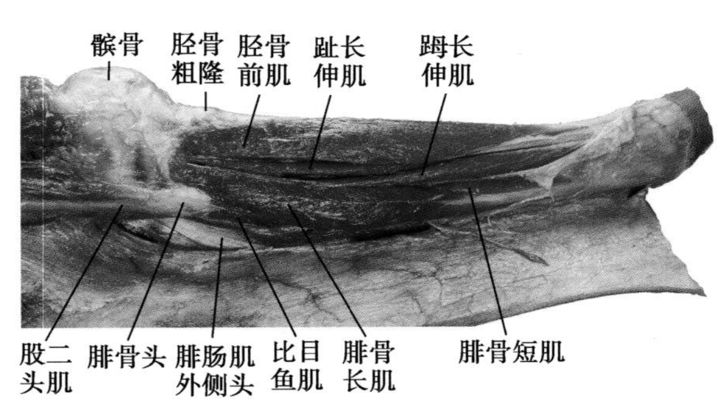

图 2-2-5　小腿前外侧肌群

于小腿外侧筋膜室内。起于腓骨外侧面远端2/3，止于第五跖骨粗隆外侧面。收缩时有踝跖屈和足外翻作用。

踇短屈肌起于骰骨掌面与外侧楔骨及部分胫骨后肌肌腱上，外侧肌腱与踇内收肌连于大趾近端趾骨基部外侧，内侧肌腱与踇短展肌（图2-2-6）一起连于近端趾骨基部内侧。踇短屈肌内侧肌腱与踇短展肌在内侧纵弓压力增加时对踇外翻起到“推波助澜”的作用。

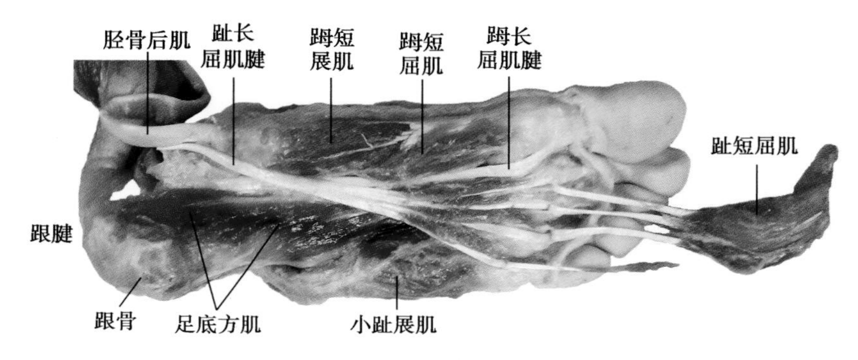

图2-2-6　踇短展肌

足底方肌起于跟骨底面两侧及跟骨结节，止于趾长屈肌腱的外缘。是趾长屈肌跖屈足踝的重要力学纠正部分，避免了穿行内踝的趾长屈肌拉偏趾骨。

足踝的脂肪缓冲结构包括踝后脂肪垫、跗骨窦脂肪组织、跟底脂肪垫。

踝后脂肪垫又称跟腱前脂肪垫（图2-2-7），位于跟骨上面的跟腱与踝关节之间。在足踝运动中维持踝关节和距下关节的后关节面严密性，使跟腱在回落的过程中得到缓冲，使足踝跖屈时胫骨后缘与跟骨上缘有良好的缓冲，同时缓冲对踝管内血管神经的压力。当足踝跖屈应用（如下坡动作、穿高跟鞋、出租车司机驾驶操作用脚等）过多时，踝后脂肪垫长期受到高压刺激，容易蓄积炎症物质，出现软组织损害。

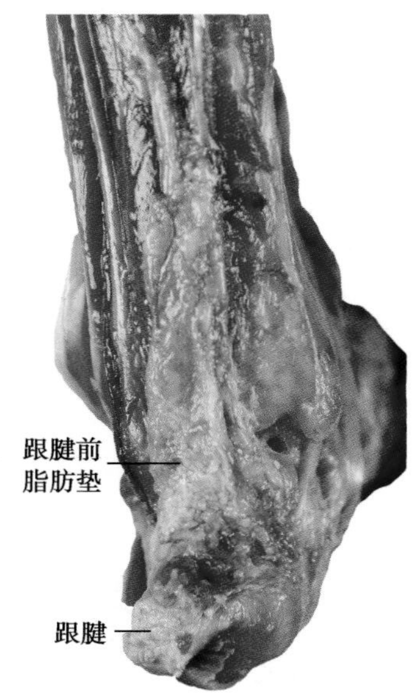

图2-2-7　跟腱前脂肪垫

跗骨窦脂肪组织位于距下关节的后关节与前、中关节之间，维持距下关节的严密性，在足踝运动中起到距骨与跟骨之间的软性缓冲作用。尤其在足踝跖屈支撑身体的行走过程中起到缓冲距骨与跟骨的骨性冲击作用。当足踝跖屈在行走过程中应用过多时，跗骨窦脂肪组织长期受到高压刺激，容易蓄积炎症物质，出现软组织损害。如上下坡的反复应用、穿高跟鞋等。跗骨窦是个较封闭的结构，一旦出现水肿，自行消退很慢。

跟底脂肪垫为跟骨下方的脂肪组织，介于跟骨与足跟皮下组织之间，有时与跟骨间有滑囊存在。在足跟着地时有缓冲跟骨与支持面冲击力的作用。当足跟冲击地面增多时，此处会蓄积炎症，出现走路时跟底痛。

足踝部的血管和神经：踝前有足背动脉、大隐静脉、小隐静脉、腓浅神经、腓深神经、足背内侧皮神经、足背中间皮神经。而足背外侧神经位于足踝外侧。踝后有胫后动静脉和胫神经通过，由屈肌支持带、跟骨内侧面和内踝围成的踝管，同时有跟内侧神经分布于足跟内侧。足踝后外侧有腓肠神经通过。

第三节 足踝部的力学特点

足部的力学结构为一可发生多种形变的三角架(图 2-3-1)，由跟骨结节、第一跖骨远端和第五跖骨远端形成支点，第二、三、四跖骨远端作为第一与第五跖骨远端支撑的辅助支撑结构。持久站立或行走时，第二、三跖骨较长，会付出更多的支点作用。各跖骨远端有韧带连接，与跗骨跖侧面的韧带共同形成横向弓形结构，为足底横弓，三块楔骨形成横弓的后弓，跖骨远端的连接形成横弓的前弓，共同调节前足的力学支撑面积。当前足需要较大的支撑力时，横弓变平使前足与支持面接触增多，增加足部支撑结构的稳定性。当前足需要较小的支撑力时，横弓恢复，降低前足压力，增加前足的血液循环。横弓的前后弓之间为经络中的涌泉穴，此处的筋膜张力增加是激发

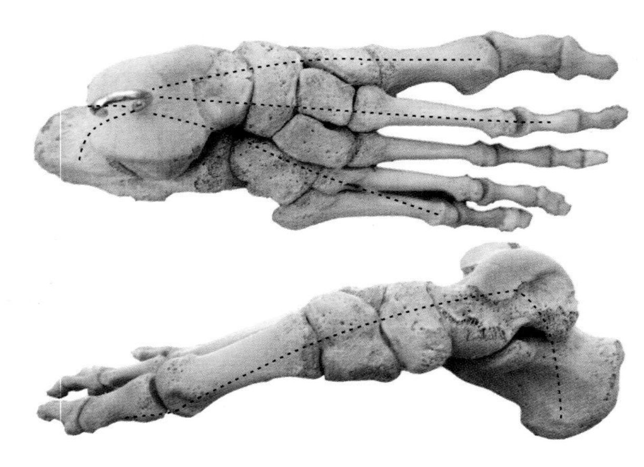

图 2-3-1 距骨的力学传递图示

小腿三头肌及一系列人体站立支撑肌肉的启动环节，对抗重力的力量由此涌出。足心隆起形成纵向弓状结构，起到增加足部弹性、缓冲躯体冲击力的作用。维持纵向弓状结构的主要弹性结构为跖腱膜，向前连接跖骨底远端，形成解剖学上的足底内侧纵弓和外侧纵弓，这两个足弓对提供负重的足部稳定性和灵活度非常重要。由跟骨、距骨、舟状骨、楔骨和以第一跖骨为主的内侧三个跖骨形成的内侧纵弓是足部最主要的承重和缓冲结构。足底除足弓外还有其他力学结构，如足底脂肪垫、大趾跖侧基部的子骨和足底浅层的足底筋膜也能吸收一部分应力。足弓主要由黏弹性组织构成，在足部压力消失后，可以不耗能而恢复足底纵弓形态。静态站立位的足部支撑几乎不需要肌肉持续做功，足底的韧带结构起到重要作用。自然站立时，后足的分力大约是前足的两倍，即一个 60kg 的人站立时，每侧下肢承担 30kg 的重量，前足约承担 10kg，后足约承担 20kg。

一、足弓的限制性结构——足底筋膜

足底筋膜是足底主要的弹性结构（图 2-3-2），由粗壮且富含胶原的黏弹性组织构成纵向与横向弓形结构。它覆盖足跟及足底两侧，并分为浅层筋膜和深层筋膜。浅层筋膜为较厚的真皮层。深层筋膜向后附着于跟骨结节的内侧向前形成内、外和中间纤维，融合并覆盖住足底内在肌的第一层。

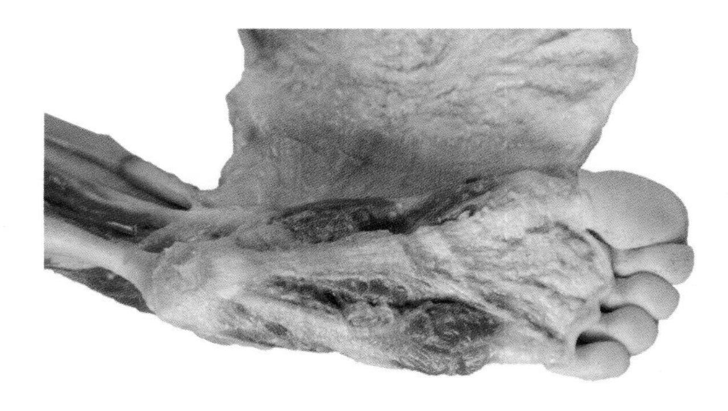

图 2-3-2　肥厚的足底真皮层和筋膜共同构成纵弓稳定结构

足底筋膜的中央部分的纤维粗大，向跖骨头延伸，附着于跖趾关节的跖盘和趾屈肌腱的腱鞘上。足底筋膜是足弓的第一层保护，有研究表明足底深筋膜是维持内侧纵弓的主要结构，切断深层筋膜会降低 25% 的足弓韧性。当足底筋膜抗拉力下降或足底承受压力增加时，足底内在肌参与足弓稳定性的维持，出现足底条索伴发疼痛。

足横弓由楔骨的连接韧带及跖骨间韧带构成，是横弓的限制性结构。长期的前足压力增高导致横弓过度牵伸失去弹性,出现横弓前弓塌陷。由于没有良好动力性结构支撑,恢复多需要外在干预。如足心垫棉垫或特制鞋垫。

二、足弓的动力结构

正常的足部自然放松站立时,足部的内在肌和外在肌是间断性做功的,内侧纵弓的高度和形状主要由黏弹性组织的被动限制所控制,肌肉的主动性收缩通常只起到辅助作用。在运动过程中或足部力学异常的情况下则需要足部内在肌和外在肌的收缩维持足弓的稳定性(图 2-3-3)。

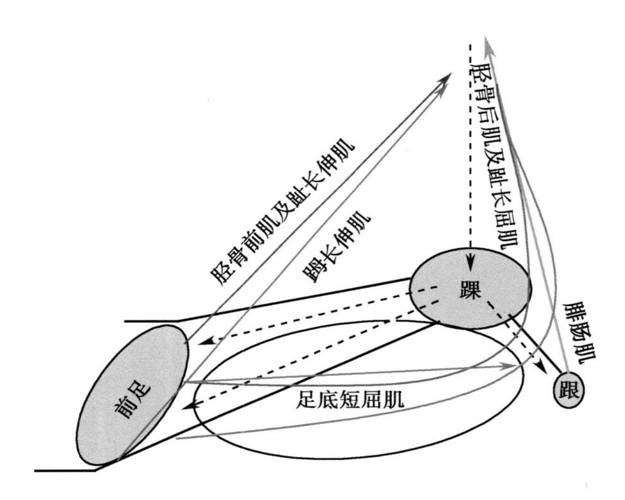

图 2-3-3 足部的动力性结构示意图

内在肌为起止点都在足部内的肌肉,一般分为四层。由浅入深,第一层为趾短屈肌、踇外展肌、小趾展肌。第二层为足底方肌、蚓状肌。第三层为踇内收肌、踇短屈肌、小趾屈肌。第四层为足底骨间肌、足背骨间肌。趾短屈肌、踇短屈肌、踇内收肌、小趾屈肌、足底方肌在内侧纵弓压力增加时起到主动收缩维持足弓稳定性作用。

外在肌为起点不在足部内的肌肉。足弓维持的外在肌包括踇长屈肌、趾长屈肌、胫骨前肌、胫骨后肌、腓骨长肌、腓骨短肌。踇长屈肌、趾长屈肌的肌腱由内踝后方通过,附着于相应足趾,收缩时前足产生登踏力量,牵拉前足骨骼向足跟方向移动,足弓高起。胫骨前肌附着在内侧纵弓中段的楔骨和第一跖骨底,收缩时使足弓的中间部分抬高。胫骨后肌与腓骨长肌的交叉式附着

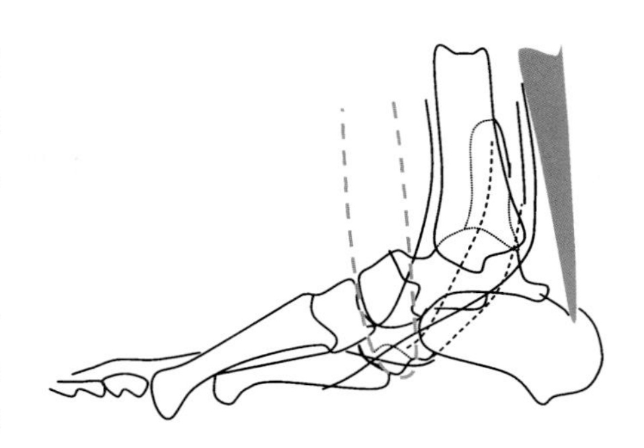

图 2-3-4　足底外在肌形成的维持足弓的马镫式结构

特点为在足心处形成提起足弓的马镫式结构(图 2-3-4),收缩时使足弓抬高。腓骨短肌的附着特点则对足外侧纵弓有抬高作用。

从足底附着的外在肌整体分析,通过内踝或足内侧的肌肉比通过外踝的肌肉多。足踝内翻作用的肌腱多于外翻作用的肌腱,也就是内翻力大于外翻力(图 2-3-5)。在小腿肌肉同时紧张时,足踝内翻力占优势,产生足踝内翻动作趋势。

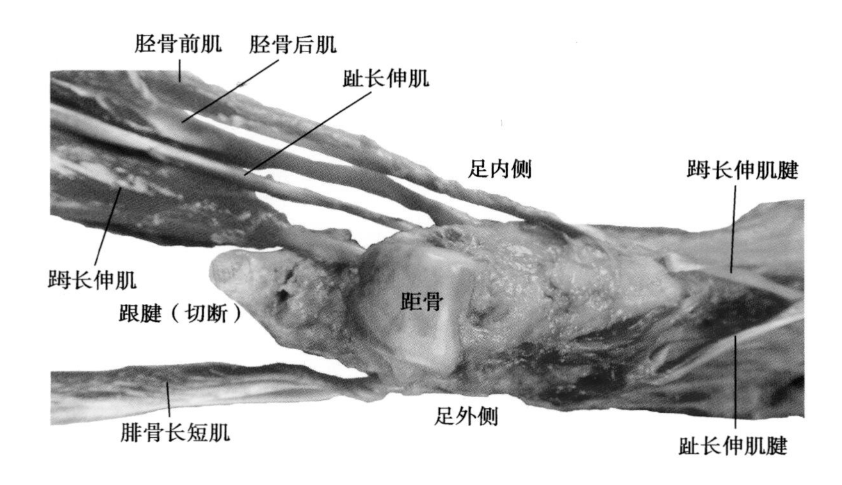

图 2-3-5　足内翻力大于外翻力的解剖图

足背外在肌包括𧿹长伸肌、趾长伸肌、第三腓骨肌。在伸肌下支持带的约束下,收缩时使足背屈。

距骨的运动特点:距骨是小腿和足部的力学传递纽带,通过各个方向的运动实现足底支持力和躯干重力的良好传递。距骨无肌肉附着,只有韧带维持其空间稳定性,所以距骨不会产生主动运动。踝关节运动范围减小可能与距骨周围附着的韧带弹性下降有关。距骨的上面为向上隆起的前宽后窄的滑车面,与胫腓远端关节的下关节面形成踝关节。胫腓远端关节是由胫骨的腓骨切迹和腓骨远端的内侧面连接而成,主要由小腿骨间膜维持其紧密连接的结构。小腿骨间膜可以允许远端胫腓关节存在一定程度的相对移动。腓骨远端形成的外踝比胫骨远端形成的内踝略低，这种结构使踝外翻阻力大于内翻阻力。远端胫腓关节与距骨形成卯榫式滑车关节，当距骨相对于胫腓远端关节的踝侧面向后滑动时(踝背屈)，距骨前方的宽面通过内、外踝的空间结构被卡在内外踝之间，踝内、外翻受限，稳定性增加。小腿骨间膜弹性下降时，踝背屈角度减小。当距骨相对于胫腓远端关节的踝关节面向前滑动时(踝跖屈)，距骨后方的窄面通过内、外踝的空间结构，使内、外踝与距骨的空间距离加大，距骨相对活动范围增加，易于出现踝内翻或外翻的机会，外踝比内踝低，所以当踝跖屈负重时内翻扭伤的机会明显增加。内翻损伤的韧带为距腓前韧带、跟腓韧带，同时还有跗骨窦内限制距骨运动的颈韧带和跟距骨间韧带。行走过程中，从足跟着地到前足着地，距骨在跟骨的三个关节面上向内旋转，推动舟骨向内滑动，舟骨内移使三块楔骨斜向离开，纵弓和横弓的稳定性下降，足弓下沉，由足底的韧带、筋膜缓冲下肢冲击力。足底全部着地后，足弓维持的肌肉收缩，将足弓拉起，距骨外旋转，舟骨、楔骨回位，形成稳定支撑。

正常站立时，双足前端分开，夹角为 20°~30°，形成扇形支持面(图 2-3-6)，此时的支持面是双足跟靠拢时形成的最大有效支持面，下肢的内旋或外旋都会影响支持面的面积。足底的力量分布特点为跟骨分力是前足分力的两倍，也就是说前足分力为自身体重的 1/3。向前行走的站立末期，前足蹬踏地面，分力增加，需要足跖屈的内在肌和外在肌的共同作用，这些肌肉做功增加。

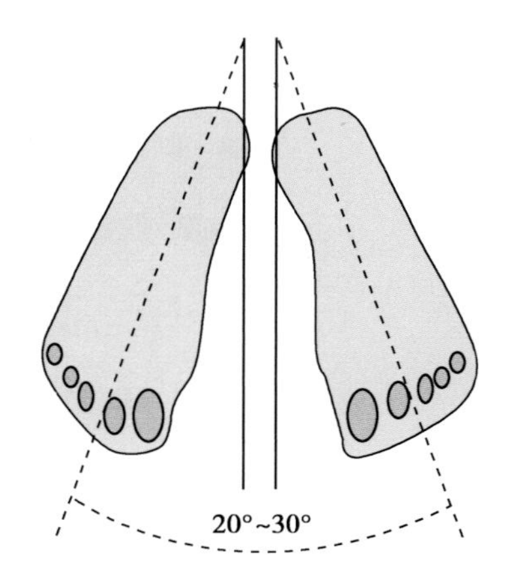

图 2-3-6　双足站立位夹角及扇形支持面示意图

当足部姿势异常时，站立早期的足跟着地位置异常，导致足跟受冲击部位异常，出现冲击过多位置的软组织损害。如落地前足内翻的跟骨外侧冲击增多，出现跟骨外侧痛；落地前足外翻的跟骨内侧冲击增多，出现跟骨内侧痛。穿高跟鞋者会出现体位性重心前移，距骨前移增多，踝部稳定性下降。骨间肌的兴奋可以反馈兴奋股四头肌，为膝关节在蹬踏后期的伸直做准备，如果骨间肌长期处于兴奋状态，股四头肌张力明显增加，膝关节研磨增多，易出现疼痛。

第四节　踝调节代偿与症状

足踝本身的软组织损害在运动过程中的疼痛性避让或踝部以上任何部位损害导致躯体重心偏离正常解剖位置均可造成踝关节偏离正常的解剖位置，以适应躯体重心的改变(图 2-4-1)，当以上情况持久存在时，即出现相应软组织的过度应用，产生损害。

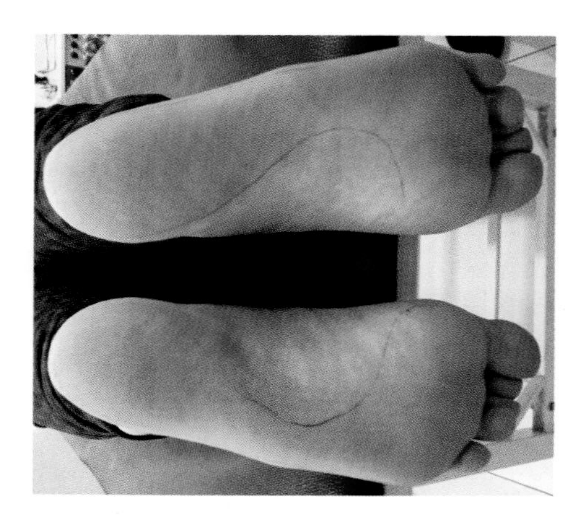

图 2-4-1　右侧足弓变低，右膝关节疼痛患者

在不正常站立位或运动过程中，躯体重心超过正常支撑范围。重心前移时(如踝背屈、屈膝、屈髋、驼背、头前探等异常姿势的出现)，前、后足分力发生改变，前足分力增加，前足为多关节结构，正常情况下承担站立的辅助支撑和行走过程中的滚动轴作用。各关节能承受的力量较小，关节形变分离容易出现，使足底的纵弓和横弓的前弓产生过多的压力，压力增加导致韧带拉力增加，足底内在肌兴奋，加强足弓保护。跖腱膜(足底深层筋膜)及足底内在肌在跟骨附着集中，形成合力，造成对骨膜的牵拉，逐渐形成骨质增生以增加软组织的骨面附着面积，提高稳定性。当牵拉部位水肿出现无菌性炎症时，就会产生足跟痛。对于疼痛部位的治疗效果是不稳定的。当这种异常的力学形态得到纠正后，疼痛会自然消失，增生的骨质也会逐渐消退。另外，重心前移需要小腿后群肌肉张力增加稳定足部支撑，小腿后侧筋膜长期受到力学刺激，增厚变短，足背屈活动范围缩小，行走时前足代偿背屈，足底拉力加大，跖腱膜附着处水肿发炎时，行走的足跟痛出现。放松小腿后侧筋膜张力，前足背屈代偿减少，足跟痛消失。

重心前移导致站立位前足分力增加，横弓前弓支撑应用增多。失代偿后，前弓的跖骨间韧带牵拉疲劳，第二、三、四跖骨远端过多与支持面接触，反复的力学冲击，出现二、三、四跖趾关节跖侧面疼痛，即所谓的跖趾关节痛或跖间神经瘤。因第二跖骨较长，在第二跖骨下方出现疼痛的机会最多。去除病因后，在二、三、四跖骨下方垫一薄棉垫，前足用弹力绷带缠起，恢复横弓形态，疼痛症状很快缓解。

重心后移时（如臀大肌损害的骨盆后旋），前足分力减少，跟骨分力增加，跟底滑囊和脂肪垫受到过度的压力刺激，出现无菌性炎症时，产生跟底痛。因前足分力减少，足底筋膜不会受到过多的力学牵拉，此疼痛不会伴随跟骨增生。针对重心后移因素的治疗能很快消除足跟痛。

重心内移时（如外踝跗骨窦损害的疼痛性避让），足跟内侧和第一跖骨底远端分力增加，足底筋膜和足底内在肌拉力增加，尤其是内侧的足底内在肌收缩，维持内侧纵弓的稳定性。其中踇短展肌的牵拉，增加了踇趾的跖趾关节内侧的内移趋势，为踇外翻的形成提供了力学条件。与重心前移的伸趾肌紧张拉起二到四趾，留出踇趾外移空间共同作用，为行走过程中前足滚动挤压踇趾向外提供了力学条件，出现踇外翻（图 2-4-2）。

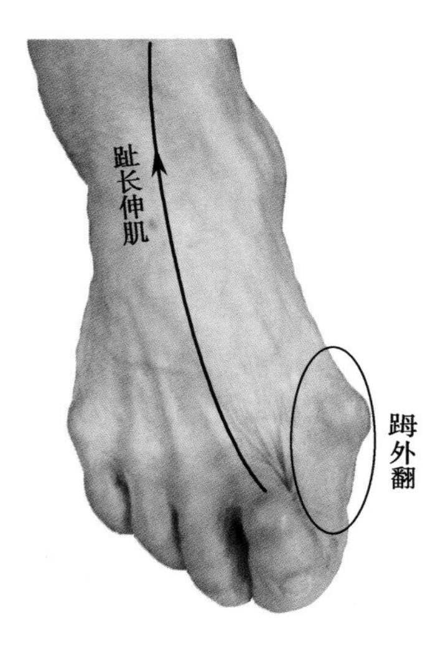

图 2-4-2　踇外翻

重心内移超过维持足弓的软组织代偿能力时，出现足跟内侧痛和第一跖骨底远端关节疼痛。日久内侧纵弓消失，出现扁平足。中等到严重程度的扁平足通常会利用足部的其他部位代偿，来分散足部承受的应力，内在肌和外在肌的主动收缩经常用来代偿足部黏弹性组织无力导致的足弓张力不足的问题，甚至在静息状态下，站立时的肌肉主动收缩也增加了，这可能会导致肌肉疲劳和过度使用的症状，包括疼痛、骨质增生和足底筋膜增生肥厚。

重心外移时（如“O”型腿、模特步），足跟外侧和第五跖骨底远端分力增加，超过代偿能力时，出现足跟外侧痛和骰跖关节疼痛，长期的挤压导致跗骨窦高压疼痛。内收肌群损害出现黏弹性紧张，在走路过程中大腿内收增多，出现落地时足外侧冲击地面的情况，跗骨窦长期受压，出现症状。所以，内收肌压痛和跗骨窦压痛往往同时存在。

踝关节功能障碍时，前足进行各种足踝动作的代偿，导致前足附着的软组织做功增加，出现其附着的跖趾关节及周围疼痛。行走过程中踝背伸不足时，前足过度背伸代偿，跖趾关节底部的关节囊受到牵拉刺激，出现疼痛；踝跖屈不足时，各趾屈曲代偿，造成屈趾肌过度应用，出现足底深层痛及小腿后侧深

层痛，胫神经穿过小腿比目鱼肌腱弓，比目鱼肌张力增加挤压神经时出现小腿后侧和足底麻，足底横弓前弓变平挤压神经时出现前足麻木。

足底内在肌牵拉应用增加，出现跟底痛(图 2-4-3)。以足心僵硬条索伴疼痛为主要表现。多与跗骨窦损害有关。

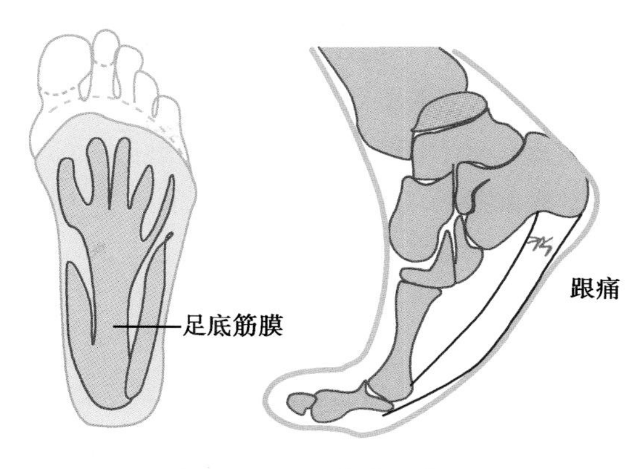

图 2-4-3 跟底痛示意图

跗骨窦压力增加的疼痛性避让需要距骨后移、内旋转，小腿随之内旋并向前内侧倾斜。足部重心向前内侧移，出现踝前内侧压力增加后的疼痛。内侧纵弓被动拉力增加，跖腱膜内侧牵拉增多，出现足跟前内侧痛。重心前内侧移导致趾长屈肌拉力偏向内侧，需要足底方肌的牵拉纠正作用，足底方肌的应用增多出现跟骨结节前方痛。跗骨窦炎症在足踝跖屈终末期出现挤压疼痛，导致足踝蹬踏功能不全，跟腱在小腿后群肌维持小腿适度前倾的情况下，出现拉力增加，日久产生跟腱附着处肿胀、疼痛的跟腱炎表现。小腿前内侧倾斜需要小腿内旋转配合，带动胫股关节同向旋转，股骨内旋牵拉股骨外旋肌群。臀大肌下束紧张，出现炎症后引起臀痛、刺激坐骨神经引起坐骨神经走行区域痛。大腿内旋转牵拉内收肌群引起骨盆前旋，出现大腿内侧痛、小腹痛、慢性盆腔炎、痛经、性交痛、尿急、尿频和脊柱调节的系列代偿表现。腰脊柱的代偿曲度增加，出现腰痛、腰酸、腹胀、便秘、消化不良等现象。胸脊柱段后凸代偿，出现背痛气短。颈脊柱段代偿出现颈、头痛。头前探增加舌骨上下肌的拉力，咬合后负荷增加，支点下颌关节研磨增多，出现下颌关节疼痛。腰大肌牵拉，出现脊柱侧弯等表现。背屈踝部多伴有屈膝代偿，股四头肌应用增多，出现大腿前侧痛。跗骨窦为足少阳胆经的丘墟所在，成为治疗胆经症状的生物力学基础。足少阳经为枢机，前可转阳明，后可转太阳，出现大腿前侧和臀内侧症状。足少阳经与足厥阴经为表里关系，少阳发病，影响厥阴，出现大腿内侧疼痛和厥阴病的特点。

跗骨窦脂肪无菌性炎症肿胀，踝关节背伸功能障碍，下蹲时胫骨旋内、膝外翻，膝内侧限制性结构受到扭转牵拉，出现膝内侧痛；足踝背伸过度应用，小腿前群肌张力增高，挤压腓总神经，导致神经传导速度减慢，足跟落地前的前

足背伸预兴奋不能及时出现，步行足落地期，前足拍击地面增多，前足角质层增厚，即足底胼胝(图 2-4-4)；足背屈挤压踝前囊，踝前囊水肿高压，挤压足背中间皮神经，出现足背麻；踝后脂肪垫高压，影响踝管压力，使胫神经受压，出现足底麻等。

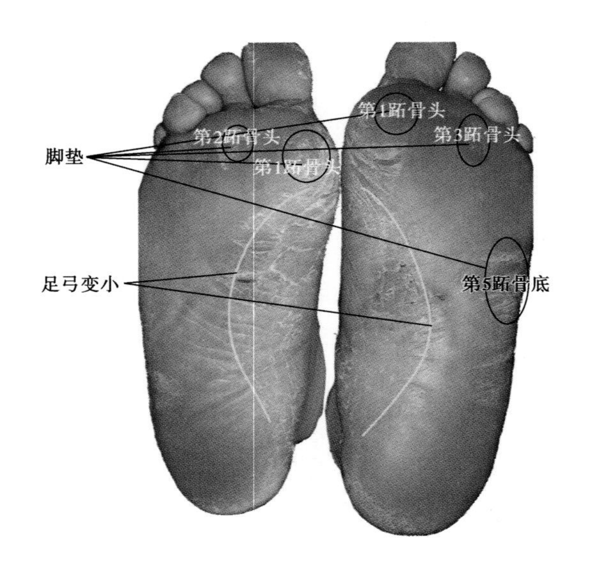

图 2-4-4 角质增厚的部分为冲击力增加部分

站立位踝出现背屈、跖屈、内翻、外翻、旋内、旋外的动作，导致肌肉异常做功和相应生物力学改变。

踝背屈需要小腿前群肌主动收缩以维持姿势，胫骨前肌的收缩会伴随足踝内翻的趋势。腓骨长肌、腓骨短肌兴奋，进行踝部平衡的重力拮抗，出现小腿外侧及足部附着点的疼痛。踇长伸肌、趾长伸肌长期的紧张状态会导致足踝上下支持带的牵拉和摩擦过多。滑囊的摩擦刺激使滑液产生增加，出现足背腱鞘囊肿。长期的牵拉与摩擦使支持带增厚，发生炎症后，出现足背痛。同样会出现小腿前外侧痛和前足过度支撑引起的跖趾关节痛。踇短屈肌、趾短屈肌收缩使足趾着地，以维持前足与支持面的接触，过度应用会出现足心痛，同时出现脚趾抓地不能放平的现象。小腿后肌群在站立位足背屈时需要过多的对抗躯体的重力作用，腓肠肌、比目鱼肌、跖肌共同止于跟腱，使力学集中于其附着部位，超过代偿能力会出现跟腱的肿胀疼痛及小腿后侧痛。长期

的姿势维持需要慢肌纤维的过多参与，表现为比目鱼肌的代偿性劳损明显增多。胫骨后肌、趾长屈肌、姆长屈肌长期过度紧张，小腿后侧深层筋膜张力增加，出现慢性小腿骨筋膜室综合征。胫骨后肌收缩伴随足内翻的趋势，需要腓骨长肌、腓骨短肌的足外翻拮抗，超过代偿能力会出现小腿外侧痛。小腿前肌群长期紧张性收缩会出现小腿前侧痛，发生黏弹性紧张后，皮下筋膜张力增高，影响血液循环，易出现小腿前皮肤脱毛的现象。肌肉内压力增高造成腓总神经的软性压迫，使腓总神经冲动传导速度减慢，小腿前肌群在足跟落地时收缩无力，踝背屈能力下降，走路时前足拍击地面，产生足底胼胝。小腿后肌群的长期过度对抗重力作用，出现小腿后侧疼痛，往往通过激发比目鱼肌活力有一定的短期效果。比目鱼肌的长期收缩状态导致胫神经进入小腿后方时发生软性挤压，出现小腿后侧胀痛、跟后及足底麻的现象。小腿肌肉持续紧张导致深静脉受压，小腿肌泵作用减弱，浅静脉代偿回流，出现小腿浅静脉曲张的现象。小腿后侧肌肉持续收缩导致小腿后筋膜蠕变缩短，在胫骨后内侧小腿后筋膜附着于胫骨后内缘，此处有连接小腿深静脉和大隐静脉的交通静脉穿出，当小腿肌肉收缩时，小腿后筋膜紧张卡住交通静脉，使深静脉血液不倒流入浅静脉；小腿肌肉放松时，小腿后筋膜放松交通静脉，大隐静脉血液流入深静脉。如果小腿后筋膜蠕变缩短，持续卡压交通静脉，大隐静脉血液不能流入深静脉，导致其负荷加大，同样引起大隐静脉曲张，临床表现为小腿的大隐静脉曲张。小腿后内侧筋膜附着处损害时，刺激毗邻的隐神经，引起隐神经发出部分的交感神经节兴奋，导致肠道运动减慢，出现便秘（此时中医辨证往往归于虚寒性便秘）。针对此处的治疗可以治疗大隐静脉曲张、改善便秘症状。长期的踝背屈姿势使小腿重心前移，前足分力增加，跖腱膜承受更多的牵拉力，超过代偿能力时出现足跟底痛，长期的跖腱膜牵拉会导致跟骨力学汇集区的异常拉力，出现跟底骨质增生（图 2-4-5）。

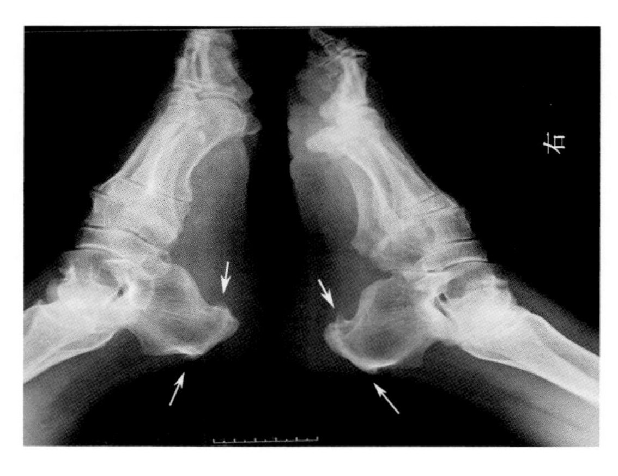

图 2-4-5　跟骨增生

长期的前足分力过多会造成横弓前弓塌陷，二、三、四趾过多接触支持面，出现跖趾关节下方疼痛，也就是跖痛症或跖趾神经瘤。长期的踝背屈使踝前关节囊承受过多的压力，加之反复的旋转动作，踝前囊研磨增多，产生炎症水肿，出现踝前痛，挤压腓浅神经和足背中间皮神经，出现足背及足趾麻的现象。

踝跖屈需要小腿后肌群的主动收缩，长期过度应用出现小腿后侧痛，跟腱跟骨附着处痛，踝后关节囊的长期压迫，出现踝后痛，踝后脂肪垫损害后挤压胫神经，出现足底麻痛（图 2-4-6）。经常穿高跟鞋者属于这一人群。

踝内翻需要胫骨前肌、胫骨后肌、踇长伸肌、踇长屈肌的主动收缩，踇趾的屈伸肌同时收缩，跖趾关节压力增加，摩擦力增加，反馈性滑囊液分泌增加，关节肿胀疼痛，大趾痛风性关节炎就属于这种变化。小腿重心内移，内踝压力增加，出现内踝关节肿胀疼痛。腓骨长肌、腓骨短肌拮抗过度的内翻作用，超过代偿能力时，出现小腿外侧痛、骰骨痛或第五跖骨底疼痛。

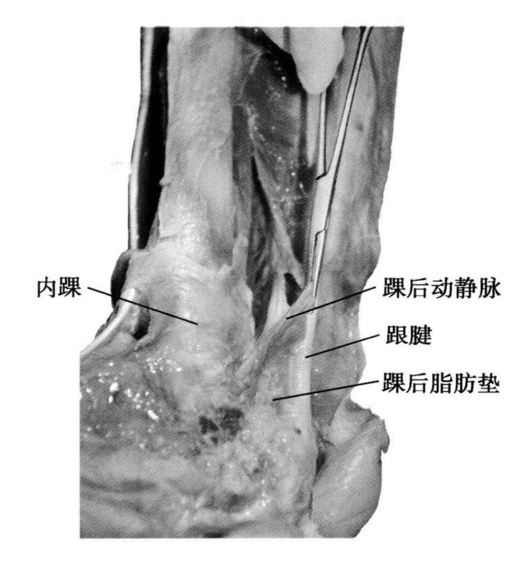

图 2-4-6 踝管高压影响胫神经的解剖基础

踝外翻需要腓骨长肌、腓骨短肌、趾长伸肌的主动收缩，小腿重心外移，外踝和跗骨窦压力增加，出现外踝和跗骨窦的肿胀、疼痛。

踝的旋转动作在内翻和外翻时伴随出现。内翻时，前足旋内。外翻时，前足旋外（图 2-4-7）。

足踝的原发损害有跗骨窦损害、踝后脂肪垫损害、踝前囊损害、内踝关节囊及外踝关节囊损害等。损害后出现足踝代偿姿势引发各种症状，并对前足及小腿产生影响，有些代偿引起肩背头颈症状。

跗骨窦损害的疼痛性避让使小腿向前内侧倾斜，胫骨前肌、趾长伸肌、踇长伸肌紧张性应用使小腿前出现症状，足趾上翘伴随足底重心前内侧移动，足底内侧纵弓压力增高，大脚趾压力加大，足的背屈状态会伴随内旋转，在鞋内产生踇趾向外下的作用力，踇趾会向第二足趾下方移动，出现踇外翻，久而久之也会出现骨骼改变；小腿前群肌的过度应用会造成肌肉内部压力增加，挤压腓总神经，后期出现走路足下垂的表现；腓骨长肌、腓骨短肌为维持足踝不过度内翻而持续应用，出现小腿外侧疼痛或骰骨、第五跖骨底疼痛；腓肠肌、比目

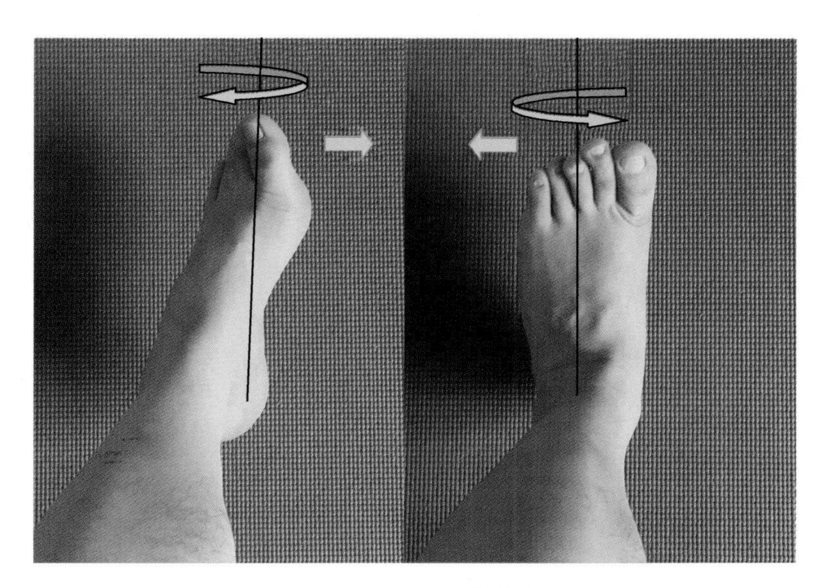

图 2-4-7 足内翻与外翻

鱼肌为维持小腿不过度前倾而持续应用,出现跟腱附着处疼痛,因为同时提供内翻拉力,在压痛点检查时,跟腱内侧痛会明显多于外侧。

比目鱼肌属于足踝姿势稳定肌肉,继发损害较腓肠肌多,在进行拉伸或肌痛点针刺治疗时会有明显效果,但终属继发性损害;足底重心的前内侧移动使足底跖腱膜的跟骨附着处前内侧拉力增加,以及足底方肌的过度应用,出现足跟的前内侧疼痛,当纵弓拉力不足时,足底短屈肌的过度应用,出现足底条索僵硬并伴有疼痛。小腿的前内侧倾斜导致胫股关节内侧间隙增宽,长期牵拉膝关节内侧副韧带出现膝内侧痛(图 2-4-8)。

踝前囊损害的疼痛性避让会增加小腿三头肌的收缩力以减少踝前压力,出现小腿后侧疼痛。长期的避让导致小腿三头肌黏弹性紧张,出现足踝背屈功能障碍。踝背屈功能障碍的下蹲动作不能使重心良好调整,会出现足跟抬起后的前足背屈代偿,或不能顺利屈膝,出现承重状态下的膝关节不能闭合。站立位时,出现膝超伸和屈髋代偿,造成膝关节压力增加的膝前下方痛和竖脊肌过度牵拉的腰痛,以及因竖脊肌张力增高缩小椎间孔刺激神经根引起的下肢胀感。

踝后脂肪垫损害的疼痛性避让表现为足轻度背屈的形态,在站立或走路时,出现足底重心前移的相关表现。胫骨前肌、趾长伸肌、踇长伸肌兴奋使胫骨前倾,胫骨后肌、趾长屈肌、踇长屈肌、腓肠肌、比目鱼肌、跖肌共同维持小腿

的前倾稳定性，尤其是比目鱼肌这种慢肌，对姿势维持起到重要作用，易出现继发性症状。踝背屈使站立的小腿前倾，需要屈膝或伸髋动作对重心的调节，从而引发相应症状。

内踝关节囊损害的疼痛性避让表现为踝外翻的形态，站立或行走时出现外踝压力增加的表现。踝管与内踝关节囊毗邻，内踝关节囊水肿，增加了踝管的压力，导致足底麻。腓骨长、短肌兴奋使足踝外翻，胫骨后肌维持外翻后踝关节的稳定性，出现小腿后侧深层症状（图 2-4-9）。

外踝关节囊损害的疼痛性避让表现为踝内翻的形态，站立或行走时出现

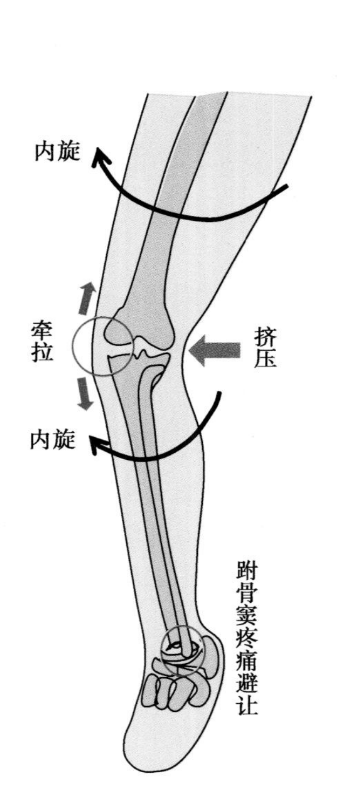

图 2-4-8 跗骨窦疼痛避让，膝内侧副韧带拉力增加，膝外侧压力研磨增加

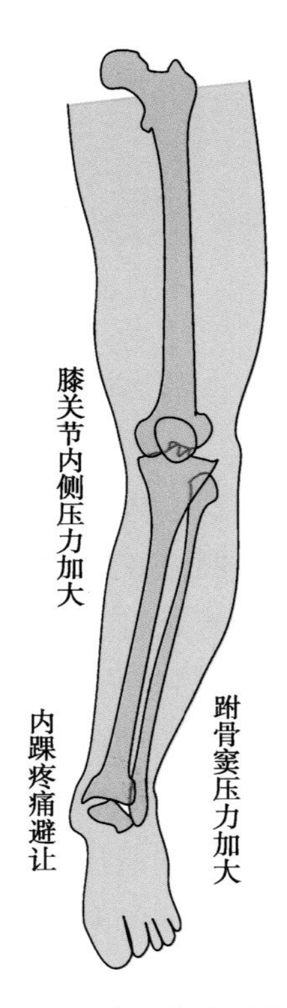

图 2-4-9 内踝损害，踝管压力增加，产生避让，外踝、跗骨窦压力增加，膝内侧压力增加

内踝压力增加的表现，间接影响膝内侧拉力。胫骨后肌、踇长伸肌、踇长屈肌兴奋使踝内翻，腓骨长、短肌维持内翻姿势稳定性，出现小腿外侧疼痛或骰骨疼痛。外踝支持带约束腓骨长、短肌肌腱形成肌腱滑动的管道，当外踝支持带缩短挤压肌腱时，腱梭出现异常兴奋，抑制腓骨长、短肌收缩，增加足内翻

因素。

踝关节由胫骨远端、腓骨远端和距骨构成，腓骨远端低于胫骨远端，即外踝尖水平低于内踝尖水平，也就是外踝稳定性大于内踝，踝关节易发生内翻的情况，距骨上面与胫腓远端关节形成卯榫式关节，且距骨上面为前宽后窄结构，背屈足踝时，距骨宽的部分卡入胫腓之间，稳定性很好，不容易发生翻转，而在足跖屈时，距骨窄的部分与胫腓之间存在较大的活动空间，如果存在重心不稳定的的情况，容易发生踝关节翻转，出现足踝扭伤(参见本章第一节图 2-1-3)。整体分析踝关节的形态，内翻扭伤的机会增加，出现外踝及跗骨窦稳定结构的损伤，修复时受到影响可形成慢性损害。不过，习惯性踝扭伤与臀内侧的臀大肌或臀大肌臀中肌交界处损害关系更加密切，此处损害引起运动过程中下肢内旋速度加快。臀深六小肌兴奋代偿臀大肌的外旋股骨动作，梨状肌张力增高挤压坐骨神经，尤其是腓总神经，使腓总神经传导速度减慢，出现足跟落地前的足下垂现象。内旋的下肢伴有足下垂，容易出现运动中的足踝扭伤。

踝关节的原发性损害可导致膝乃至膝以上各部位的代偿调节。最明显的是踝背屈动作伴有屈膝代偿，屈膝伴有屈髋代偿，屈髋伴有脊柱代偿等一系列表现。在矢状面上形成类似弹簧的缓冲结构，也就为软组织损害的远端传导提供了物质基础。薄弱的部位容易出现失代偿，产生相应症状。这种代偿对维持人体重心的稳定性有重要意义(图 2-4-10)，并能减少内脏受到的过度的力学冲击，避免某一部分内脏过度冲击出现实质结构改变的严重后果。

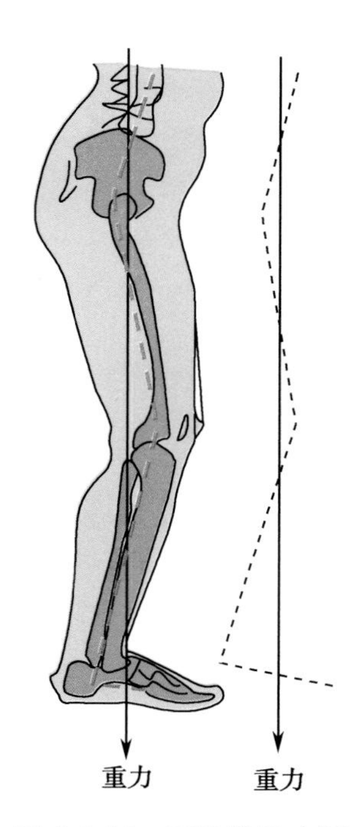

图 2-4-10 下肢的重力缓冲机制

第三章

膝 调 节

第一节 骨性元素

膝调节主要涉及膝关节结构和周围软组织的调节。膝关节由股骨、胫骨和髌骨构成。辅助结构为腓骨。

髌骨(图 3-1-1)为人体中最大的籽骨,上方为基部,连于股四头肌;下方为髌尖,是髌韧带附着处。髌骨在股四头肌与股骨间充当间隔角色,增加了

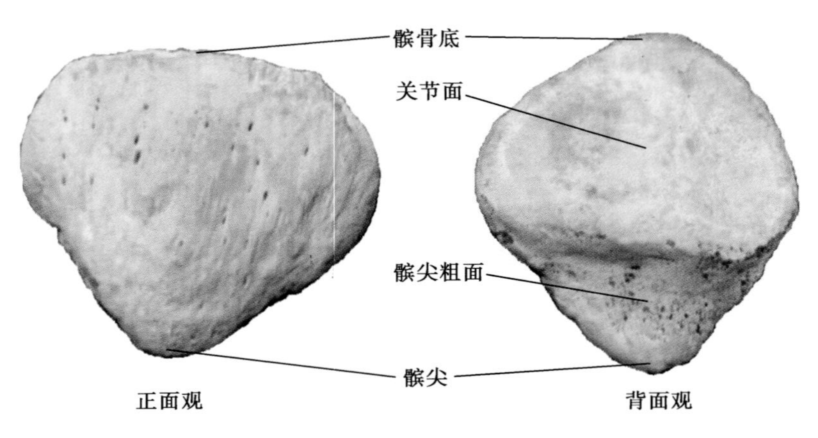

图 3-1-1 髌骨

膝关节伸直肌群的内在力臂。在髌尖内后侧有一粗糙面，为髌下脂肪垫附着处。

当人体放松站立时，髌尖位于最接近关节面的位置。髌骨与股四头肌和髌韧带形成依托关系，成为股四头肌伸膝作用的支点，在膝关节（图 3-1-2）的屈伸运动过程中，髌骨在股骨内、外侧髁形成的髁间沟中有规律地滑动。髌骨关节面覆盖 4~5mm 厚的关节软骨，粗厚的关节软骨有助于分散传导关节间的巨大压力。髌骨与股骨远端形成髌股关节，内部压力受股四头肌张力影响很大。由于股四头肌在正常状态下合力偏向外侧，为了保证髌股关节的稳定性，髁间沟的外侧高于内侧。

股骨（图 3-1-3）为一中段稍向前弯的长骨，近端承接骨盆的分力。股骨远端有两个明显的骨性凸起，分别为股骨内侧髁和外侧髁，内、外侧髁之间的前侧为髁间沟，是髌骨滑动的轨道；后侧为髁间切迹，提供交叉韧带通过的通道。当髁间切迹的空间较小时，会增加交叉韧带受损的可能性。内、外侧髁的上方有小的骨性凸起，分别为内、外上髁，为副韧带牵拉所致。股骨远端与胫骨构成胫股关节。

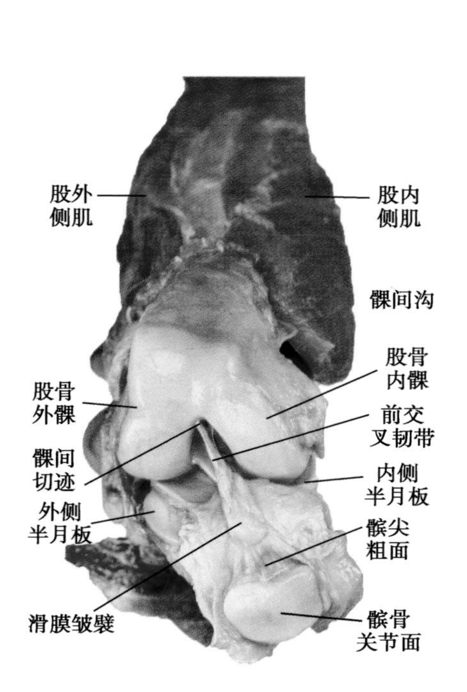

图 3-1-2 膝关节解剖图

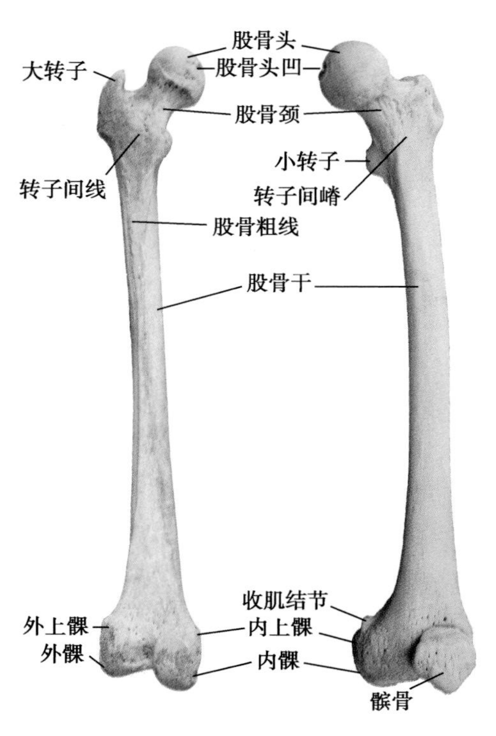

图 3-1-3 股骨

胫股关节为滑车关节，以单平面的屈伸运动为主，股骨内髁长于股骨外髁，当膝关节完全伸直的最后 5°~10°，股骨内髁与胫骨平台内侧充分接触，而外侧则出现胫股分离的情况，胫骨需要相对于股骨外旋转，使较长的股骨内髁滑向胫骨平台后方，胫骨平台与股骨内、外侧髁接触面积均匀一致，并出现最大程度的关节面接触，此时的力量传导为骨传导（图 3-1-4）。不过，这种空间结构的改变使膝关节处于强直状态，如果完全伸直的膝关节变为屈曲，需要胫骨相对于股骨内旋转，使胫股关节面达到最小接触，恢复膝关节的运动状态。有学者称此变化为膝关节的解锁过程。

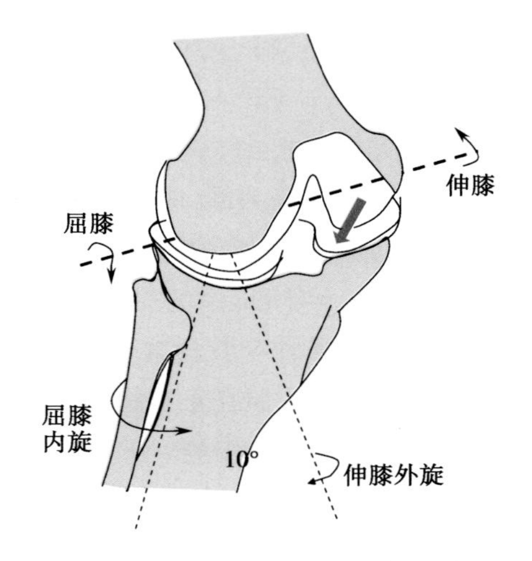

图 3-1-4 胫骨与股骨在膝关节屈伸运动中的相对旋转示意图

胫骨（图 3-1-5）为小腿的主要重力传递结构，在屈膝状态下可发生轻度的旋内和旋外。胫骨近端宽阔平坦，为胫骨平台。胫骨平台中间有两个骨性凸起，为髁间嵴，是交叉韧带附着牵拉所致。当交叉韧带长期处于高拉力状态时，髁间嵴就会出现明显增生，尤其是内侧髁间嵴控制屈膝承重时股骨前滑。胫骨平台外下方与腓骨近端构成近端胫腓关节，虽然胫腓关节不参与膝关节的构成，但在胫骨平台外侧髁的力学支撑上起到重要作用，是膝关节外侧间室中胫骨、股骨相对旋转的重要支撑。有学者利用这一作用，进行腓骨截骨术，使胫骨平台外侧下沉增多来纠正膝内翻的膝关节变形。胫腓关系在小腿力学传递过程中起到辅助作用，对踝部的运动起到重要作用。

腓骨（图 3-1-5）虽然没有直接参与膝关节的构成，但对胫骨平台外侧的支撑起到了至关重要的作用。由于股骨颈干角的出现，膝关节在正常状态下需要轻度外翻来完成下肢力学传递的稳定性，膝关节外翻角度为 170°~175°（图 3-1-6）。胫骨平台外侧受力增加，胫腓近端关节的依附承托就表现得非常明显。

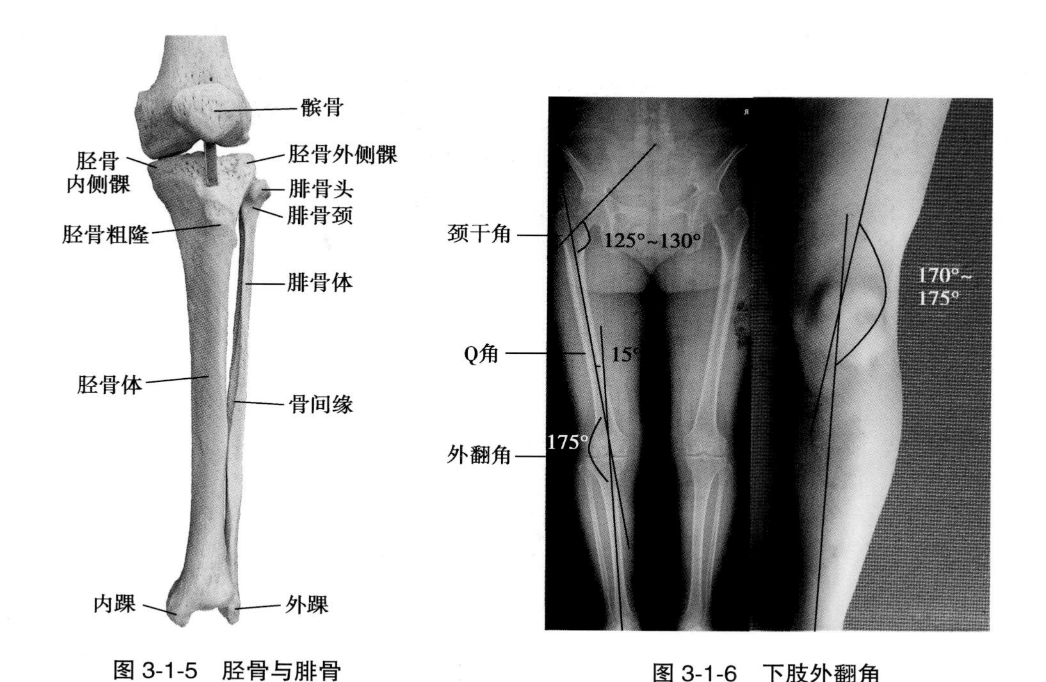

图 3-1-5 胫骨与腓骨

图 3-1-6 下肢外翻角

第二节 软组织元素

软组织元素包括:限制性结构——膝关节关节囊和周围的韧带;动力性结构——膝关节周围附着及影响膝关节空间位置的肌肉;缓冲结构——膝关节半月板和周围的脂肪组织。

膝关节囊包绕整个髌股关节和胫股关节,因膝关节屈曲范围较大,后关节囊较宽厚。在膝关节完全屈曲时,后关节囊会叠加在一起,囤积于腘窝后方。膝关节完全伸直时,后关节囊拉紧,与髌骨一起限制膝关节过度超伸展。膝关节后关节囊炎症时出现下蹲终末期关节囊挤压疼痛,完全伸直出现腘窝后牵拉疼痛。

髌韧带(图 3-2-1)位于膝关节前方,连接髌尖与胫骨粗隆,股四头肌为其动力加强部分。髌韧带是限制髌骨上移的重要结构。髌韧带受髌下脂肪垫炎症刺激出现感受器异常兴奋时,股四头肌收缩力和收缩速度减慢。

髌骨网状纤维又称髌骨支持带(图 3-2-2),位于膝关节前侧方,分为髌骨内侧网状纤维和髌骨外侧网状纤维,连接髌骨两侧的边缘与股骨内、外侧髁及胫骨内外侧髁,限制髌骨的运动范围,并稳定髌骨在髁间沟里的滑动。当处于

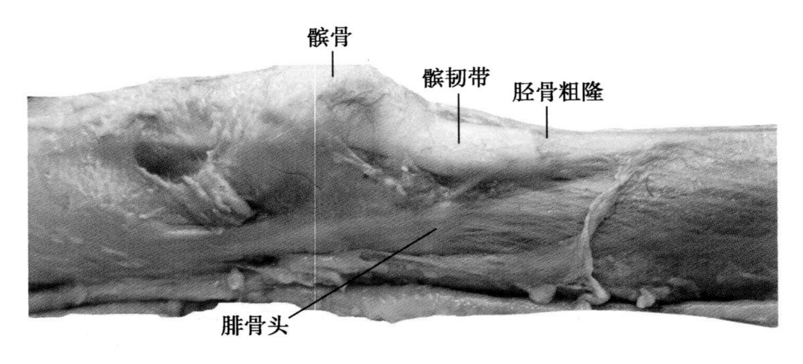

图 3-2-1 髌韧带

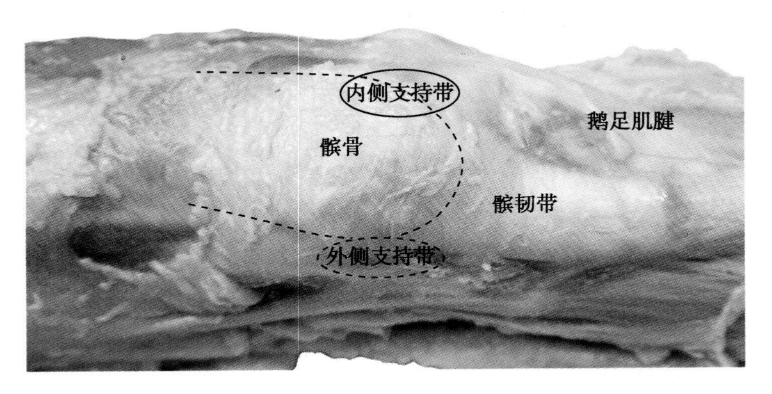

图 3-2-2 髌骨内外侧网状纤维（支持带）

韧带代偿期时，强化的网状纤维使髌骨的运动受到限制，髌骨被固定在股骨髁间沟的某个位置使膝关节屈曲功能受到影响。伸膝时，髌尖顶压胫骨平台；屈膝时，髌韧带限制胫骨运动。膝关节屈伸范围明显缩小。

膝关节外侧副韧带位于膝关节外侧，连接股骨外上髁与胫骨平台外侧缘，限制膝关节的过度内翻及股骨在胫骨平台上向外侧移动。下肢外旋转后，膝关节外侧副韧带控制膝内翻作用减弱。股二头肌为膝关节外侧副韧带的动力加强部分。

髂胫束（图 3-2-3）位于膝关节外侧，连接阔筋膜张肌和臀大肌上部肌束形成的联合腱与胫骨平台外侧缘前方，限制伸直膝关节的过度内翻。阔筋膜张肌和臀大肌上部肌束为其动力部分。髂胫束为大腿筋膜的力学控制部分，通过臀大肌上束和阔筋膜张肌共同调节大腿肌肉的张力。

腘斜韧带位于膝关节后方，连接股骨外侧髁后方与胫骨平台内后方，限制

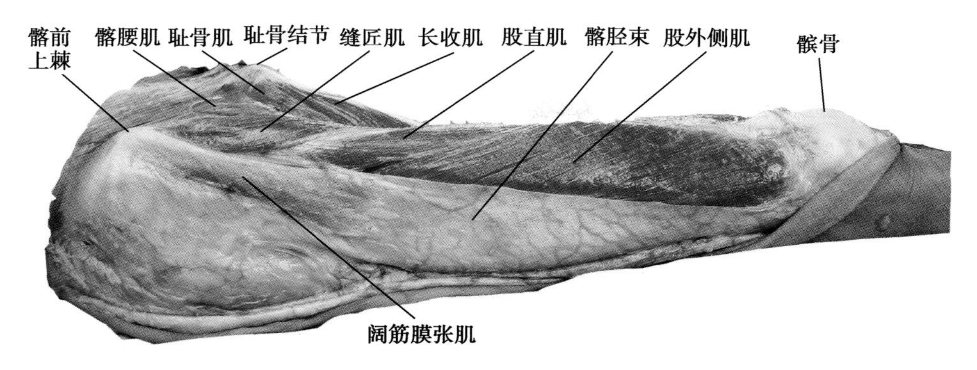

图 3-2-3 髂胫束与大腿外侧解剖

胫骨相对股骨的过度外旋转。减少腘肌的过度拉长。半膜肌为其动力加强部分。(图 3-2-4)

腘弓韧带位于膝关节后外侧,连接股骨外侧髁后方与腓骨小头后方,限制股骨外侧髁与腓骨小头之间的关系。股二头肌为其动力加强部分。

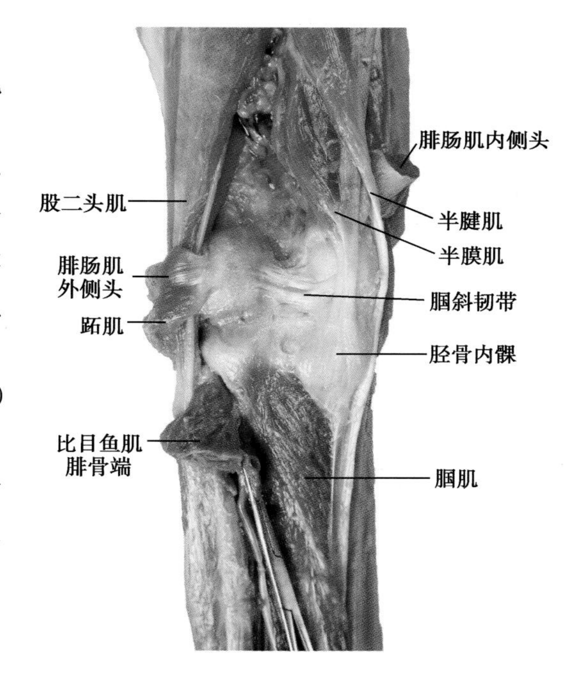

图 3-2-4 腘斜韧带与腘肌

膝关节内侧副韧带(图 3-2-5)位于膝关节内侧,连接股骨内上髁与胫骨平台内侧缘下方,部分深层纤维向后连于后关节囊,限制膝关节过度外翻及股骨在胫骨平台上向内侧滑动。缝匠肌、股薄肌、半腱肌为其动力加强部分。

膝关节交叉韧带(图 3-2-6)位于膝关节内部,分为膝关节前侧交叉韧带和膝关节后侧交叉韧带,分别连接股骨内、外侧髁内侧面与胫骨髁间嵴,表面覆盖大量滑膜组织,血液供应来源于滑膜和周围组织的微血管。交叉韧带的作用为限制股骨在胫骨平台上的前后运动。交叉韧带内含有本体感受器,可提供本体感觉反馈,除了帮助完成膝关节的动作控制外,还可提供保护性机制,如活化膝关节周围的相关肌肉,避免交叉韧带产生过多的拉力,减少韧带损

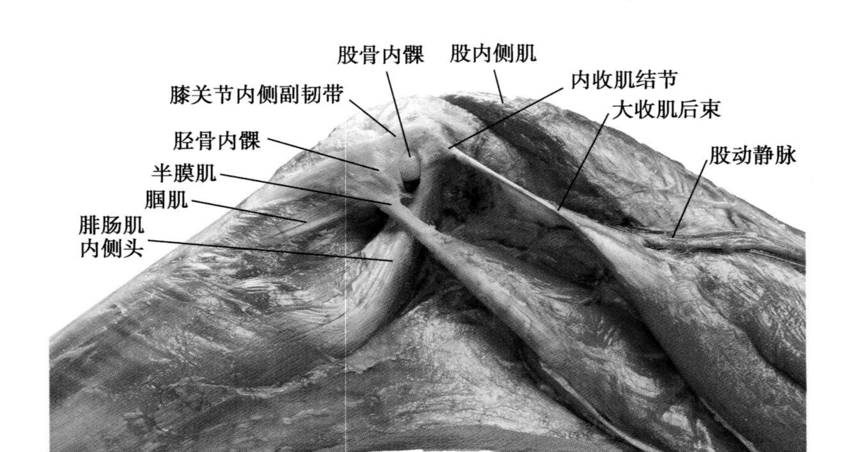

图 3-2-5 膝关节内侧副韧带解剖

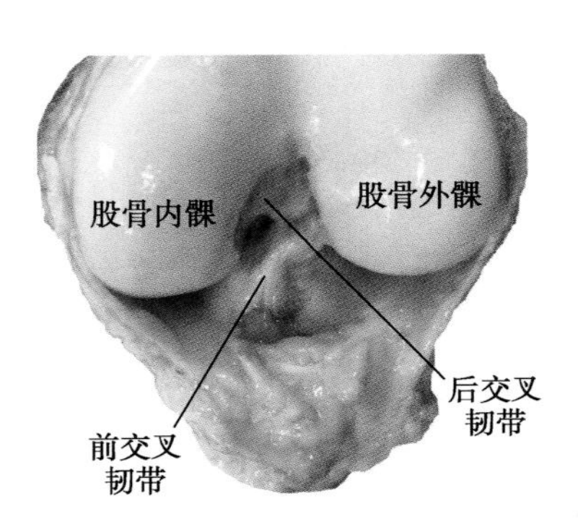

图 3-2-6 膝关节交叉韧带

伤。交叉韧带损伤后会导致本体感受器功能异常,失去正常的反馈能力,使膝关节周围的肌肉协调收缩能力下降,增加膝关节运动中损害的机会。

膝关节周围的肌肉(图 3-2-7):

股四头肌有四个头,分别为股直肌、股内侧肌、股外侧肌和股中间肌。股直肌起于髂前下棘和髋臼上缘;股内侧肌起于股骨转子间线和股骨粗线内侧缘;股外侧肌起于股骨大转子、臀肌粗隆和近端股骨粗线外侧缘;股中间肌起于股骨干前面近端 2/3 和股骨粗线远端外侧缘。股内侧肌和股外侧肌筋膜分别与髂股韧带附着的两个头连接,有加强髂股韧带功能的作用。股骨头坏死时,炎症刺激髂股韧带和股直肌引起髌股关节摩擦力增加,出现顽固的膝关节疼痛。股四头肌的四个头在远端附着于髌骨基底部,经髌韧带共同止于胫骨粗隆。收缩时,有强大的伸膝作用。股直肌为跨双关节肌肉,在伸膝的同时还有屈髋作用。

股二头肌长头起于坐骨结节,短头起于股骨粗线外侧唇中 1/3,止于腓骨小头和胫骨外侧髁,部分连于外侧副韧带及外侧关节囊上。收缩时有屈膝、下肢内收和胫骨外旋转作用。

半腱肌起于坐骨结节,经鹅足肌腱止于胫骨干内侧。收缩时有屈膝、下肢

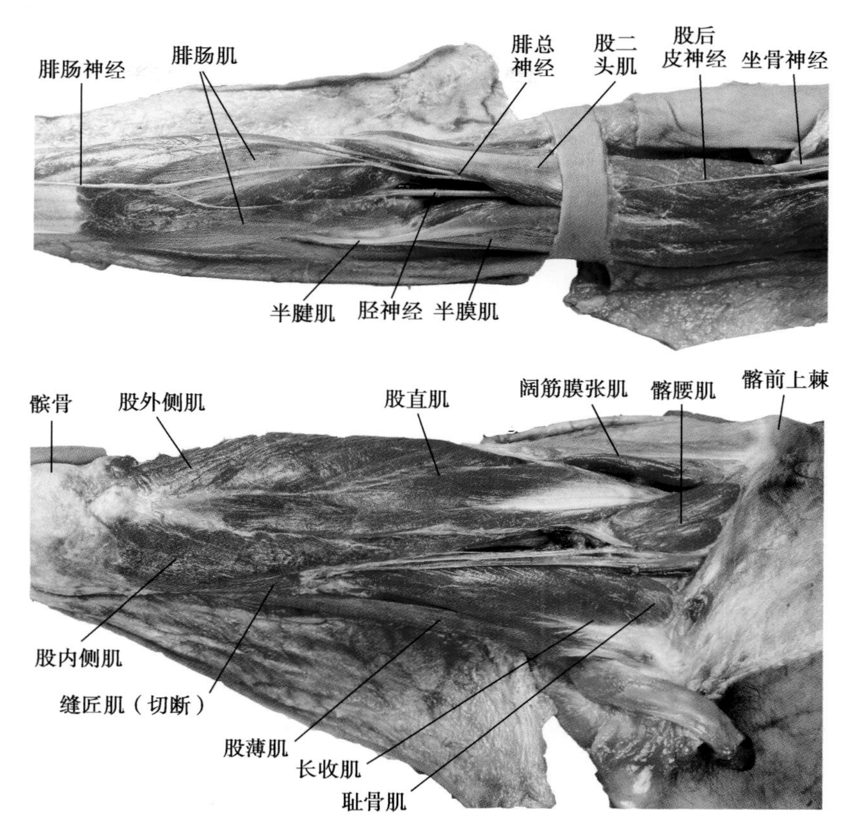

图 3-2-7 膝关节周围的肌肉

内收和胫骨内旋转作用。

半膜肌起于坐骨结节，止于胫骨内侧髁的后内侧，并与内侧副韧带、两侧的半月板、腘斜韧带及腘肌相连。收缩时有屈膝、下肢内收作用。

股二头肌、半腱肌、半膜肌合称腘绳肌群(图 3-2-8)，共同作用为伸髋和屈膝。

股薄肌起于耻骨下支，经鹅足肌腱止于胫骨干内侧。收缩时有屈膝、下肢内收作用。

缝匠肌起于髂前上棘，经鹅足肌腱止于胫骨干内侧。收缩时有屈膝、屈髋和下肢伸直的胫骨外旋作用。膝关节屈曲时有胫骨内旋作用。

腓肠肌起于股骨内外侧髁，经跟腱止于跟骨结节上方。收缩时有屈膝、伸踝作用。

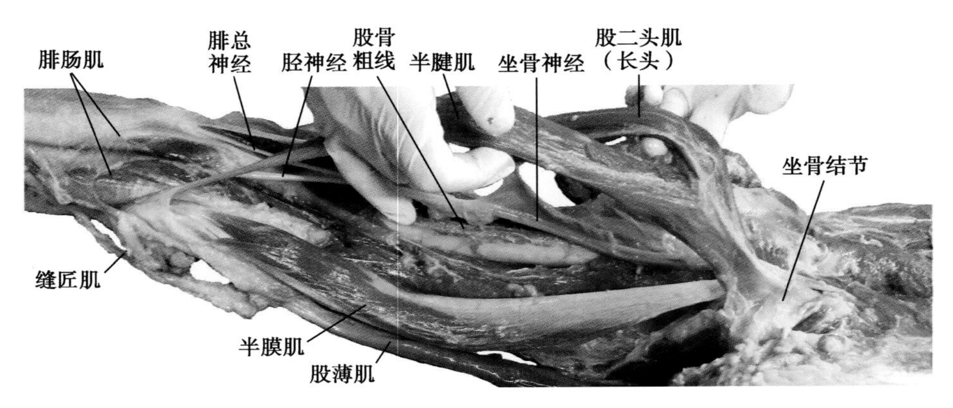

图 3-2-8 腘绳肌群与坐骨神经解剖

跖肌起于股骨外侧髁，经跟腱止于跟骨结节上方。因肌肉较小，收缩时有轻度调整踝内翻的作用。

腘肌起于股骨外侧髁，止于胫骨近端后面。收缩时可以使胫骨相对股骨内旋转。

臀大肌上部肌束和阔筋膜张肌在转子水平会合连接于髂胫束，阔筋膜张肌收缩时有屈髋、下肢外展作用；臀大肌收缩时有伸髋、下肢外展作用；臀大肌上束和阔筋膜张肌同时收缩时，下肢外展、膝关节外翻。

膝关节的缓冲结构包括半月板、髌上脂肪垫和髌下脂肪垫。

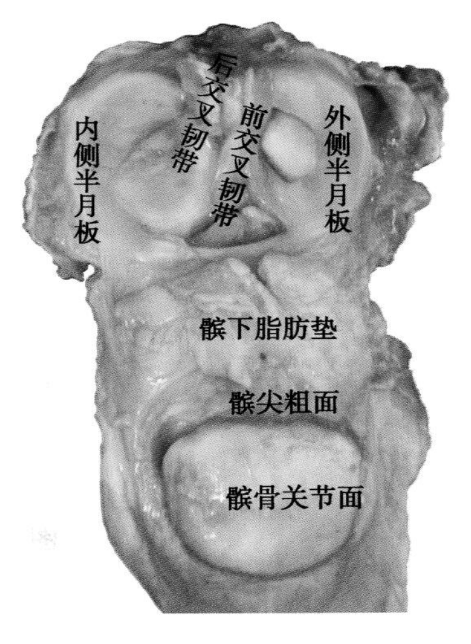

图 3-2-9 半月板与髌股关节面解剖

半月板（图 3-2-9）为位于胫股关节面间的新月形纤维软骨，分为内侧和外侧两部分。半月板边缘较厚，中央较薄，增加了股骨内外髁与胫骨平台间的密合度，使膝关节稳定性增强。半月板通过前后角固定于胫骨平台内，周围由冠状韧带连于关节囊。半月板血液供应为关节囊和相邻滑膜的半月板边缘。内外侧半月板的形态不同，内侧呈现“C”型，外侧呈现“O”型。内侧半月板在缓冲胫股关节冲击的同时，起到股骨内髁前后移动的滑道作用。外侧半月板在缓冲胫股关节冲击的同时，承担胫骨、股骨的相对旋转作用。

半月板的主要功能是减少胫骨关节活动时受到的压力。其他功能则包括：增加关节活动时的稳定性、润滑关节软骨、提供关节内的本体感觉、协助引导

膝关节表面的运动过程。在行走时，膝关节内受到的压力高达体重的2.5~3倍，爬楼时关节内压力甚至会达到体重的4倍以上。半月板增加了胫股关节间约三倍的接触面积，能显著降低关节软骨所受的压力，保护膝关节的正常功能。半月板在行走时其边缘会轻度的压缩变形，这种变形将膝关节活动时的压应力转化成环向张力(图3-2-10)。内侧半月板后角损伤时，会造成半月板抵抗环向张力的能力消失，进而减少保护半月板下关节软骨和骨的能力。半月板为可轻微移动的结构，受周围韧带和肌肉的影响，一旦出现运动中位置异常，会影响关节的屈伸运动。

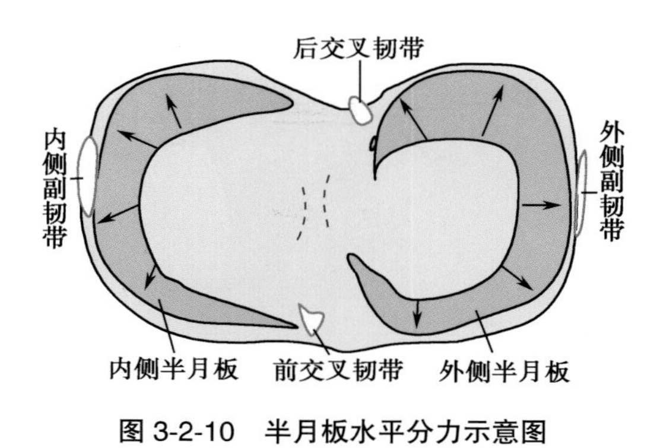

图3-2-10 半月板水平分力示意图

髌上脂肪垫位于股骨干远端髁间沟上端终点，在髌骨向上运动的过程中，缓冲髌骨上缘对股骨干的力学冲击。此处在膝关节超伸展位时压力最大，长期的膝关节超伸展位是造成此处软组织损害的直接因素。髌上脂肪垫损害直接刺激髌上囊，导致滑液分泌增加，出现髌上囊积液。

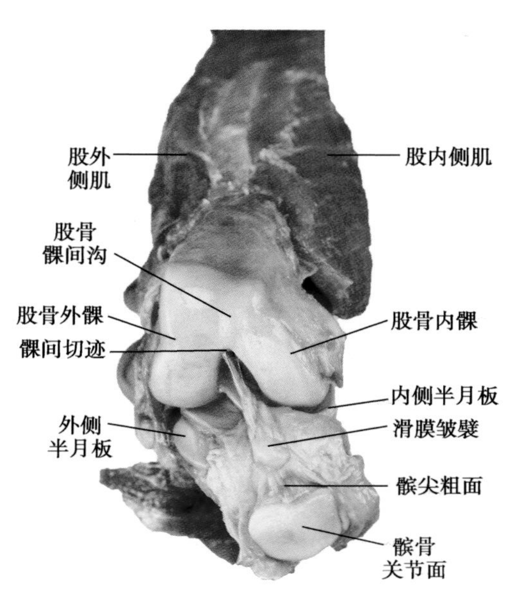

图3-2-11 髌下脂肪垫

髌下脂肪垫(图3-2-11)位于髌骨下方，附着于髌尖粗面，能明显增加膝关节前方的关节密合度，对膝关节有保温作用；增加股骨关节面的润滑度；降低髌腱下落过程中对膝关节前方的力学冲击；降低髌尖对胫骨平台前缘的力学影响；对膝关节的免疫有积极作用。当膝关节处于超伸展位时，髌下脂肪垫受到的压力最大，长期的膝关节超伸展位是造成此处软组织损害的直接因素。膝关节的屈伸运动过程中，髌骨相对股骨在髁间沟内上下运动，髌下脂肪垫发生压缩和复原的变化(图3-2-12)。超伸展

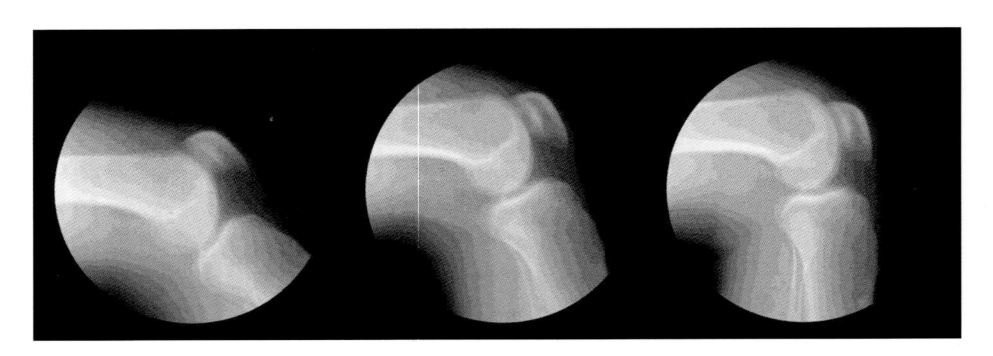

图 3-2-12 膝关节活动时，髌骨的移动造成髌下脂肪垫所占空间的变化

和过度屈膝都会造成髌下脂肪垫的挤压，在无菌性炎症存在时出现疼痛。

膝关节内侧关节囊及周围韧带组织主要接受胫神经、闭孔神经和股神经的信息反馈。膝关节外侧关节囊及周围韧带组织主要为股外侧皮神经分布，有感知和反馈作用。

膝关节后方有腘动、静脉和胫神经通过。股深静脉走行于长收肌与大收肌之间，在股骨中段穿长收肌与短收肌之间的深层收肌管，向上通过股管注入股静脉进入盆腔，股管处有大隐静脉汇入。长、短收肌的紧张度直接影响股骨中段以下的深静脉回流（图 3-2-13）。胫神经过腘窝后，穿腓肠肌联合腱深面进入小腿后方，向下穿比目鱼肌腱弓进入小腿后侧深层，受腓肠肌、比目鱼肌压力影响较大。腓总神经（图 3-2-14）经膝关节后外侧皮下，绕腓骨小头下方进

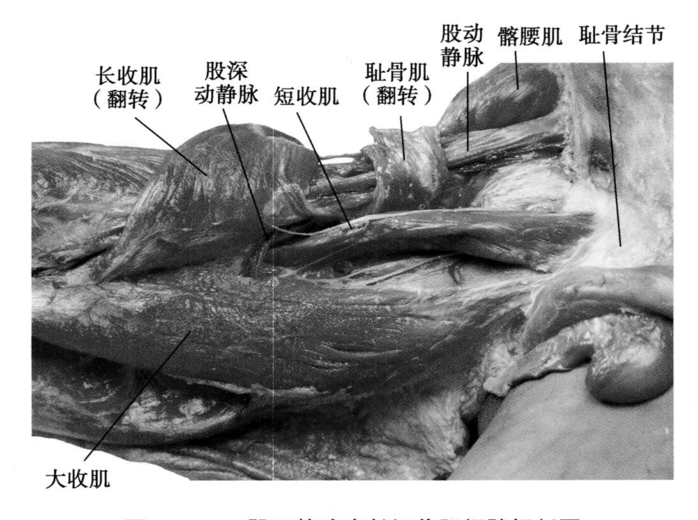

图 3-2-13 股深静脉穿长短收肌间隙解剖图

入小腿前群肌深面，受腓骨小头下方筋膜张力影响较大。

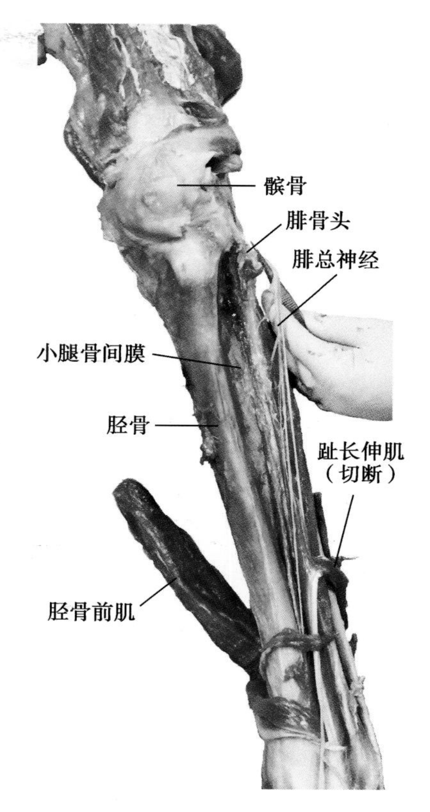

图 3-2-14 腓总神经解剖图

第三节 膝部的力学特点

膝关节在屈曲到完全伸直的过程中，胫骨与股骨之间发生 30°~40° 的相对旋转。膝关节完全伸直的最后 5°~10° 需要胫骨相对于股骨发生约 10° 的外旋角度，这种生理现象称为螺旋归位机制（图 3-3-1）。螺旋归位机制主要由三个因素驱动造成，此三个因素分别为：股骨内侧髁的外形、前交叉韧带的被动张力和膝关节周围的肌肉对小腿的作用。股骨内侧髁明显长于股骨外侧髁，致使在膝关节完全伸直时，股骨内侧髁与胫骨平台接触，而股骨外侧髁离开胫骨平台，需要股骨内侧髁向后旋转，使股骨的内、外侧髁同时与胫骨平台接触。快速的伸膝运动在股骨内髁没有向后滑动时就挤压了膝关节半月板前角，出现运动员的膝关节内侧半月板前角撕裂。后交叉韧带附着于股骨内侧髁内侧面，在膝关节伸直的最后阶段，限制股骨内侧髁向前滚动，使其滑向后方，出现股骨相对胫骨的旋转。膝关节周围肌肉对小腿的作用包括股四头肌的侧向拉力、臀大肌上束对髂胫束的牵拉、股二头肌的小腿旋转作用。股四头肌合力在伸膝时偏向外上，对髌韧带的牵拉，导致胫骨外旋。臀大肌上束在伸膝时斜向后上牵拉小腿，使小腿外旋。股二头肌在伸膝时牵拉小腿外侧，使小腿外旋。螺旋归位机

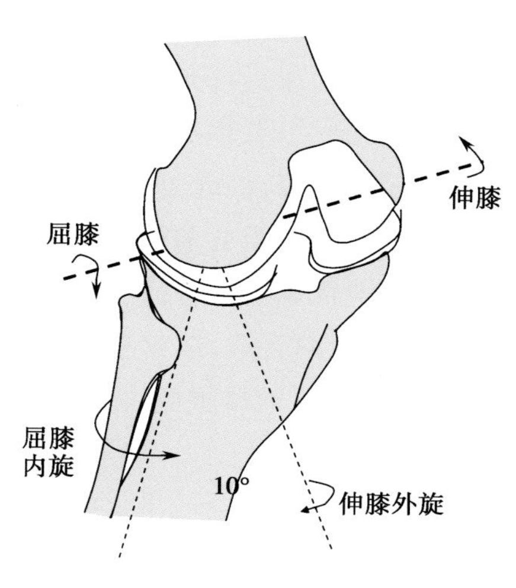

图 3-3-1 膝关节螺旋归位机制示意图

制有助于增加关节接触面积，使下肢的重力传递以骨性传递为主，增加关节的力学稳定性。

膝关节在正常站立位时存在5°~10°的外翻角，由股二头肌、腘肌和跖肌交叉作用于膝关节外侧，产生向内的外翻角控制力（图3-3-2）。下肢力学传递过程中，膝关节存在明显的外翻力，需要限制膝外翻的韧带加强膝关节的稳定性。膝关节在屈曲位转向伸直的过程中，前交叉韧带、内侧副韧带、后内侧关节囊、腘斜韧带由放松状态变为绷紧状态，以维持膝关节内侧及前后的稳定性。当膝关节完全伸直时，胫骨相对股骨轻度外旋转，胫股关节的骨性接触面积达到最大，此时膝关节可能出现5°~10°的超伸展状态。身体重心前移至膝关节屈伸运动的轴线上，重力传递沿骨骼发生，股四头肌出现间歇性放松。膝关节的后关节囊及屈膝肌群则限制超伸展的出现。

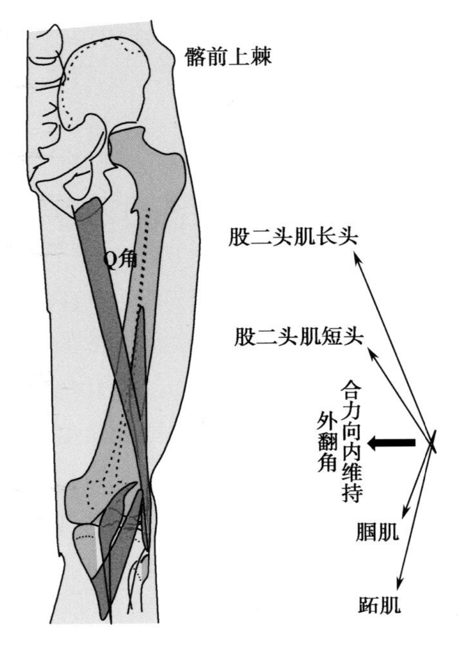

图 3-3-2 下肢外翻角的力学控制示意图

髌股关节是人体中时常要承受高压力强度的关节，当走平路时，髌股关节会承受人体体重1.3倍的力量；当伸膝抬腿时，髌股关节承受2倍人体体重的力量；当爬楼梯时，髌股关节会承受3.3倍人体体重的力量；当深蹲屈膝时，髌股关节会承受7.8倍人体体重的力量。髌股关节受到外力时，髌股关节的相对接触面积越大，则可分散由肌肉产生的髌股关节压力越多，因此可保护关节，避免过高的压力造成关节软骨退化。此保护机制可使健康且骨骼肌排列正常的髌股关节在日常生活中承受巨大的压力，不至于造成关节软骨或软骨下骨的退化和疼痛。当髌股关节关节面不规则或无法完全对合时，髌骨在股骨髁间沟内活动产生不正常的活动轨迹，使髌股关节受到较大的接触应力，增加髌骨退化损伤与疼痛的风险。

胫股关节为滑车关节，主要运动形式为屈伸运动，尤其在下肢承重动作时表现得淋漓尽致，过伸位的膝关节为过伸5°~10°，主要在站立时发生，能对小角度的足踝跖屈及髋关节屈曲起到代偿作用，使躯干重心纳入正常的足底支

持面以内。膝关节屈曲闭合为135°~145°，主要发生在完全下蹲以后。在行走或奔跑的过程中，膝关节的屈伸运动主要起到躯干重力缓冲作用，在重心下移的过程中，有效地将重心下移的冲击力分散并释放，使骨关节受到的冲击保持在可承受范围。行走过程中膝关节大约能承受身体重量2.5~3倍的冲击。膝关节内半月板起到关节面压力缓冲作用。关节软骨周围分布的本体感受器，可以感知关节面的压力及摩擦力变化。当关节面压力增加后，关节运动的摩擦力就会增加，摩擦力增加会反馈性造成滑液分泌增多，以缓解关节摩擦力增加的情况，当超过关节囊的吸收代偿能力时，就会出现关节腔积液。膝关节屈曲伸直的过程中，需要股四头肌、腘绳肌、腓肠肌的共同收缩，协调完成。虽然腘绳肌和腓肠肌都是屈膝的肌肉，但当这两组肌肉同时收缩时，合力是向后的伸膝力量(图3-3-3)。膝关节在完全伸直的非承重运动中，伸直前的最后5°~10°发生了10°左右的胫骨外旋转动作，胫骨的外旋转使胫股关节的关节面骨性接触面积达到最大，使承重时重力沿骨传导最大化。

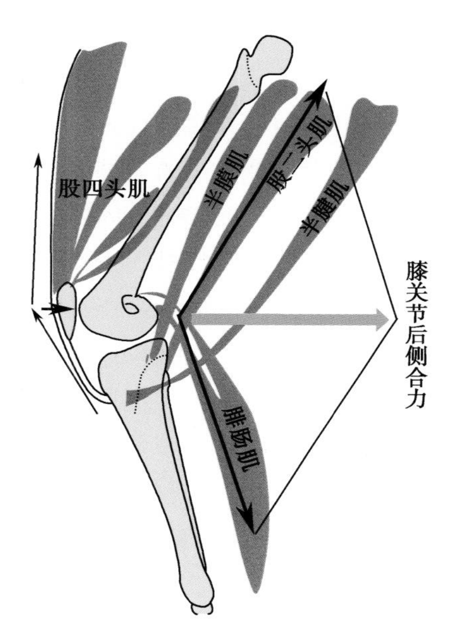

图3-3-3 下肢后侧腘绳肌与腓肠肌的合力

正常行走过程中，足跟着地前到足底完全着地呈现上述过程，即行走过程中的摆动相后期至站立相后期。有研究显示，正常人静息站立状态时，股四头肌只间断收缩以调节膝关节的伸直状态，并非持续做功，关节周围的韧带发挥了力学的微调作用。此时膝关节是不能直接屈曲的，这种状态也被称为膝关节的锁状态，改变这种状态需要胫骨的轻微内旋，减小关节面的接触面积，进而减小关节面的滑动摩擦力，为膝关节屈曲运动做准备。腘肌的外上向内下的附着、走行特点自然起到了这个作用，所以，腘肌(图3-3-4)也称为膝关节的解锁肌。即膝关节产生屈曲或屈曲动作时需要腘肌的持续性收缩。站立下蹲或蹲位站起过程则表现出另一种状态，蹲起过程为下肢远端固定状态。胫骨的相对旋转功能变小，股骨表现出更好的旋转配合。蹲位站起的终末期，大收肌后束和臀小肌兴奋，股骨相对胫骨内旋转，同样达到胫股关节最大关节面接触。站立下蹲的启动期，臀大肌下束兴奋，股骨相对胫骨外旋转，使膝关节解锁。在膝关节屈曲时有少量相对旋转运动，适应足踝运动过程中的力学需要。整体的胫股关节屈曲运动中表现出小的相对旋转和大的方向一致性，即股骨的旋转与胫骨的旋转方向一致，股骨内旋转，胫骨相应内旋转，股骨外旋转，胫骨也会相应外旋转，反之一样。

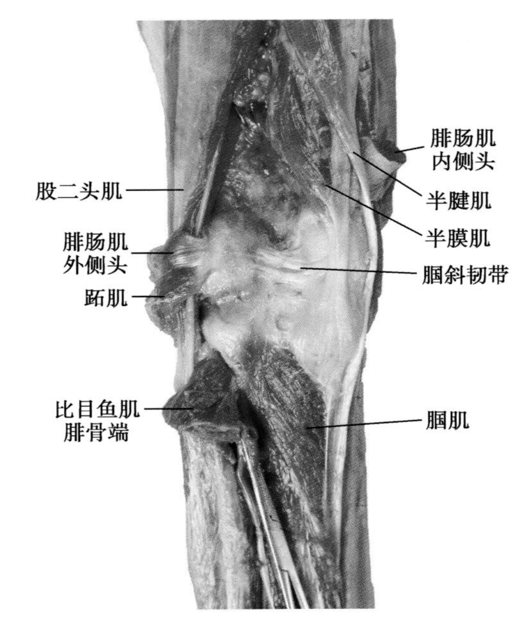

图 3-3-4 腘肌

膝关节前后交叉韧带粗厚且坚韧，在膝关节的多平面运动稳定性中发挥重要的作用，预防膝关节产生过度的活动(图 3-3-5、图 3-3-6)。尤其是膝关节在行走、跑步、蹲下、跳跃等动作中产生的前后剪力。此外，交叉韧带中含有感受器，能提供人体感觉系统的本体感觉反馈，除了帮助控制人体动作外，还可以提供保护机制。如交叉韧带过度牵拉产生膝关节周围相应肌肉的活化，避免产生过大的韧带张力，以保护交叉韧带不受伤害。这个机制会造成膝关节周围肌肉的代偿性应用来维持膝关节的运动平衡状态，应用过度的肌肉会造成主诉痛的产生。

腘肌的兴奋可以代偿前交叉韧带的撕裂损伤。前交叉韧带损伤会导致本

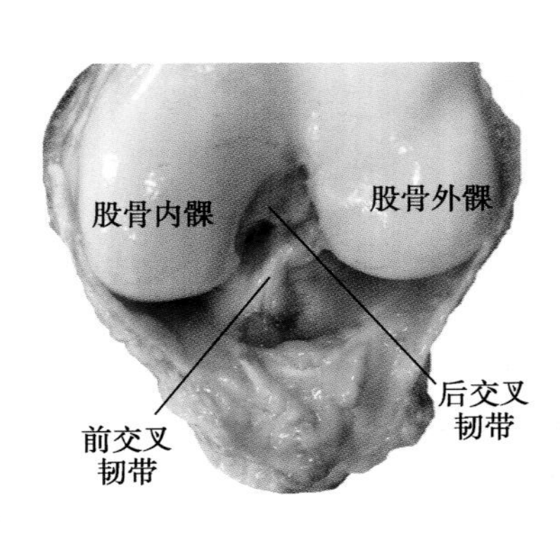

图 3-3-5 前交叉韧带

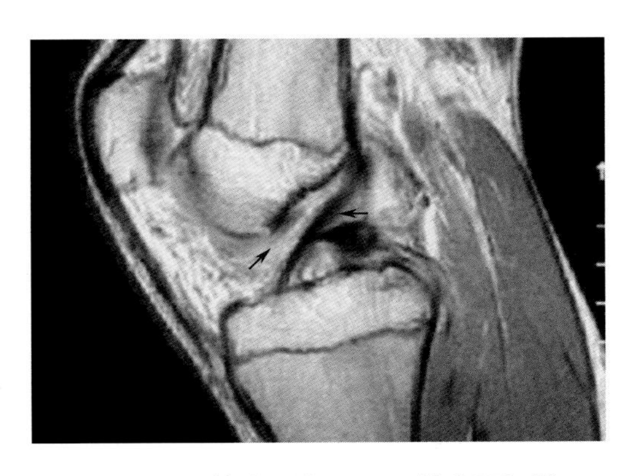
图 3-3-6 箭头处为 MRI 下的交叉韧带

体感受器功能异常，失去正常的反馈能力，继而出现膝关节周围软组织协调收缩能力下降，出现膝关节损伤加重。

鹅足肌腱由半腱肌、股薄肌和缝匠肌连接，上端分别附着于骨盆的三个不同空间位置，形成以股骨头为中心的三角形结构（图 3-3-7）。站立时，支持力的力线通过鹅足肌腱附着的骨皮质下方，相当于足踝支点的延伸，调整骨盆相对于胫骨的空间位置。行走时，通过调整胫骨相对于骨盆的空间位置，使下肢处于站立期时骨盆与下肢呈现更好的对位关系。

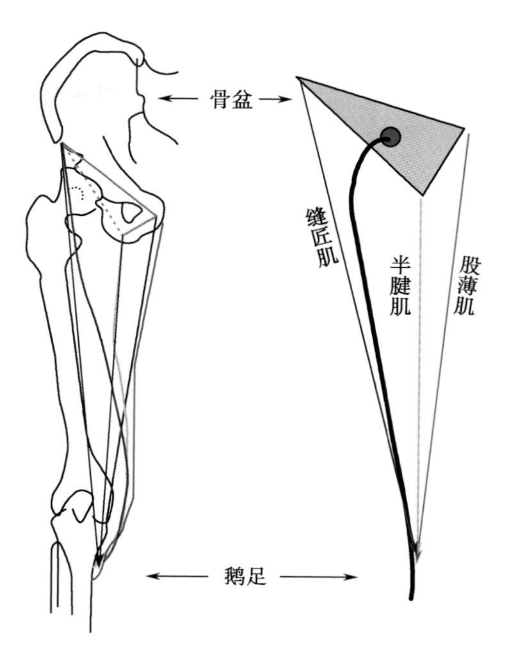

图 3-3-7　鹅足腱的三角力学稳定性示意图

腘绳肌腱由半腱肌、半膜肌和股二头肌长头组成，分别附着于胫骨的三个不同空间位置，站立时调整坐骨结节与胫骨的空间位置关系，行走时调整胫骨与坐骨结节的空间位置关系，与鹅足肌腱一起微调了下肢与骨盆的空间关系。

第四节　膝调节代偿与症状

膝关节原发性损害可以引起其他部位的代偿。髌下脂肪垫损害形成后，出现炎性水肿，使其所占的空间体积增大，在原有的空间范围内就会受到挤压。炎性组织受到挤压后会产生疼痛，由于机体的疼痛避让作用，使膝关节保持适度的微曲状态，这种微曲状态可以给水肿的髌下脂肪垫释放一定的空间。随着膝关节周围软组织损害的加重，微曲的膝关节会变得明显屈曲。机体保持这种微曲状态需要小腿从垂直变为轻度前倾，踝背伸肌群做功增加，当超过代偿能力时，出现小腿前侧痛，由于长期的小腿前群肌处于高张力状态，导致小腿前侧的皮下及皮肤血液供应不良，出现小腿前毛发脱落的现象；足踝背屈，踝前囊压力增大，长期高压刺激导致踝前关节囊水肿，失代偿后出现踝前痛，足背中间皮神经长期高压状态，出现足背及中间三趾趾背麻；膝关节微曲状态需要股四头肌克服重力维持机体的直立状态，增加做功，超过代偿能力时出现大腿前下方痛（跨双关节肌的工作特点是作用于哪个关节，靠近这个关节的肌肉收缩做功）；维持膝关节微曲状态需要腓肠肌、腘绳肌持续性收缩保证踝关节不过度背屈，增加做功。腘绳肌由半腱肌、半膜肌和股二头肌组成，有屈膝和伸髋作用，单纯作用于膝关节表现为屈膝。腓肠肌有屈膝和伸踝作用，单纯作用于膝关节表现为屈膝。当腘绳肌和腓肠肌同时收缩时，一个向后上的力与一个向后下的力合力向后，对于膝关节是伸膝作用，这种作用与股四头肌的伸膝作用是协同的（图 3-4-1）。

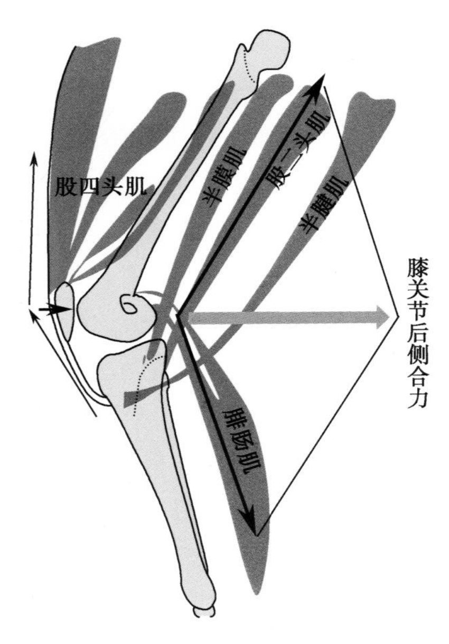

图 3-4-1 腘绳肌与腓肠肌的合力示意图

当上述的两组肌肉出现失代偿时，出现大腿后下方痛和小腿后侧痛；比目鱼肌主要是慢肌纤维，在维持足踝稳定支撑状态时发挥主要作用，当屈膝动作出现屈踝代偿时，比目鱼肌持续性收缩维持屈踝状态下的机体直立状态，超过代偿能力，出现跟腱炎和小腿后侧痛，挤压穿过比目鱼肌腱弓的胫神经，出现小腿酸胀和足底麻；足踝背屈小腿前倾状态需要足底肌收缩对抗重心前移以维持正常的踝关节位置，失代偿出现足心痛并伴足底条索产生。跖腱膜长期过度牵拉，产生跟骨增生，失代偿存在无菌性炎症时，出现跟底痛（图 3-4-2）。

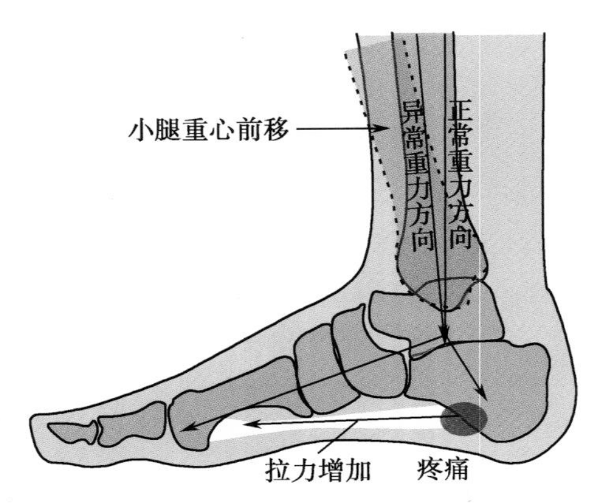

图 3-4-2 小腿重心前移，足跟底痛的一种成因

腘肌是行走过程中膝关节屈曲的解锁肌，在维持膝关节的屈曲状态时，需要腘肌的持续收缩，失代偿时出现腘窝痛。长期的屈膝状态导致膝关节前后稳定性下降，前后交叉韧带过度牵拉，产生胫骨平台髁间嵴增生（图 3-4-3）。

膝关节为矢状面活动关节，通过过伸或屈曲在矢状面上调节躯体重心的位置，过伸是膝关节超伸

展 5°~10°,当躯干重心前移之初,膝关节可以通过超伸展来调整机体整体重心位置,此时髌下脂肪垫处于高压状态(图 3-4-4),日久继发髌下脂肪垫无菌性炎症,因疼痛性避让,膝关节开始由超伸展位变为屈曲位。

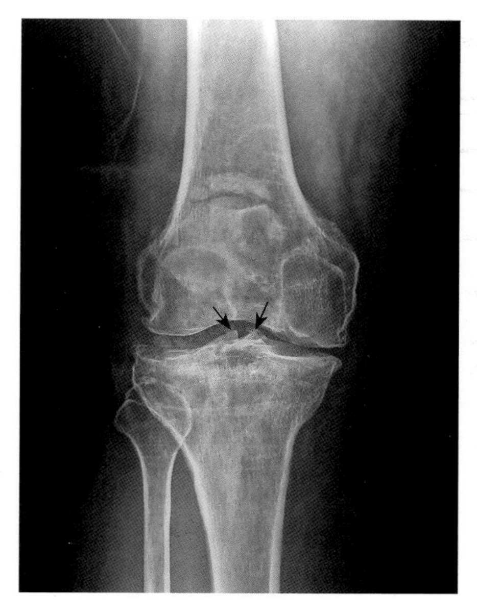

图 3-4-3 胫骨平台髁间嵴增生(箭头),提示膝关节经常处于矢状面控制不稳状态

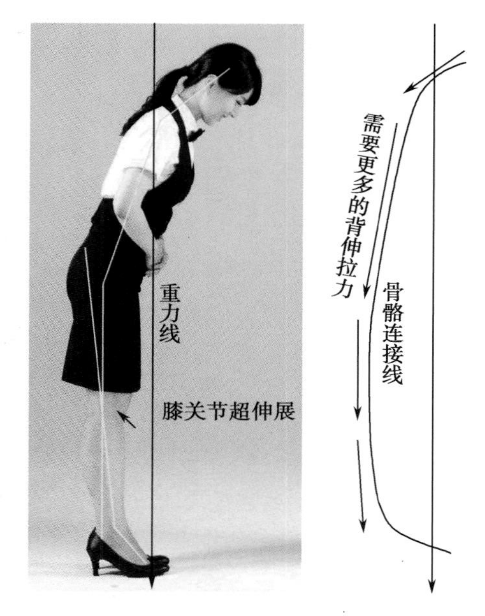

图 3-4-4 膝关节超伸展,髌下脂肪垫高压

如果躯干重心前移较明显,超伸展位不能代偿纠正重心前移,就需要膝关节屈曲代偿。躯干重心后移主要通过屈膝代偿来纠正重心。当膝以上躯干重心矢状面偏离正常空间位置时,膝关节通过超伸或屈曲调节重心位置,使重力传递维持在足部支持面以内。膝关节周围的肌肉因重力传递异常而过度做功而出现不同程度的劳损,同时髌骨周围的韧带在过度牵拉时产生黏弹性紧张,髌骨活动功能下降,膝关节屈伸范围缩小。股四头肌牵拉力增高时,髌股关节压力增高,压力增高导致髌股关节滑动摩擦力增高,反馈引起滑液分泌,超过机体代偿能力时出现膝关节积液(图 3-4-5),因屈膝姿势膝关节内压力较大,滑液会溢于关节囊周围,表现为关节腔周围膨胀或髌上囊饱满,慢性膝关节积液临床症状不明显,但会因长期牵拉关节囊韧带出现膝关节周围骨质增生。

髌上囊是否出现积液取决于髌上囊的解剖结构。髌上囊有两种情况,一种是开放型的,即髌上囊与膝关节腔相通,此时出现髌股关节摩擦力增高产生

的积液表现为髌上囊积液；一种是闭合型的(图 3-4-6)，即髌上囊与髌股关节间有一隔膜，此时出现髌股关节摩擦力增高产生的积液表现为膝关节周围膨胀，长期关节囊高拉力刺激，出现膝关节周围骨质增生。如果膝关节周围的肌肉同时紧张，在膝关节后方的腘斜韧带与腘弓韧带间有一空隙，为膝关节后关节囊裸露区，积液通过此处流向腘窝，出现腘窝囊肿，影像上可观察到腘窝囊肿与关节腔相通。股四头肌的强化锻炼对膝关节伸直有明显帮助，但股四头肌强化锻炼的同时也会增加膝关节以及周围相关结缔组织的压力。这种股四头肌的强化锻炼可能对膝关节有治疗作用，也可能对膝关节造成伤害。膝关节超伸展位应用增多，可引起髌上脂肪垫损害，出现单发的髌上囊积液。

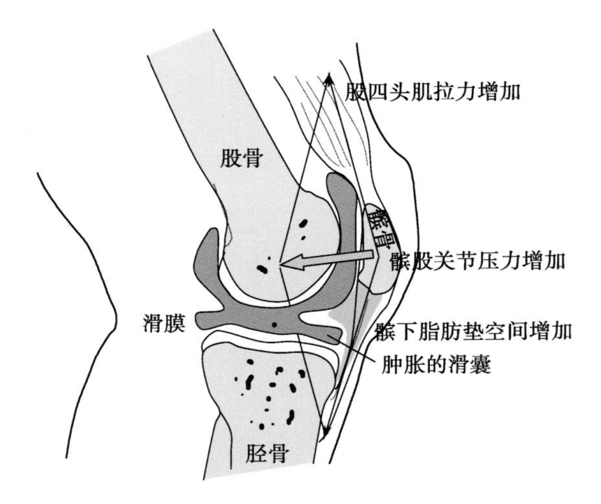

图 3-4-5 屈膝代偿造成膝关节积液的不同表现示意图

膝关节表现为提篮式稳定结构，即以胫骨平台为篮子的底，周围的半膜肌、鹅足肌腱、股四头肌肌腱、髂胫束、股二头肌为篮子周围的边，将股骨装于篮子中，达到膝关节的稳定状态(图 3-4-7)。

当膝关节周围的肌肉都出现紧张时，胫骨平台对股骨关节面的压力也是增加的，通过反馈调节，使关节囊分泌滑囊液增多，失代偿时，产生关节腔积液，因关节腔压力增高，滑囊液向腘窝流动产生腘窝囊肿。腘窝囊肿有两种，一种为胫股关节压力增高引起的腘窝囊肿，即上面所说的膝关节周围肌肉紧张引起，影像学显示，囊肿与关节腔相通，这也是腘窝囊肿手术切

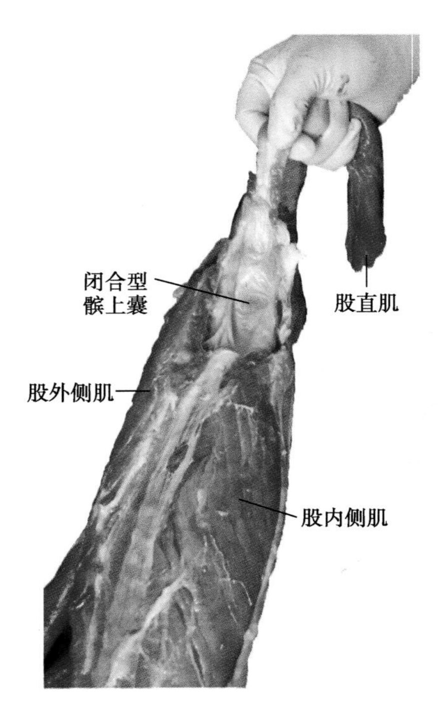

图 3-4-6 闭合型髌上囊解剖图

除效果不好的那一种,因为原发病因没有去掉,复发在所难免;一种是腘窝旁肌腱拉力增高,摩擦腱鞘滑囊引起的,影像学显示囊腔与关节腔不相通,这种手术切除不易复发。无论哪一种囊肿的形成都与肌肉紧张过度做功有关,所以只要去除肌肉紧张的因素,囊肿会逐渐消退的。

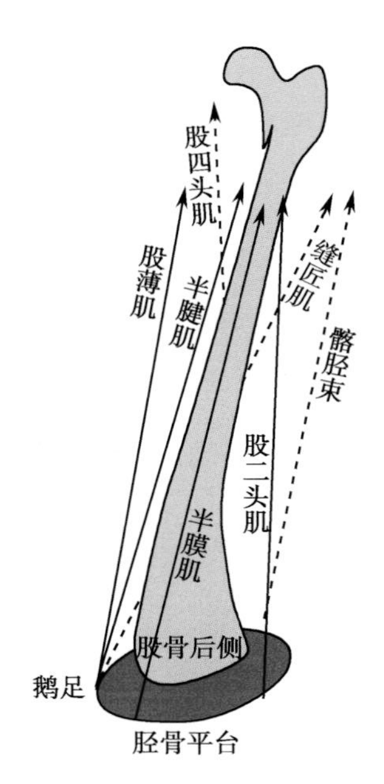

图 3-4-7 膝关节的提篮式结构示意图

下肢肌肉的走行与附着特点决定了下肢的外旋转力大于内旋转力,当这些肌肉在运动平衡调节过程中同时出现紧张后,会产生下肢的外旋转,表现为习称的外八字脚。当足部在下肢外旋转动作的带动下出现明显的外旋转后,其足部的扇形支持面逐渐向直线转变,支持面面积明显缩小。

下肢外旋转的动作会牵拉髋关节前囊及髂股韧带,髂股韧带的牵拉导致提供股骨头血液供应的关节囊动脉的回流静脉受到挤压,静脉回流受阻,动脉血还可进入时,股骨头内压力增高。股骨头内压力超过动脉压力时,动脉血供应障碍,出现股骨头高压及坏死的情况(图 3-4-8)。

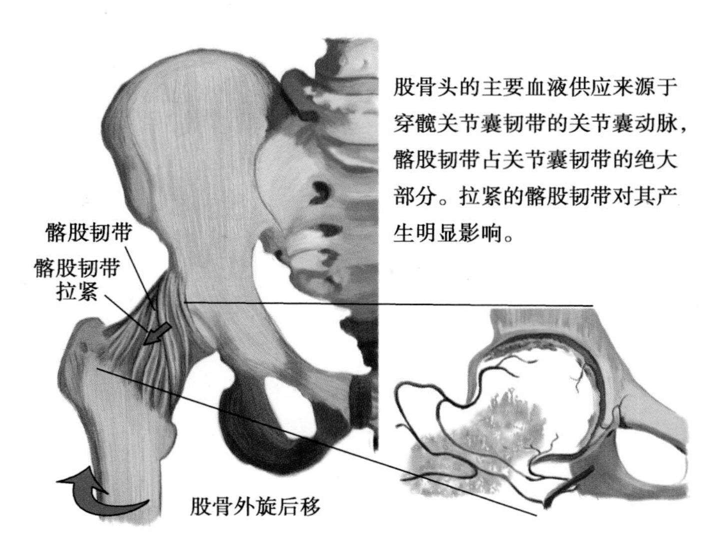

图 3-4-8 髂股韧带对股骨头血液供应及骨盆空间位置的影响示意图

随着股骨外旋后移的增加,髂股韧带拉紧,影响关节囊动脉的回流静脉,从而影响股骨头血液供应,并且牵拉骨盆前旋转。

髂股韧带为控制骨盆后旋转结构，在股骨外旋转牵拉髂股韧带时，骨盆前旋转，导致躯干上部重心前移。足部的外转使机体矢状位的前支持面缩小，加之躯干重心前移，机体处于不稳定状态，屈曲膝关节纠正躯干重心成了重要的代偿措施。下肢外旋时，股二头肌长头附着点空间位置缩短，膝关节的外翻角控制力下降，成为膝内翻的重要成因。下肢外旋转时，膝关节屈曲状态使膝关节后内侧压力增高，长期研磨膝关节内侧半月板的后角，造成这一结构在高压状态下出现营养缺乏，半月板结构稳定性下降，在对抗明显的冲击力时出现撕裂。所以，在没有明显外伤的膝关节半月板损伤患者中，内侧半月板后角损伤的发生率明显增加，半月板抵抗重力冲击的环向分力缓冲能力消失，进而减少了对半月板下关节软骨及骨的保护。反复的研磨造成膝关节囊的后内侧囊壁出现无菌性炎症，在膝关节完全闭合前会挤压到肿胀的关节囊，出现蹲膝末期痛，有时会表现为膝关节内部的莫名疼痛。持续的下肢外旋伴膝关节屈曲的姿势造成膝关节内外侧压力不均、膝关节外翻角控制力下降是膝内翻的重要原因（图 3-4-9）。早期表现为下肢形态异常，但没有骨骼结构改变。随着膝关节内侧研磨的时间延长，半月板损伤的同时出现胫骨内髁的应力延展塑形，胫骨平台偏斜，既有下肢形态异常，又有骨骼结构异常。胫骨内髁没有像外髁一样的腓骨支撑，往往胫骨内髁向内侧延展的同时出现胫骨内髁下沉。早期没有骨骼变形的患者是容易纠正的，只要去除引起下肢肌肉紧张状态的病因，下肢旋转力学异常恢复，内翻的膝关节逐渐纠正。即使内侧半月板已经研磨殆尽，随着膝关节内侧承重的减少，磨损的关节软骨处也会新生出透明软骨来。后期骨骼形态改变需要更长时间的下肢力学纠正才能逐渐使骨骼形态恢复正常，这个过程是漫长和需要足够毅力的。

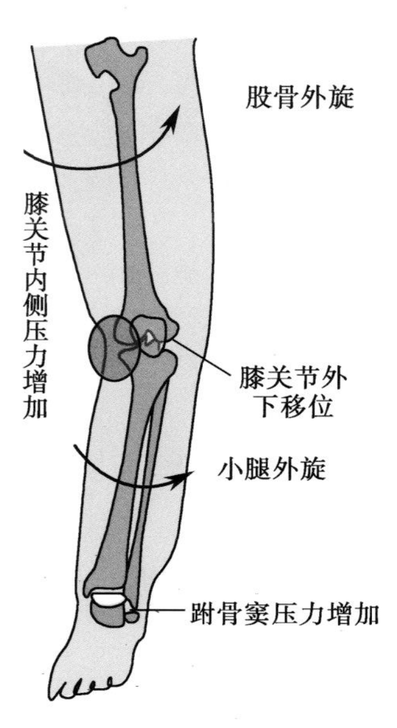

图 3-4-9 下肢外旋转的一系列变化示意图

在下肢外旋转早期，骨盆没有出现前旋转，髌骨两端的拉力发生了变化（图 3-4-10）。正常情况下，髌骨在运动过程中所受的合力是偏于外上的，所以，股骨外髁角度大于内髁，以更大的坡度抵抗髌骨外移。下肢外旋转后，股四头肌中股直肌的近端附着点没有移动，使股四头肌的对髌骨的合力向内移动，造成髌骨对股骨内髁的压力增加，活

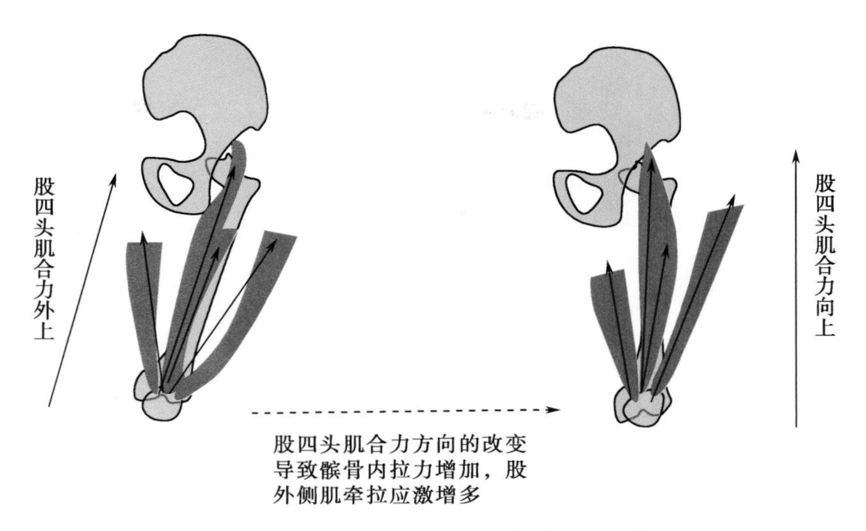

图 3-4-10 下肢外旋导致髌骨拉力异常示意图

动时的摩擦力增加，出现髌股内侧间隙疼痛，机体为平衡髌骨受力，增加股外侧肌拉力，以保证髌骨的运动轨迹正常。失代偿时，出现髌骨外上角股外侧肌附着处疼痛，并可能出现髌骨外上移动。

膝关节的平衡调节不仅受躯干近端影响，同样受远端肢体的影响，跗骨窦损害引起的小腿前内侧倾斜代偿，造成膝关节内侧间隙拉力增加，膝关节内侧副韧带拉紧，在蹲起动作中，膝内侧副韧带进一步拉紧，如果存在无菌性炎症，即会出现膝内侧痛。长期过度牵拉膝关节内侧副韧带，膝关节内侧副韧带蠕变延长拉力不足时导致膝外翻。所以，跗骨窦损害是膝外翻的重要启动环节。

膝关节内侧间隙的持续高压研磨导致膝关节囊水肿和无菌性炎症产生，膝关节内侧半月板与内侧关节囊相连，临床常诊断为膝关节内侧半月板损伤引起的疼痛，其实质是膝关节内侧关节囊无菌性炎症刺激游离神经末梢所致。

鹅足肌腱附着处疼痛也是常见的软组织疼痛，这个部位的疼痛与鹅足连接的三块肌肉的功能特点有关。鹅足肌腱由半腱肌、股薄肌和缝匠肌的肌腱组成，它们的近端附着分别在骨盆的坐骨结节、髂前上棘和耻骨下支上，在髋关节的三个不同维度上，形成以股骨头为中点的三角形。正常站立位，胫骨与垂线成 5°~10° 夹角，足踝支持力正好通过鹅足肌腱附着的胫骨皮质下方，也就是说鹅足肌腱附着的位置相当于站立位足踝支点的延伸。鹅足肌腱连接的三块肌肉可以微调骨盆的空间结构，使躯干重心更好的通过下肢传递(3-4-11)。当骨盆周围的软组织出现张力增加后，骨盆的空间位置随之发生改变，鹅足肌

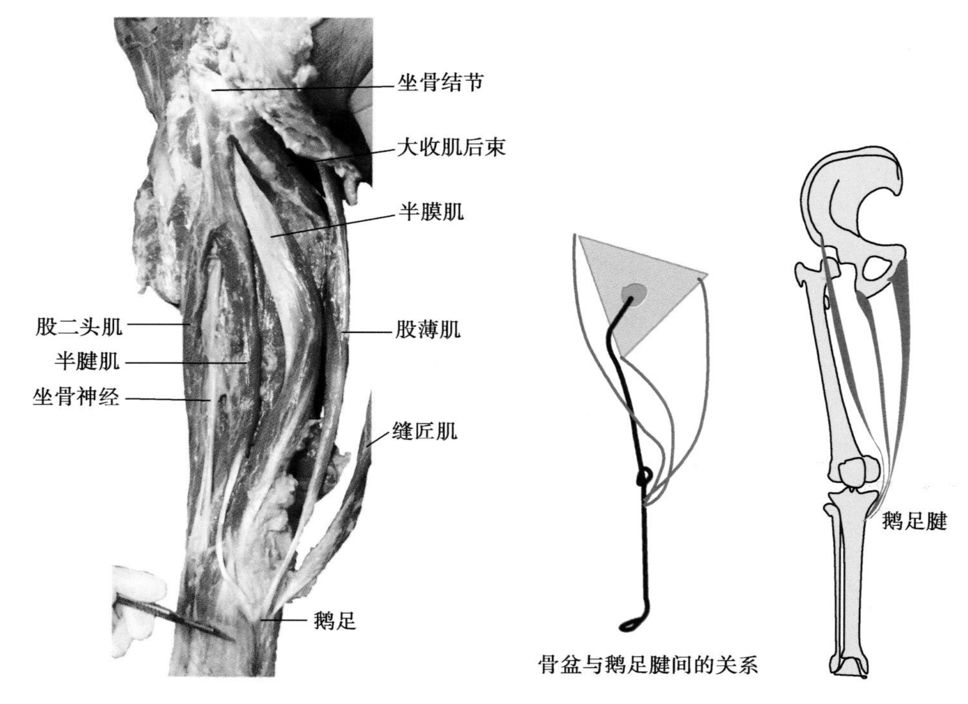

图 3-4-11 鹅足腱的下肢力学传递示意图

通过缝匠肌、股薄肌、半腱肌传递力学调整，使站立位的骨盆与下肢协调，行走时的下肢与骨盆协调。

腱连接的三块肌肉进行骨盆空间位置的平衡调节。骨盆周围的软组织张力较高，超过鹅足连接肌肉的代偿能力，就会出现鹅足附着处疼痛。同时，在行走过程中，胫骨的空间位置受足踝影响较大，跗骨窦的损害引起胫骨的前内侧倾斜伴旋转，直接影响胫骨与骨盆的空间位置关系，鹅足疼痛也会出现。

鹅足为隐神经分布区，隐神经的发出、走行、分布区域软组织炎症刺激神经均可产生疼痛，即鹅足滑囊、收肌管、内收肌、腰骶后部、腰大肌、胸腰段软组织损害对神经产生的不同刺激，均可引起鹅足处疼痛。鹅足滑囊本身炎症刺激游离神经末梢，出现有局部压痛不能被其他部位的压痛制约缓解，局部治疗效果明显。收肌管为隐神经穿出部分，此处无菌性炎症刺激隐神经引起能被收肌结节压痛制约缓解的疼痛。内收肌损害引起的骨盆前旋转需要大收肌后束、腘绳肌的平衡代偿，屈髋动作需要股四头肌张力增加的屈膝代偿，这些都是引起收肌管张力增加的因素，日久出现软组织损害刺激隐神经，引起疼痛，

可伴有下推髌骨的髌骨基底部疼痛。此种疼痛可以被内收肌耻骨结节附着处的压痛制约缓解。骨盆前旋转的躯干重心前移增加了竖脊肌收缩纠正重心，导致其近端附着的胸腰段牵拉刺激增多，通过脊神经后支影响闭孔神经、股神经兴奋性，存在无菌性炎症刺激时，出现鹅足疼痛，可伴有明显的内收肌张力增加。腰大肌后方为股神经穿出部分，无菌性炎症刺激股神经时出现鹅足疼痛，往往伴有伸髋不能或腰大肌牵拉试验阳性。胸腰段软组织损害或冈下三肌损害对胸腰段的旋转同样可以刺激相应脊柱段的脊神经出现鹅足痛。

髋关节和足踝的空间位置直接影响胫股关节在矢状面和冠状面上的空间结构，出现髋、膝、踝联动。屈膝伴随踝背屈和髋屈的出现，同时也会出现相应症状。

第四章

髋调节

第一节 骨性元素

髋调节涉及骶骨和髂骨形成的骶髂关节、髂骨和股骨头形成的髋关节(图 4-1-1)。

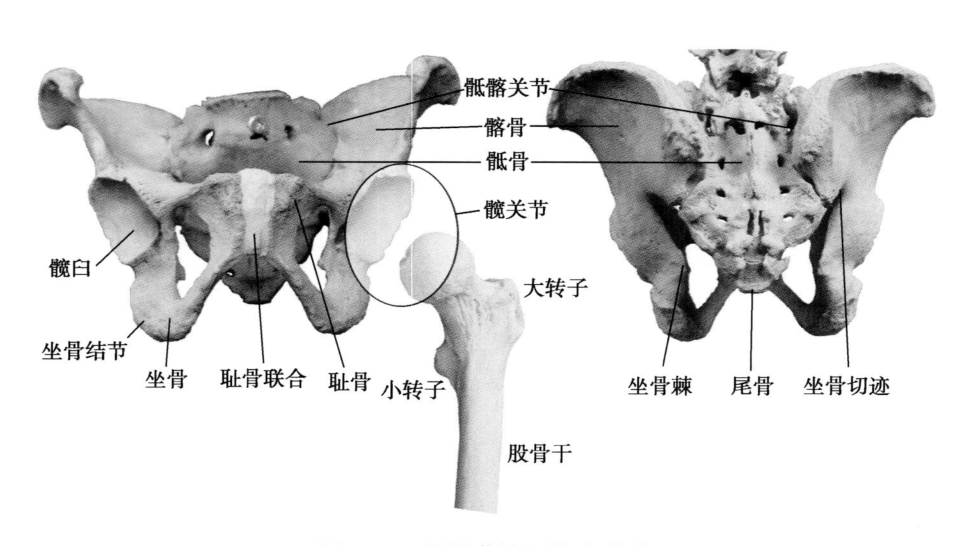

图 4-1-1 髋调节涉及的骨、关节

骶髂关节是由骶骨和髂骨通过耳状面形成的微动关节,此关节承担躯干上部重力向两侧骨盆传递的作用。骶髂关节在行走中可以共产生大约4°的扭转角。虽然动作轻微,但这是整个骨盆环压力减轻的重要因素,在行走、跑步和女性分娩时是非常重要的。孕妇分娩时,由于激素的作用使骶髂关节周围的韧带拉力下降,有利于胎儿经过骨性产道。产后恢复不良,可能造成骶髂关节耳状面对合不良,稳定性下降,骶髂关节周围的韧带牵拉过度,发生无菌性炎症,刺激神经末梢,产生顽固腰痛。双臀部附着的肌肉收缩力不均衡,在运动过程中,骨盆的正弦运动产生异常扭转力,使骶髂关节移位,造成骶髂关节周围的韧带牵拉过度,发生无菌性炎症,刺激神经末梢,产生腰痛。

髋关节是由髂骨、耻骨、坐骨融合形成的骨盆和股骨构成的空间结构(图4-1-2)。髋关节为球窝关节,由骨盆的髋臼窝和股骨的股骨头构成,相当于在一个带圆球的杆上顶一个板,可以向各方向运动,造就了髋关节调节的复杂性。骨盆在站立位时,髂前上棘与耻骨结节位于同一冠状面上,耻骨结节与坐骨结节接近同一水平面。股骨头由股骨颈与股骨干相连,颈干角为125°,这一特点使下肢的力学传导产生向外的分力,由臀旁侧的髋部周围肌肉张力中和。股骨头为球形结构,有三分之二的部分为近于完美的球体,在股骨头中心

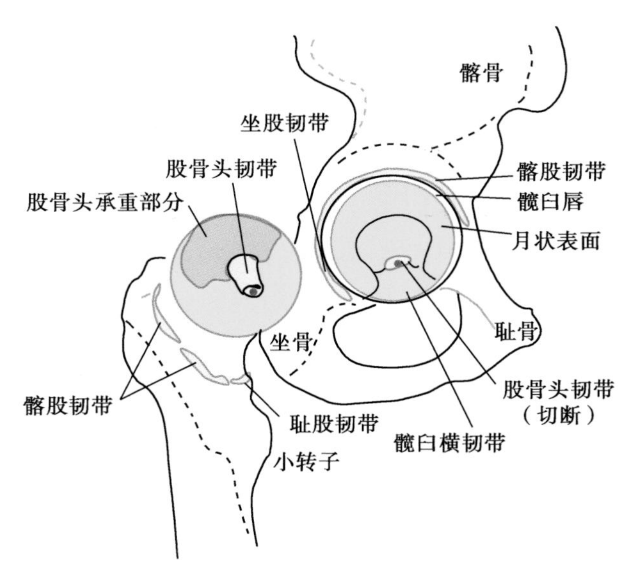

图4-1-2 髋关节的特点示意图

偏后的位置有一小凹，为股骨头动脉穿入股骨头的地方。整个股骨头表面被软骨覆盖，最厚的部分位于小凹上方的区域，有 3.5mm 左右。股骨头与髋臼间的重力传递就在小凹上方的固定区域进行，也就是说不是股骨头的所有关节面都具有抗压能力，当力学传递长期通过抗压能力差的关节面时，股骨头皮质塌陷就在所难免。髋关节内部有一条供股骨头血液的重要血管——股骨头动脉。当髋关节对位不正常时，可能会造成股骨头动脉与髋臼窝侧壁接触，压力增加，出现股骨头血液供应不良，发生坏死。

股骨干在站立位与身体垂线形成 15°夹角，使骨盆向股骨头的力学传递在下传过程中更接近人体的重心，有利于单脚支撑躯干。

骨盆的整体功能为：①提供了许多下肢肌肉和躯干肌肉的共同附着点，是躯干和下肢间的重要连接部分。②负责将躯干上部重量在坐着时转移至坐骨结节，站立或行走时转移至下肢。③骨盆与盆底软组织共同围成盆腔，起到对肠、膀胱及生殖系统的承托作用。正常站立位的骨盆，耻骨结节与髂前上棘在同一冠状面上，耻骨弓及耻骨弓之间的软组织构成了骨盆的底，使盆腔脏器的承托稳定而持久（图 4-1-3）。

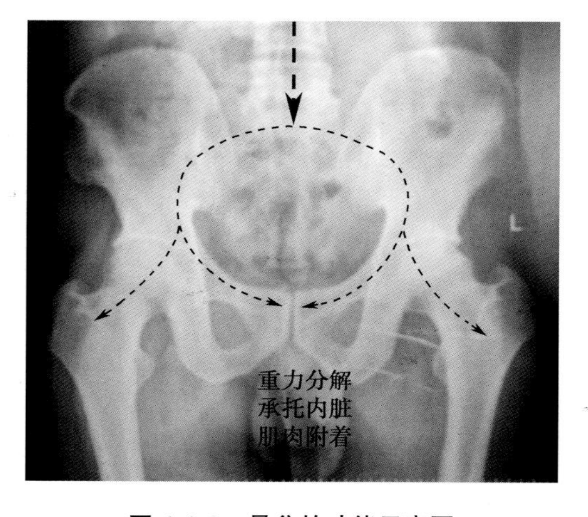

图 4-1-3 骨盆的功能示意图

髋臼唇（图 4-1-4）为一环绕髋臼边缘的纤维软骨，在髋臼切迹处变为髋臼横韧带。髋臼唇为基底部宽、顶端窄的横截面近似三角形的软骨，向髋臼内延伸，与关节软骨连接。可以加深髋臼的深度以稳定髋关节。髋臼唇的血液供应很少，但却有大量的本体感受器，一旦髋臼唇出现损伤，很难修复，并会出现疼痛感觉。大腿内收支撑骨盆时，髋臼唇压力明显升高，出现臀旁痛。先天性髋臼发育不良时，髋臼唇受到过多挤压，诱发髋关节周围肌肉过度紧张，导致髋关节摩擦增多而积液，并可出现股骨头坏死。

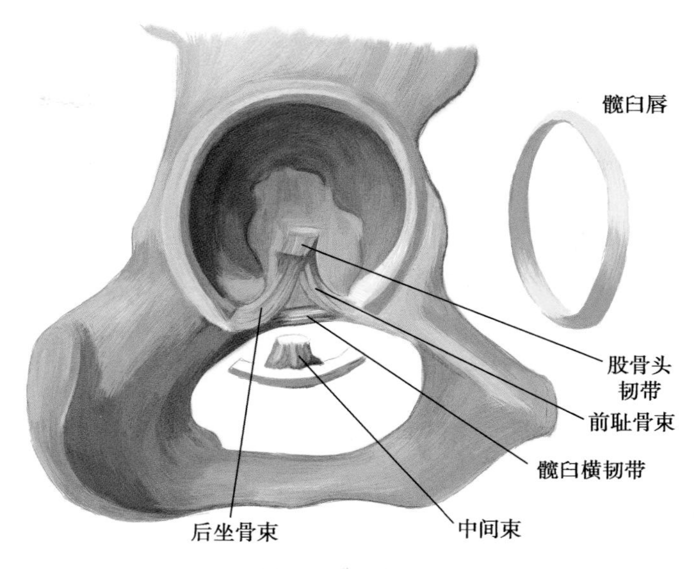

图 4-1-4 髋臼唇

第二节 软组织元素

髋调节涉及直接或间接影响骶髂关节空间结构的软组织和直接或间接影响髋关节空间结构的软组织。影响骶髂关节的软组织包括骶髂关节周围的固定韧带、跨过骶髂关节附着的肌肉及造成脊柱与骨盆空间位置异常的其他因素。直接影响髋关节的软组织即跨越髋关节的软组织;间接影响髋关节的软组织即附着于骨盆不跨越髋关节的软组织,通过影响骨盆的空间位置影响髋关节。

骶髂关节(图 4-2-1、图 4-2-2)由一组延展性好且宽厚的韧带加强。主要稳定韧带为骶髂前韧带、骶髂后韧带(骶髂长韧带和骶髂短韧带)、髂腰韧带和骨间韧带。次要稳定韧带为骶结节韧带和骶棘韧带。这些韧带的紧张度保证了骶髂关节的稳定性和良好的力学传递。前有腰大肌,后有竖脊肌,两肌的附着特点提供了骶髂关节的动力稳定性。

骶髂前韧带为骶髂关节前关节囊前方增厚的韧带组织,对骶髂关节前关节囊有加固作用。骶髂后韧带为连接骶骨背面和髂后上、下棘的韧带,对骶髂关节后侧有加固作用。骶髂前韧带与骶髂后韧带共同维系了骶髂关节的压力。髂腰韧带为连接第五腰椎横突与髂骨之间的韧带,与骶髂前韧带部分混合,共

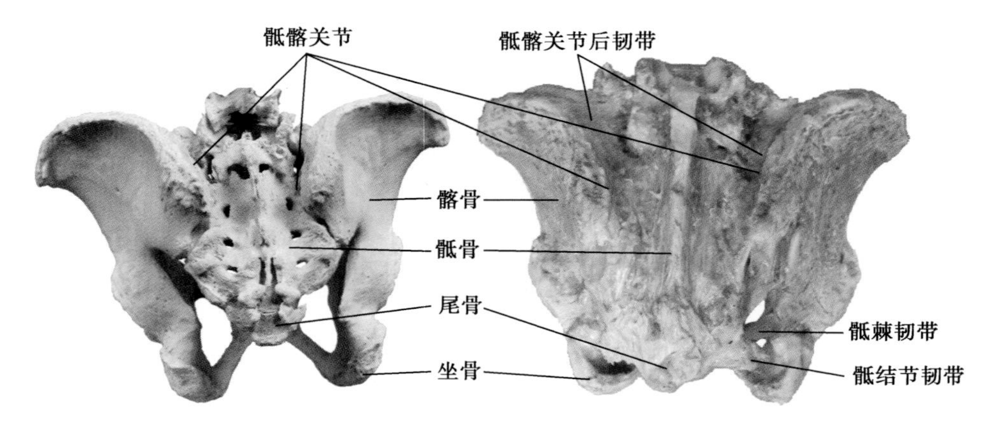

图 4-2-1 骶髂关节后面观

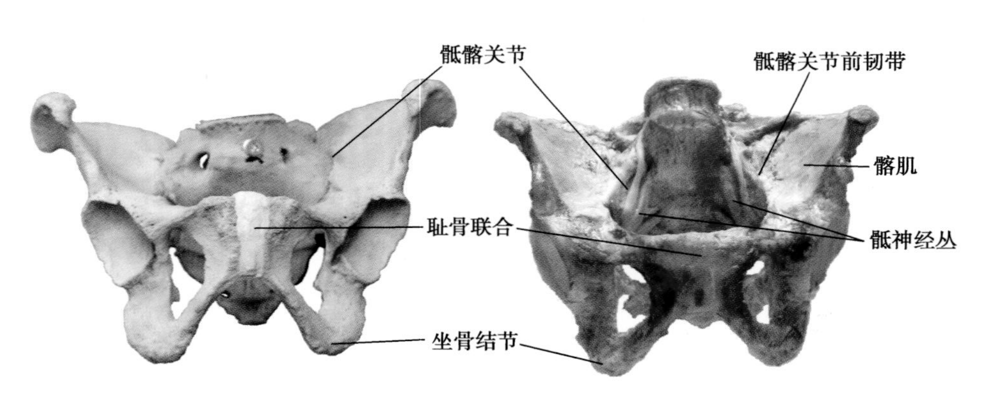

图 4-2-2 骶髂关节前面观

同维持骶髂关节前方的稳定性及与下腰段的紧密连接。骨间韧带为骶骨与髂骨间的连接韧带。骶结节韧带为连接骶骨角与坐骨结节的韧带。骶棘韧带为连接骶骨角与坐骨棘的韧带。骶棘韧带与骶结节韧带共同维持骶骨下段翻转稳定性,限制骶骨角向上的空间位移,骶骨上端压力增加时,骶棘韧带和骶结节韧带牵拉负荷增加。骶棘韧带和骶结节韧带形成的三角形间隙有阴部神经通过(图 4-2-3)。

髋关节周围的软组织丰富,功能强大,是维护髋关节稳定性的重要结构。最深层为髋关节囊周围的韧带(图 4-2-4),是维护髋关节稳定的基础结构,包括髂股韧带、坐股韧带和耻股韧带。这些韧带分别自髂骨、坐骨和耻骨发出,顺时针旋转附着于转子间嵴和股骨颈,髂股韧带、耻股韧带有抑制骨盆后倾作

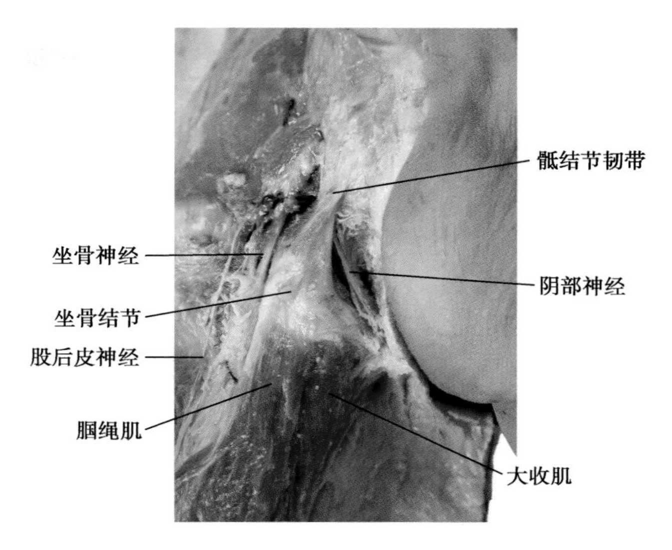

图 4-2-3　阴部神经

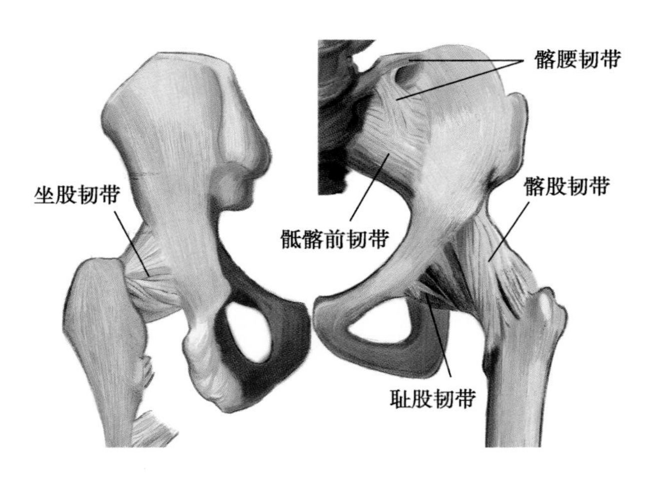

图 4-2-4　髋关节周围的韧带

用,坐股韧带有抑制骨盆前倾作用。髂股韧带最宽厚有力,形状像一个“人”字,又称髂股人字韧带。髂股韧带的近端附着点位于髂前下棘附近和髋臼上缘,分为两束附着于转子间嵴的两端,中间的间隙有关节囊动静脉通过。站立位股骨外旋转时,髂股韧带可牵拉骨盆向前旋转。非承重体位,髂股韧带限制股骨外旋,缩短时使股骨内旋并屈髋。正常站立时,髋关节处于完全伸直状态,股骨头前表面会紧紧挤压在黏弹性很强的髂股韧带和动力结构髂腰肌上。耻股韧带的纤维会与髂股韧带的内侧束融合，在髋关节伸直外展并些许外旋转时拉紧。坐股韧带在股骨内收内旋前屈时拉紧。髋关节在屈曲90°合并外展外旋时使关节囊纤维和周围的韧带放松。股骨头血液供应由关节囊的小动脉、股骨干滋养动脉和圆韧带的小动脉提供。

关节囊的小动脉经过旋股内动脉、旋股外动脉、臀下动脉和闭孔动脉的吻合部分到关节囊附着处，分为上下两级进入股骨颈，是股骨头血液供应的主要来源，约占股骨头血液供应的2/3，主要供应股骨头下半部分。股骨干滋养动脉小部分与关节囊的小动脉有吻合支，对股骨头提供少量血液供应，约占1%。圆韧带的小动脉由闭孔动脉分出，走行于圆韧带中，通过股骨头凹进入股骨头，仅对股骨头内下部提供血液供应，约占股骨头血液供应的1/3。髋关节周围的髂股韧带、耻股韧带、坐股韧带对髋关节囊起稳定作用，当这些韧带处于紧张状态时，关节囊的动静脉明显受压，静脉内压力低，容易受软组织压力影响出现回流障碍。动脉血液的供入使股骨头内水肿，内压力逐渐增高。当股骨头内压力超过小动脉压力时，股骨头血液供应受到严重影响，出现缺血性股骨头坏死。在缺血性股骨头坏死出现之前，主要表现为淤血性改变，这也是股骨头减压有效的原因。股骨头的内上1/3为承重部分，而外下2/3为非承重部分，股骨头静脉回流障碍导致承重部分骨代谢异常，容易出现股骨头塌陷。关节囊动脉回流障碍导致的非承重部分骨代谢异常，影像表现股骨头坏死非常严重，塌陷则较晚发生，容易出现股骨头骨折。在股骨头坏死的介入治疗中，股骨头动脉造影没有堵塞的表现支持了静脉回流障碍是造成股骨头坏死的早期原因。

直接影响髋关节的肌肉（图4-2-5、图4-2-6）包括耻骨肌、长收肌、短收肌、股薄肌、大收肌、股直肌、缝匠肌、臀大肌、臀中肌、臀小肌、阔筋膜张肌、梨状肌、上下孖肌、闭孔内外肌、股方肌、腘绳肌、髂腰肌。

耻骨肌近端附着于耻骨上支，远端附着于股骨粗线内侧唇上部的耻骨肌线，以内收作用为主，有辅助屈髋作用。

长收肌近端附着于耻骨结节，远端附着于股骨粗线内侧唇中1/3，有大腿内收、屈髋和上固定的股骨干外旋转作用。屈髋70°以上有伸髋作用。

短收肌近端附着于耻骨结节下方，远端附着于股骨粗线内侧唇的上1/3，和长收肌的功能相似。

股薄肌近端附着于耻骨下支骨缘上，远端附着于鹅足腱上，有大腿内收、屈髋和近固定的胫骨内旋作用。

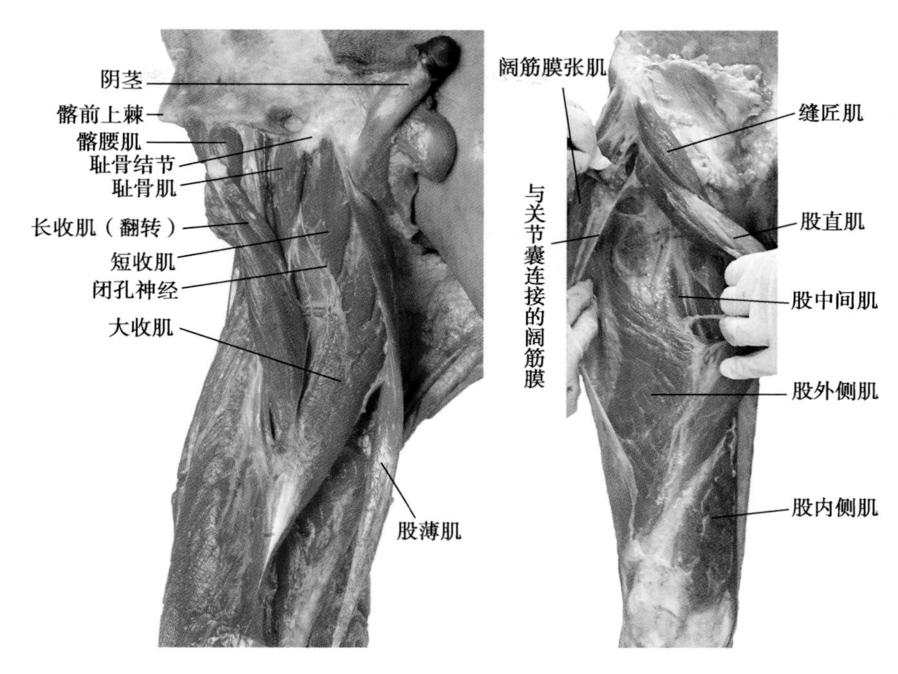

图 4-2-5 髋关节周围的肌肉前面观

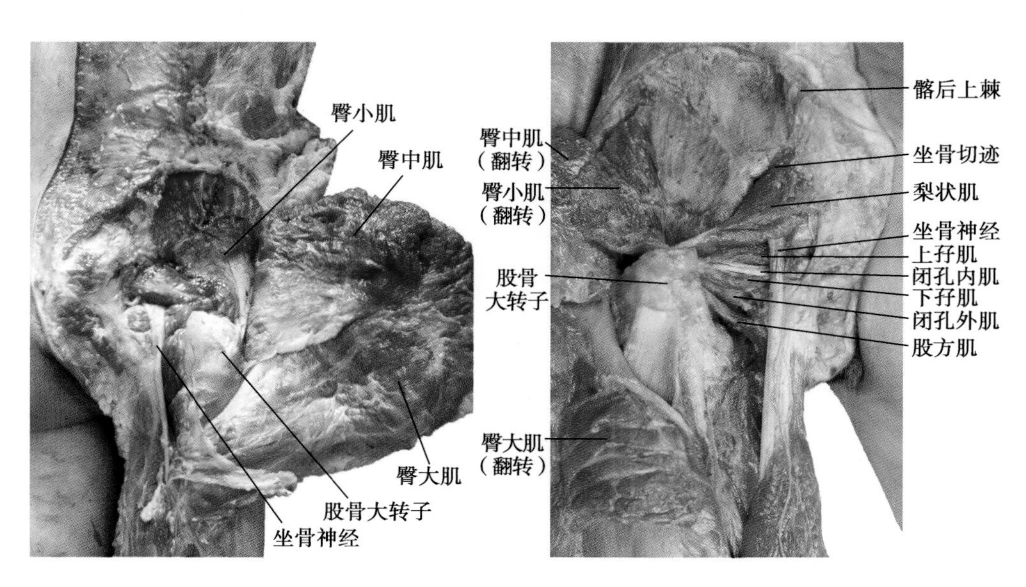

图 4-2-6 髋关节周围的肌肉后面观

大收肌分为两束，前束附着于坐骨支的骨嵴上，远端附着于股骨粗线内侧唇的下 1/3、中唇的全部，有大腿内收和股骨外旋转作用，由闭孔神经支配；后束近端附着于坐骨结节外下方，远端附着于股骨内收肌结节上，有大腿内收、伸髋和近固定股骨内旋转作用，由坐骨神经的胫骨分支支配。大收肌后束的股骨内旋转作用在蹲起动作的过程中表现得尤为明显。

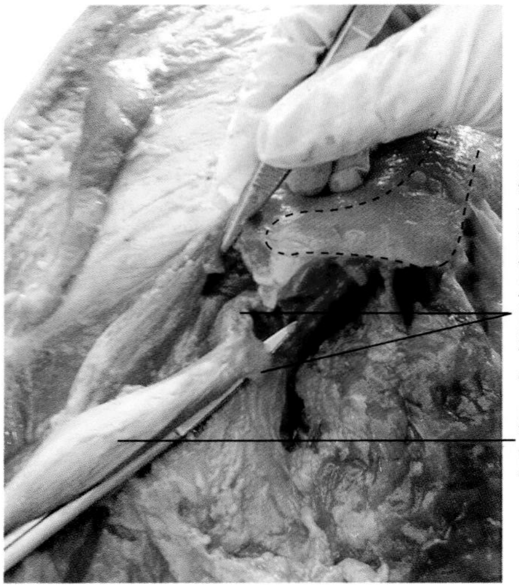

股直肌（图 4-2-7）近端附着于髂前下棘及髋臼上方的前部，远端附着于髌骨，下连髌韧带。有屈髋和伸膝作用。

图 4-2-7　股直肌近端附着

缝匠肌（图 4-2-8）近端附着于髂前上棘，远端附着于鹅足腱，站立位有屈髋、下肢内收和胫骨外旋转作用；屈膝屈髋位有胫骨内旋转作用。

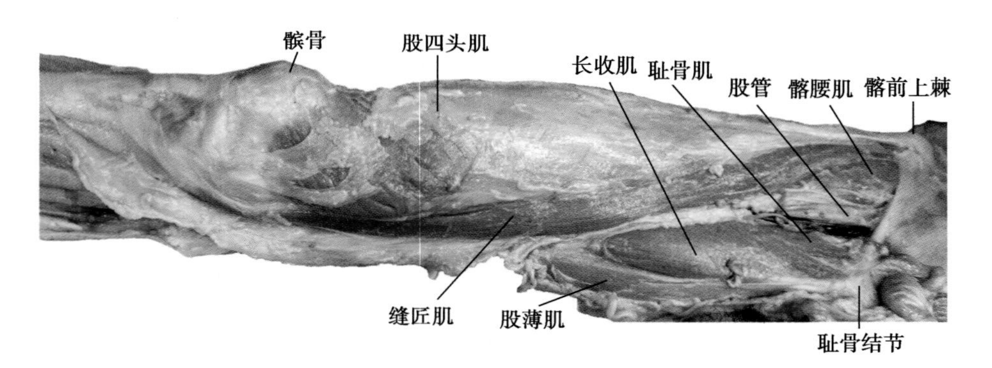

图 4-2-8　缝匠肌

臀大肌（图 4-2-9）分为两束，上束近端附着于髂后上棘至髂后下棘的髂骨外缘骨面，远端与阔筋膜张肌在股骨大转子水平连于髂胫束，有伸髋、外展和胫骨外旋转作用；下束近端附着于骶骨边缘、骶髂后韧带和骶结节韧带，远端附着于股骨臀肌粗隆，站立位有伸髋、内收和股骨外旋转作用。在坐位时，由于臀大肌远端附着空间位置的改变，其功能变为近固定大腿屈髋外旋和远固

定骨盆对侧旋转作用。

臀中肌(图 4-2-9)近端附着于髂骨的髂前上棘至髂嵴的髂骨外侧边缘及外侧面,远端附着于股骨大转子尖部。由于髂骨附着范围广泛,后部肌束有伸髋作用,前部肌束有屈髋作用,整体收缩有大腿外展作用。坐位时,臀中肌中束、前束有控制骨盆前旋转作用。

臀小肌(图 4-2-9)近端附着于髋臼上缘的髂骨翼,远端附着于股骨转子前部,有屈髋和轻度大腿外展作用。

阔筋膜张肌(图 4-2-10)近端附着

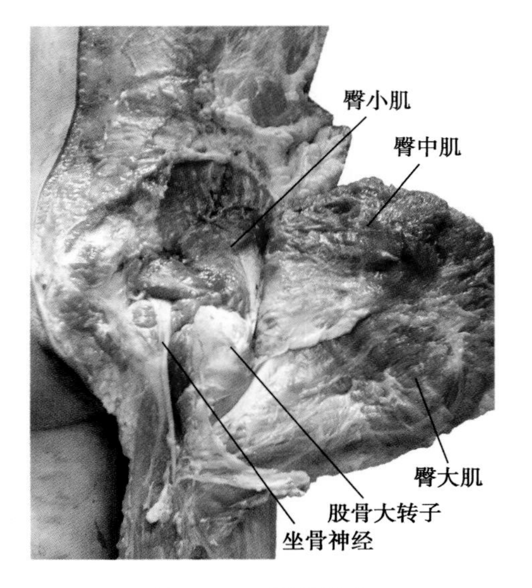

图 4-2-9 臀部肌肉

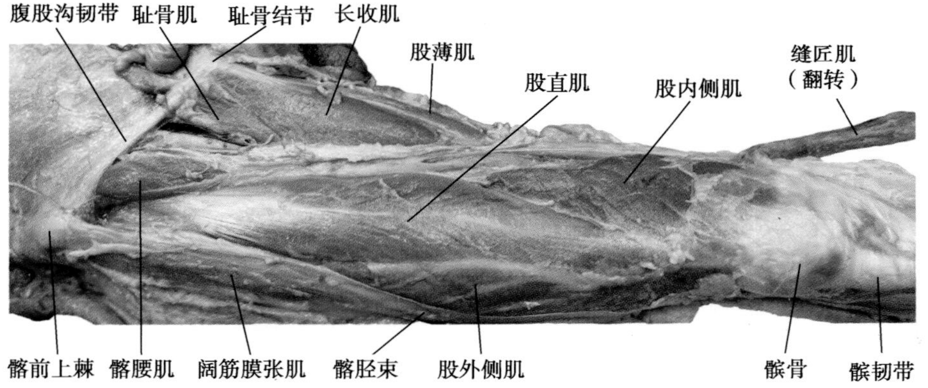

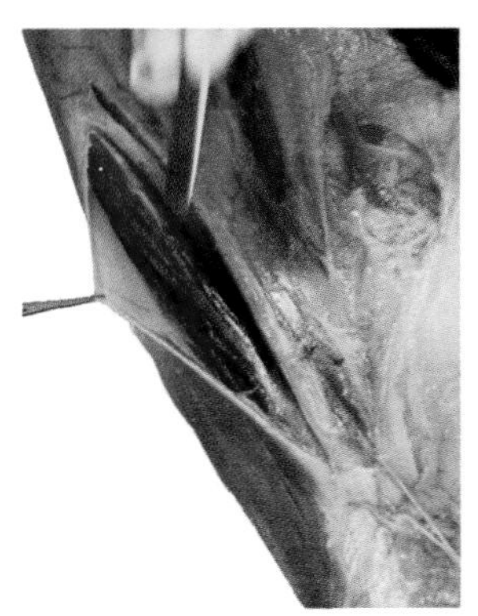

图 4-2-10 大腿前面观

于髂嵴至髂前上棘的髂骨外缘，远端附着于髂胫束，有屈髋和大腿外展作用。

髂胫束（图 4-2-11）是由韧性很高的结缔组织组成的，向后延展的大腿筋膜包绕股外侧肌，并附着于股骨粗线外侧唇。向前延展的大腿筋膜在多部位转入肌肉间隙，形成肌肉间隔，并向后附着于股骨粗线。也就是说对整个大腿肌肉起到约束作用，尤其对股外侧肌影响最大。

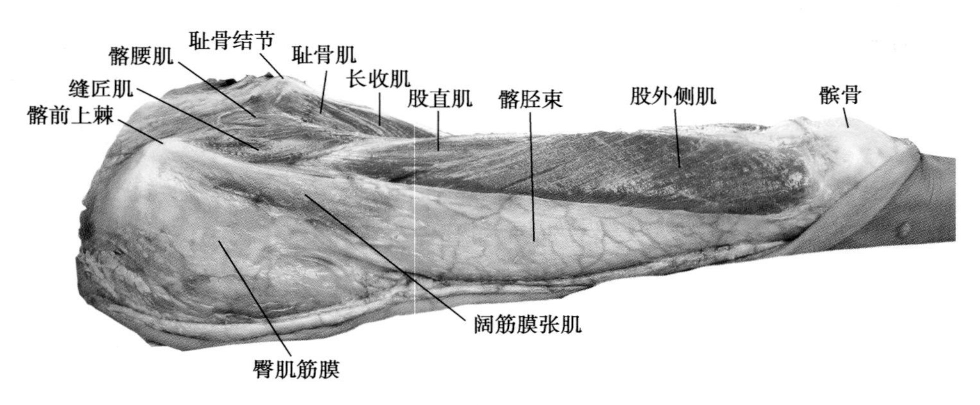

图 4-2-11　髂胫束解剖图

解剖图中可以看到髂胫束连接的筋膜包绕大腿外侧，对大腿外侧肌肉张力有约束作用。

臀深部围绕在髋关节后方有六块小肌肉（图 4-2-12），与肩袖有异曲同工的作用。

梨状肌近端附着于骶髂关节前方，远端附着于股骨转子后方，屈髋 30° 以内有屈髋作用，屈髋 30° 以上有伸髋作用。由于股骨颈的存在，有大腿外展作用，在内收肌收缩时，梨状肌被动拉长。

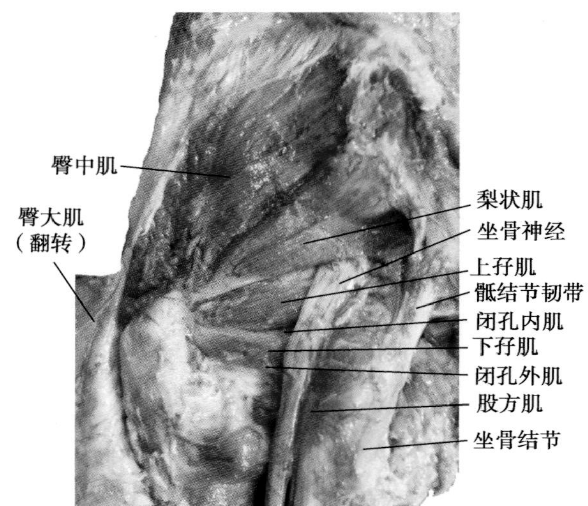

图 4-2-12　臀深层肌肉

上、下孖肌近端附着于坐骨棘，远端附着于转子间窝，有股骨外旋转作用。

闭孔内肌近端附着于闭孔内侧面，远端绕过坐骨结

节与坐骨棘之间骨面附着于转子间线,有股骨内收和外旋转作用。

闭孔外肌近端附着于闭孔外侧骨面,远端附着于转子间线,有股骨内收和外旋转作用。

股方肌近端附着于坐骨结节,远端附着于转子间线,有股骨内收和外旋转作用。

腘绳肌(图 4-2-13)由半腱肌、半膜肌及股二头肌长头组成,整体有伸髋作用。半腱肌近端附着于坐骨结节后外侧面,远端附着于鹅足腱,有胫骨内收、内旋和伸髋作用。半膜肌近端附着于坐骨结节后外侧面,远端附着于胫骨平台内侧缘后方,有大腿内收、伸髋作用。股二头肌长头近端附着于坐骨结节后外侧面,远端附着于胫骨平台外侧缘后方和腓骨小头上方,有大腿内收、伸髋和胫骨外旋转作用。

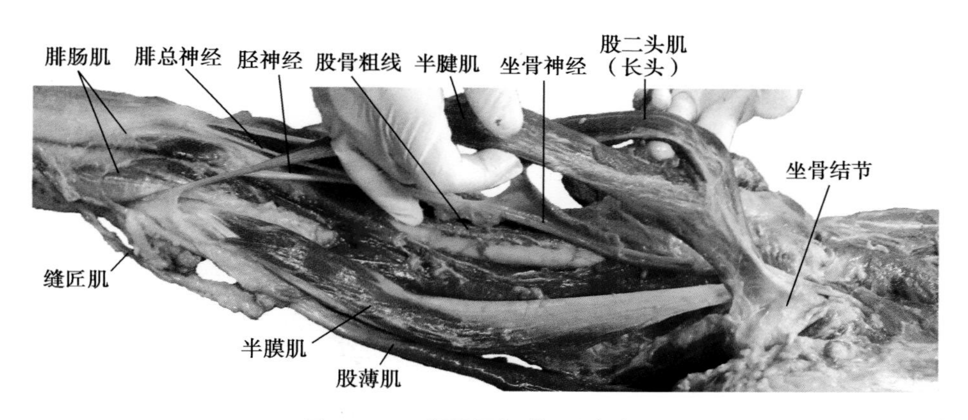

图 4-2-13 腘绳肌与腓肠肌解剖图

髂腰肌分为髂肌和腰大肌,髂肌近端附着于髂骨内表面,远端与腰大肌共同附着于股骨小转子,有屈髋和股骨外旋转作用。腰大肌近端附着于第 12 胸椎及腰椎 1~5 椎体的侧方、椎间盘侧方,其后方与腰椎横突有筋膜连接,远端与髂肌共同附着于股骨小转子上,双侧收缩时有腰脊柱冠状面稳定作用,单侧收缩对腰脊柱侧弯有明显影响,但对脊柱的旋转只有很少的作用。远固定的双侧腰大肌收缩对于脊柱曲度有稳定作用,尤其 L3 以下的附着;L3 以上附着的腰大肌与膈肌的膈脚形成交叉,有利于胸腰段前方的力学稳定性。当跨越 L5、S1 的腰大肌对耻骨上支产生向后的力使骨盆前旋转时,腰大肌维持腰脊柱段曲度的作用才表现得淋漓尽致。当腰部固定时,腰大肌有屈髋、内收和股骨外旋转作用。髂腰肌的小转子附着与股直肌的髂前下棘附着形成髋关节水平的力学交叉。

间接影响髋关节的因素为骨盆上方附着的软组织，主要影响骨盆与脊柱之间的关系，通过对骨盆的牵拉，使髋关节的空间位置发生改变。包括腹直肌、竖脊肌、腹内外斜肌、腰方肌。此段内容在脊柱调节中将详细阐述。腹肌对维持腰椎稳定性有重要作用，腹肌损害可增加腹腔压力，使人感觉饱胀，同时拮抗竖脊肌，出现腰部浅层肌的过度牵拉。

第三节　髋部的力学特点

髋部调节的力学调整分为两个部分，即骶髂关节和髋关节的力学特点。

骶髂关节与耻骨联合、髋关节形成躯干重力向下肢传递的闭合动力环（图 4-3-1）。

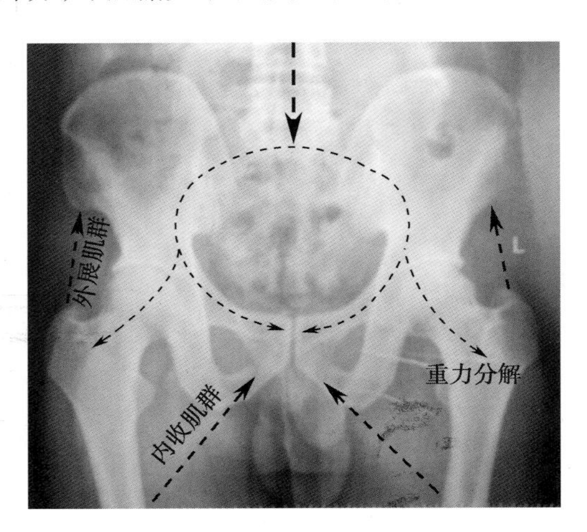

图 4-3-1　骨盆力学环示意图

骶髂关节很小的转动几乎都发生在矢状面上。虽然动作轻微，但这是允许整个骨盆环压力减轻的重要因素。压力的减轻对于走路、跑步或女性分娩时尤为重要。在正常的步行速度下，下肢前进的足跟撞击地面，而另一下肢的脚趾仍然与地面接触，此时髋部肌肉和韧带的张力在右侧与左侧的髂骨产生方向相反的扭转力。骨盆在发生前、后旋转运动时，矢状面和水平面上的扭转力最明显。走路速度加快会增加骨盆两侧的反向扭转力。骶髂关节的轻微扭转动作有助于消除行走造成的脊柱旋转，从而减小脊柱旋转负荷。耻骨联合为螺旋形走向分布的软骨组织，既有弹性又有适应骨盆旋转的能力，可以有效缓解骨盆环中的压力。怀孕的女性在最后三个月时骶髂关节周围的韧带明显松弛，分娩时骶骨下段向后旋转，增加骨盆开口的大小以利于婴儿通过。女性怀孕时的下腰痛或坐骨神经痛有一部分与上述机制有关。另一部分为腹部膨大引起的竖脊肌应用增多造成。

髋关节的力学特点主要表现为骨盆不同空间位置的改变出现的骨盆周围

的力学调整。骨盆的空间位置改变直接影响躯干的重心变化,是运动平衡调节中对全身影响最大的部分。

在站立位、坐位和蹲位都需要骨盆空间位置的稳定性来完成。正常的自然站立位时,身体重力线正好落在髋关节前后旋转轴的后方,只有很少的肌肉兴奋来维持髋关节的稳定性,通过髋关节周围韧带的限制作用协助髋关节伸直状态下的稳定性(图 4-3-2)。骨盆的轻度后旋位置,需要躯干重心轻度前移,腰椎板间隙开大,关节突关节压力减小,椎体自身承重,不会因久站出现腰痛。

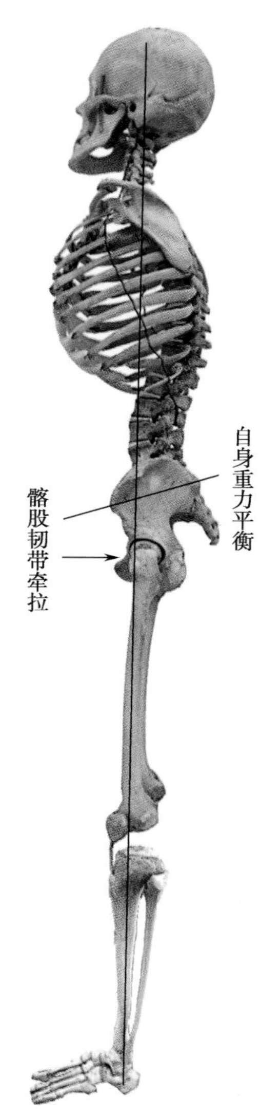

图 4-3-2 站立位力学平衡示意图

髋关节周围的肌肉处于间断收缩状态,并不是持续收缩来达到站立的目的,而是尽量的使躯干的重力沿着骨骼进行传递,这样能明显减少机体耗能,主要表现为屈髋与伸髋动作的交替出现(图 4-3-3),髋外展与髋内收的交替出现(图 4-3-4)。

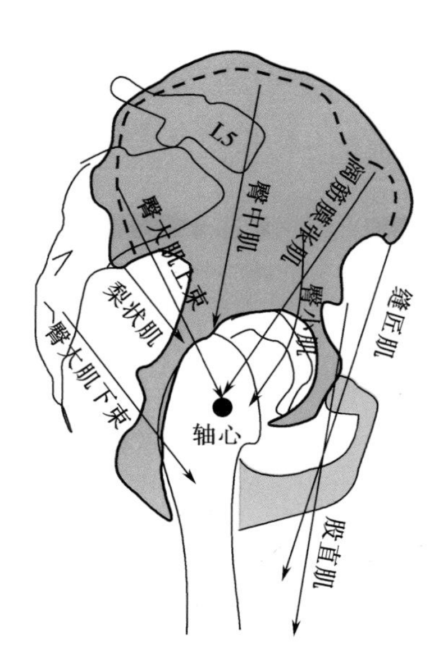

图 4-3-3 髋部矢状面平衡示意图

股骨头的轴心为支点,形成过轴心的冠状面前后的骨盆力学控制,后多前少的肌肉分布正好实现抗重力作用活动。

正常的坐位时同样是髋关节周围肌肉的间断收缩,表现为臀中肌的间断收缩,坐的高度越低,臀中肌的做功部分越向前移,对臀小肌的挤压就越明显,所以坐低位臀腿痛与臀旁侧软组织损害有关(图 4-3-5)。

屈髋 70° 以上,耻骨结节通过股骨干形成的冠状面后移,内收肌拉长,变为伸髋肌肉(图 4-3-6)。坐位时内收肌群与臀大肌和部分臀中肌有调整大腿屈髋内收与屈髋外展功能,远固定时,骨盆发生同侧或对侧旋转。坐位时,腰部前屈过多的体位拉长了竖脊肌。在站起时,竖脊肌的主动收缩

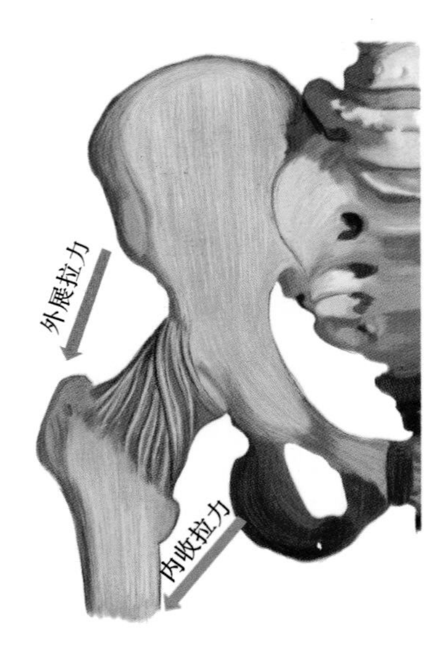

图 4-3-4 髋部冠状面平衡示意图

臀旁侧肌肉与内收肌群存在拉力平衡关系。两臀旁侧存在拉力平衡关系。两侧内收肌群存在拉力平衡关系。

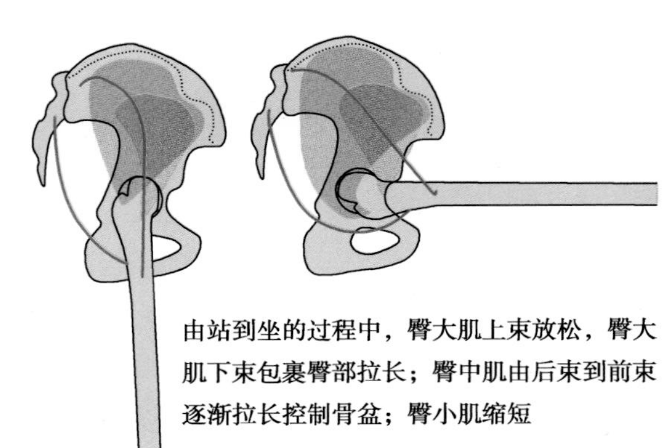

图 4-3-5 坐位臀部控制力的变化

坐位时，股骨大转子的旋转使维持骨盆前倾稳定性的肌肉由臀大肌向臀中肌、臀小肌转移。

会牵拉其附着的骨面，产生腰痛，此种腰痛是全程持续的。有些人久坐站起时需要双手叉腰，左右活动腰部方可站起，与竖脊肌鞘张力不足有关，可能受到了双侧冈下三肌损害的影响。冈下三肌损害引起背阔肌持续紧张，在坐位站起时，背阔肌兴奋收缩速度延迟，需双手叉腰辅助才可快速完成直腰动作。正常蹲踞时，长收肌、短收肌、臀中肌前束、腹直肌、腹内外斜肌处

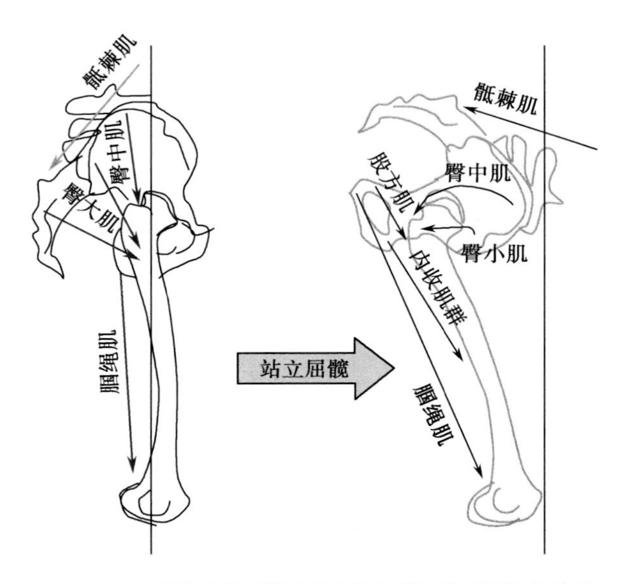

图 4-3-6 屈髋动作时控制骨盆矢状面平衡肌肉的拉力变化过程

于紧张状态，下蹲的最后30°存在长收肌、短收肌、臀中肌前束的明显拉长；腹直肌、腹内外斜肌拉紧维持躯干上部重心前移，避免重心不稳而向后倾倒。当长收肌、短收肌或臀中肌前束出现损害时，会出现蹲踞功能障碍。下蹲屈髋角度超过100°后突然无力而躯干下落或蹲起时无力或下蹲后需要抬起足跟。

直腿弯腰动作中，髋部运动的主要控制肌为臀大肌、臀中肌和腘绳肌，它们的紧张性收缩随着弯腰角度的增加而发生变化，这主要是骨盆与股骨的空间位置改变使各肌束的功能特点发生改变造成的(图4-3-7)。由于躯干所受重力作用，从直腿弯腰开始到屈髋30°时，臀大肌发挥了主要屈髋的控制作用，腘绳肌所承受的力也在逐渐增加；屈髋30°以后至直腿弯腰动作完成，臀中肌发挥了主要屈髋控制作用，发挥作用的部分由臀中肌后束逐渐移向前束，腘绳肌所承受的力进一步增加。在屈髋70°以上时，内收肌群加入屈髋控制之中。弯腰直起的动作正好是上述动作的逆向变化。在直腿弯腰或弯腰直起的过程中均有腹肌的参与，它们为维持腹压，保证脊柱的稳定性发挥重要作用。竖脊肌在弯腰动作中起到控制脊柱段前移的作用，竖脊肌出现黏弹性紧张时，骨盆的前旋转代偿应用增多。

内收肌群在屈髋动作中的功能存在多变性。站立位时，除大收肌后束外，

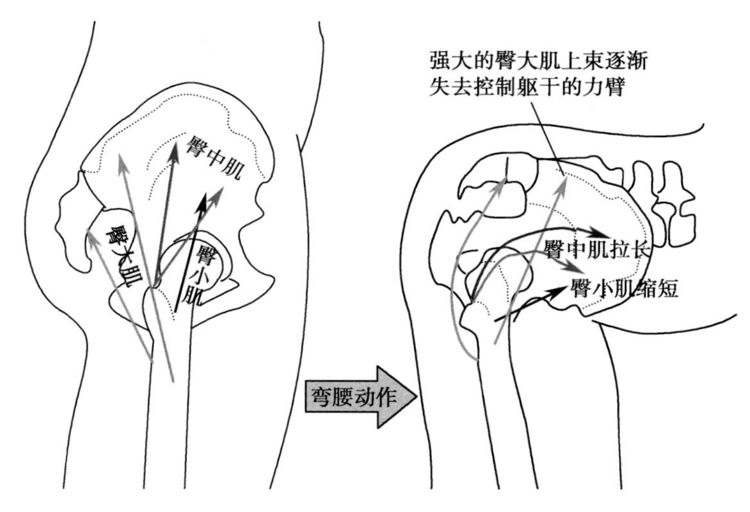

图4-3-7 直腿弯腰力学转换示意图

随着骨盆前旋转的变化，臀部肌肉的做功状态也发生变化，由臀大肌开始，向臀中肌、臀小肌移动。竖脊肌的重力负荷越来越大。

其他内收肌的力线多落在髋关节内外旋转轴上及前方，有明显的屈髋作用。当屈髋 40°~70°时，内收肌的力线逐一通过髋关节内外旋转轴，使屈髋优势肌群逐渐向伸髋作用发展。当屈髋 70°以上时，内收肌群变为伸髋肌群。当髋关节屈曲 90°时，髋内转力矩明显增加。

坐位起立时，先有躯干重心的水平前移，使躯干重心由坐骨结节支撑向双足支撑转变。当转变完成后，躯干重心垂直上移，主要为伸髋动作，同时伴有少量的脊柱前后摆动的重心协调动作，是臀中肌后束受力向臀大肌受力转化的过程，臀中肌如果出现损害，臀大肌收缩压迫其深层的臀中肌产生不适，致使臀大肌不能顺利收缩，出现久坐站起时躯干不能迅速挺直的现象。坐位站起全程需要腘绳肌的持续性收缩，在强化腘绳肌收缩功能后可掩盖臀中肌后束损害的临床现象。蹲踞起立的过程在启动阶段需要长收肌、短收肌、阔筋膜张肌、臀中肌前束的收缩，随之腘绳肌收缩。屈髋在 90°~0°的过程中，长收肌、短收肌、阔筋膜张肌由主动收缩变为被动协调，稳定骨盆后旋转的空间稳定性。臀部的肌肉收缩逐渐由臀中肌前束转向后束和臀大肌，股四头肌、腘绳肌、腓肠肌协调伸膝，小腿三头肌协调伸踝，使人直立。

坐位时，竖脊肌和臀中肌、腹内外斜肌共同维持躯干矢状面的抗重力作用，即矢状面平衡；双侧竖脊肌、腹内外斜肌、腰大肌协调收缩，维持躯干冠状面的稳定性；臀大肌、臀中肌后束、腹内外斜肌共同维持躯干水平面的旋转稳定性。通过骨盆周围三平面力的作用，使躯干在坐位时处于平衡状态。

行走时，髋关节外展肌群对控制骨盆相对于股骨的空间位置是非常重要的。无力的臀旁肌肉在单脚支撑时不能使躯干重心顺利移向支撑侧，需要竖脊肌、腰方肌、腰大肌牵拉脊柱维持平衡，躯干上部摆动增加，影响机体平衡状态。发生代偿性损害时，出现腰痛或腰臀腿痛。不能良好代偿移动重心时，对侧行走步长缩短、摆动期缩短，膝关节受到冲击增多，出现行走一段路程即出现对侧膝痛，休息缓解的临床表现。双侧臀旁软组织黏弹性紧张，在行走过程中伸髋肌肉逐渐疲劳，不能拮抗臀旁侧软组织的黏弹性紧张，表现出屈髋状态。屈髋幅度增加引起腰脊柱段后伸代偿，腰部深层压力增加，关节突关节研磨增多，腰痛随之出现。如无菌性炎症刺激脊神经后支引起肠道分布的脊神经前支敏感，即可出现腹痛或肠易激的情况。如同时存在腰椎间孔形成部分的骨质增生或软组织肥厚，则会出现间歇性跛行。当改变了腰脊柱曲度后，间歇性跛行缓解，这种变化能解释腰椎管狭窄的患者弯腰行走能改善临床症状。

行走过程中，以屈髋肌为主动肌，伸髋肌起到被动协同作用，在保证下肢适度抬高的同时使骨盆进行正弦曲线运动与下肢运动协调统一，达到骨盆的整体运动平衡稳定。

躯干矢状面上的力学特点（图 4-3-8）：站立位时，坐骨结节和耻骨结节在以股骨头为支点的近似同一水平面上，这些部位附着的软组织存在此水平的骨盆前后运动平衡调节关系，就像日常生活中的晾衣架。髂前上棘和髂后上棘在以股骨头为支点的近似同一水平面上，臀大肌上部肌束与阔筋膜张肌共同连接于髂胫束形成的“Y”型结构，存在此水平的骨盆前后运动平衡调节关系；阔筋膜张肌的胫骨平台外侧附着与缝匠肌的鹅足腱附着形成胫骨内外侧同水平的倒“V”字结构；半膜肌的胫骨平台内侧附着与股二头肌长头的胫骨平台外侧附着形成胫骨平台同水平的倒“V”字结构，共同维持骨盆前后平衡的稳定性。坐位时，坐骨结节为支点，臀中肌的中、前部肌束拮抗骨盆前旋转重力影响，维持骨盆前后平衡稳定性。

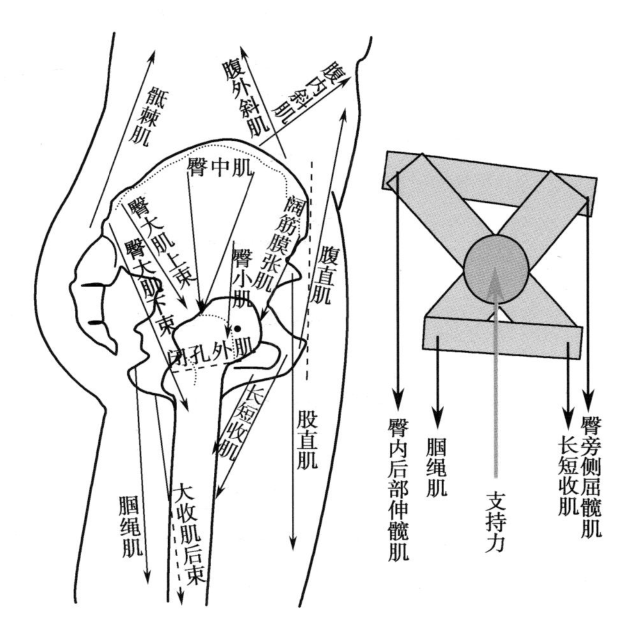

图 4-3-8 躯干矢状面力学示意图（以股骨头为支点的骨盆周围肌肉矢状面平衡关系）

臀深六小肌包括梨状肌、上孖肌、闭孔内肌、下孖肌、闭孔外肌、股方肌。站立位时，力线集中于水平面上，对髋关节产生明显的外旋转力矩，类似于肩关节的冈下肌、小圆肌的作用，与臀中肌、臀小肌共同构成髋关节的稳定结构，与肩袖的结构相似。屈髋时，产生伸髋力矩。屈髋内收时被动拉长，可以认为交替跷二郎腿有锻炼此组肌群的作用，而跷二郎腿臀腿痛则提示臀深六小肌已经出现了无菌性炎症。

第四节 髋调节代偿与症状

在髋调节的过程中会出现有规律的代偿变化，超过其代偿能力后就会出现症状。髋关节为活动自由度很大的球窝关节，随着髋关节周围软组织的力学变化，可产生多种软组织力学平衡代偿的情况。

耻骨结节及耻骨上下支附着处软组织的黏弹性紧张会增加对此处骨盆的拉力，出现坐骨结节及坐骨支附着处软组织代偿性紧张，未出现无菌性炎症时，表现为直腿抬高受限、直腿弯腰大腿后侧掉紧感（弯腰过程中大腿后侧肌肉向上拉紧的一种感觉）；出现无菌性炎症后，表现为大腿后侧疼痛、直腿抬高大腿后侧掉紧疼痛、直腿弯腰大腿后侧牵拉疼痛。这些现象的产生在进行耻骨结节及耻骨上、下支的强刺激推拿后所有症状消失的预示性诊断中得到证实，合理解释了耻骨结节的按压能抑制内收肌结节压痛的现象。内收肌结节为大收肌后束附着部位，通过其拮抗肌的强力按压，干扰了感受器的反馈，高紧张度的反馈不能上传，使紧张的大收肌放松，单位体积的疼痛刺激因子浓度下降，疼痛明显减轻或消失；在收肌管通过的隐神经因压力和炎症刺激程度的下降，出现隐神经走行分布区的膝内侧、鹅足囊及足跟内侧疼痛的消失；强刺激推拿耻骨结节后，直腿抬高动作明显改善；一只手轻放在大腿后侧腘绳肌走行部位，另一手按压耻骨结节长、短收肌的附着处时，可以感受到腘绳肌迅速放松等，都证明了平衡调节的存在，并且这种调节发生的非常迅速。单侧耻骨结节及耻骨上下支附着软组织的黏弹性紧张在运动平衡失代偿时，出现耻骨结节的外后侧移位。下肢固定时，骨盆向前对侧倾斜，脊柱产生反向调节，引发同侧竖脊肌、腰方肌拉力增加，腰脊柱段深层压力增加，腰痛或深层软组织无菌性炎症刺激的腰、臀、腿疼痛随之出现（图 4-4-1）。因腰脊柱空间位置的改变引起全脊柱调

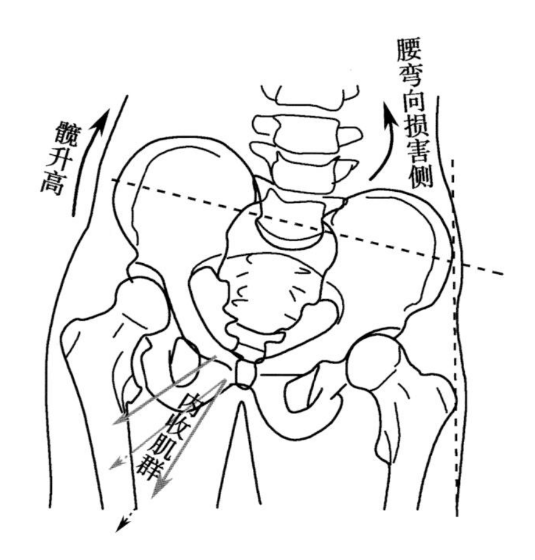

图 4-4-1 单侧耻骨结节、耻骨上下支的内收肌群损害示意图

单侧耻骨结节、耻骨上下支的内收肌群牵拉，造成骨盆及脊柱变化。

节过程，波及远端时出现胸段、颈段或头部症状，如背痛、颈肩部疼痛或偏头痛等。

单侧耻骨结节、耻骨上下支损害引起对侧内收肌代偿紧张，或双侧耻骨结节及耻骨上下支附着处软组织的黏弹性紧张在骨盆前后运动平衡失代偿时，出现骨盆前旋转，引起腰脊柱的反向调节或屈膝调节，腰脊柱的反向调节需要竖脊肌的紧张，日久出现竖脊肌附着处疼痛，深层软组织挤压、关节突挤压研磨出现的挤压痛。骨盆前旋转使腹腔脏器的承托由耻骨联合转移到耻骨联合上缘，如果腹壁肌肉薄弱，容易出现腹腔内容物疝出。腰脊柱曲度增加使棘突相对靠拢，棘突间挤压研磨，出现棘间痛（图 4-4-2、图 4-4-3）。伴随整个脊柱

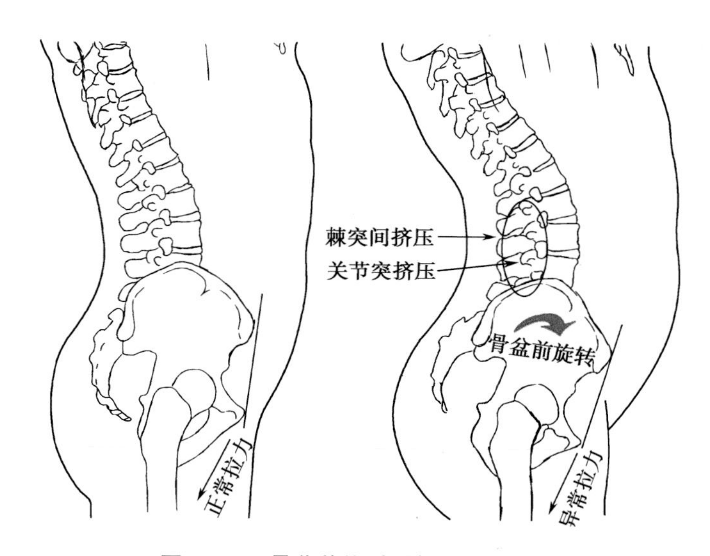

图 4-4-2 骨盆前旋对腰部影响示意图

调节出现胸脊柱后凸背痛、颈脊柱前凸颈痛、刺激臂丛的肩痛或头后伸牵拉刺激神经的头痛。屈膝调节使膝关节周围的肌肉处于长期代偿状态，造成膝关节压力增高，出现膝关节疼痛和膝关节积液。膝关节代偿的同时会伴随踝部背屈调节的出现，表现为足踝代偿性疼痛、踝关节肿胀和大趾背侧麻。

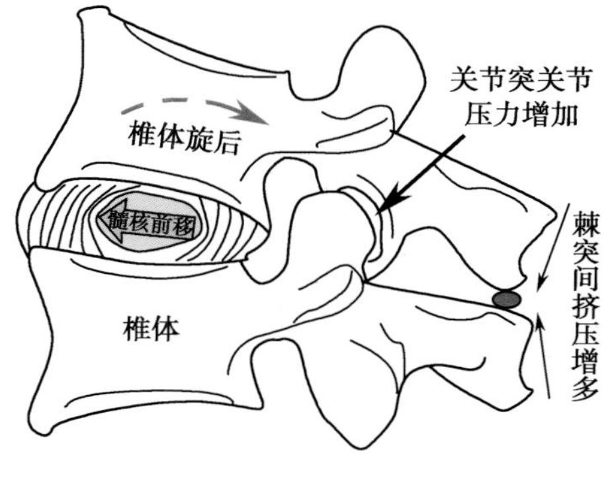

图 4-4-3 棘突间挤压、髓核前移示意图

另外，股深静脉（图 4-4-4、图 4-4-5）走行于大收肌前束与长收肌之间，穿长收肌与短收肌间隙上行汇入股静脉，长、短收肌及大收肌的紧张使股深静脉血液回流能力下降，深浅静脉间存在交通支，浅静脉代偿静脉血回流，当超过其代偿能力时，出现下肢浅静脉充血曲张的状态。这种静脉曲张可以发展到大腿中下部，不会发展到大腿根部。通过对内收肌群的治疗，明显放松长短收肌间压力，增加深静脉回流，逐渐消退大隐静脉曲张状态。而单纯的膝关节内上侧局部浅静脉怒张则为收肌管压力增高所致。长期卧床患者，可能存在下肢深静脉血栓，内收肌群治疗有增加股深静脉回流作用，血栓脱落发生肺栓塞，所以长期卧床患者需要确认无下肢静脉血栓方可进行内收肌群的治疗。

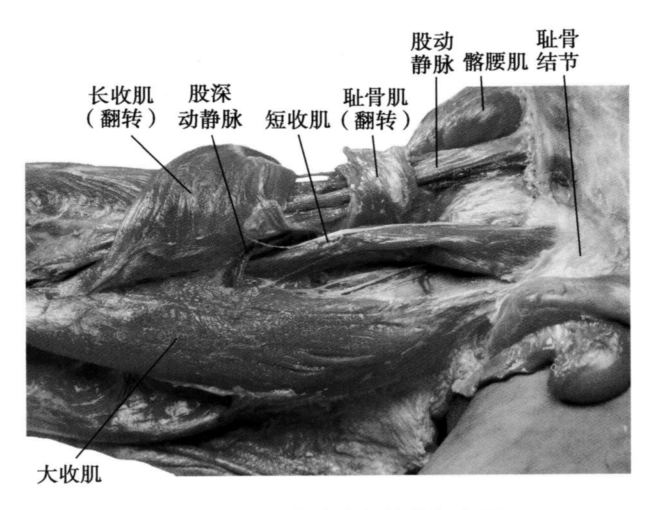

图 4-4-4 股静脉穿行结构解剖图

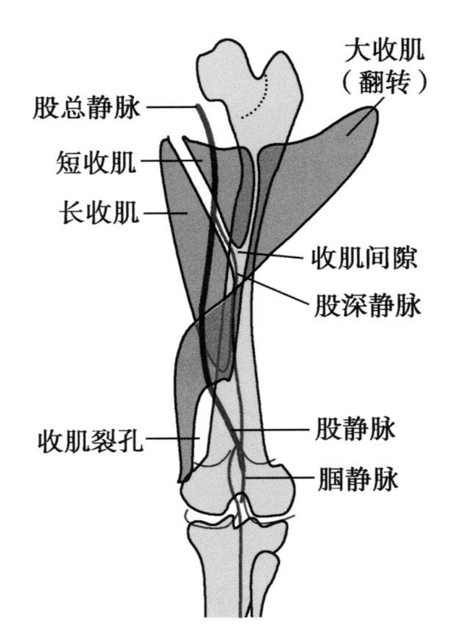

图 4-4-5 股深静脉在大腿内后侧的走行

臀旁侧软组织的黏弹性紧张以单侧紧张为主要表现的，平卧位脊柱变直，臀旁软组织牵拉股骨上移，表现为患侧腿缩短。站立位，一侧臀旁侧的外展力增加会导致同侧内收肌群和对侧臀旁侧增加拉力以平衡骨盆位置，内收肌群的平衡能力越强，外展肌群的拉力越大，对于髋关节的压力就越大，越容易出现

髋关节炎和骨骼结构损坏。对侧臀旁侧的拮抗越明显，出现对侧臀腿痛的机会越多。站立位时，单侧臀旁软组织牵拉骨盆出现前侧方倾斜，使脊柱段发生反向调节，同侧竖脊肌、腰方肌受到牵拉，无菌性炎症刺激游离神经末梢或脊神经后外侧支，出现腰痛或腰臀痛；对侧竖脊肌紧张，关节突关节压力增加，研磨发炎刺激神经根，造成对侧腰臀腿痛。对侧竖脊肌紧张牵拉腰脊柱侧弯，胸脊柱或颈脊柱弯向同侧，胸脊柱段同侧弯表现为同侧竖脊肌隆起；颈脊柱段同侧弯表现为同侧颈痛或速发型冻结肩、同侧耳鸣或头面症状，详细内容在脊柱调节和肩部调节中详细叙述。对侧臀旁代偿骨盆侧倾的作用时，出现双侧臀旁侧紧张，使骨盆前旋转，造成腰脊柱段反向调节或屈膝调节，出现与双侧内收肌黏弹性紧张相同的疼痛。开立双下肢的动作可放松臀旁侧软组织牵拉，减轻症状。骨盆的前旋转导致臀大肌的代偿性紧张，在做直腿弯腰动作时出现臀部掉紧感；失代偿时，无菌性炎症刺激坐骨神经，出现臀痛伴坐骨神经走行处的酸胀疼痛。臀小肌黏弹性紧张可引起屈髋和股骨大转子的向前移动，股骨大转子的前移会影响股骨头动脉的血供，大转子平衡的调节机制会引起臀深部小肌肉的代偿性紧张，绝大部分的坐骨神经穿梨状肌与上孖肌之间的梨状肌下孔，此处的解剖结构特点造成腓总神经受压，出现其分布区域的酸胀或发麻，无菌性炎症时会伴发腓总神经分布区域的疼痛（图 4-4-6）。

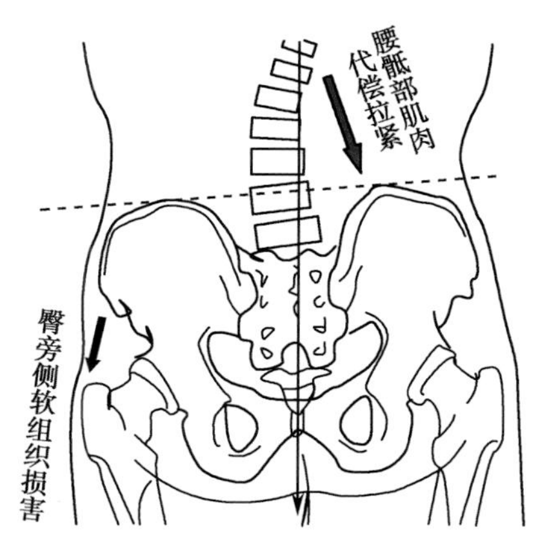

图 4-4-6 一侧臀旁侧损害引起骨盆、脊柱变化示意图

坐骨神经在骨盆内及出骨盆时的结构特点（图 4-4-7）：坐骨神经由胫神经和腓总神经组成，穿梨状肌与上孖肌形成的三角形间隙出骨盆。梨状肌和上孖肌形成的三角形间隙存在不同特点，分为重叠型、紧邻型和分开型。重叠型的梨状肌与上孖肌边缘重叠，紧邻型的梨状肌与上孖肌边缘紧邻，以上两种类型肌肉出现无菌性炎症时容易引起坐骨神经痛。分开型的梨状肌与上孖肌边缘分开，不容易引起坐骨神经症状。坐骨神经自出骨盆处至胫神经和腓总神经分开，两条神经没有任何的交通支，是独立的结构，腓总神经位于外侧，胫神经位于内侧。有部分坐骨神经变异的，表现为自出骨盆至腘窝上均为两条独立的神经，还有腓总神经直接穿梨状肌内部下行，直接受梨状肌影响。胫神经和腓总

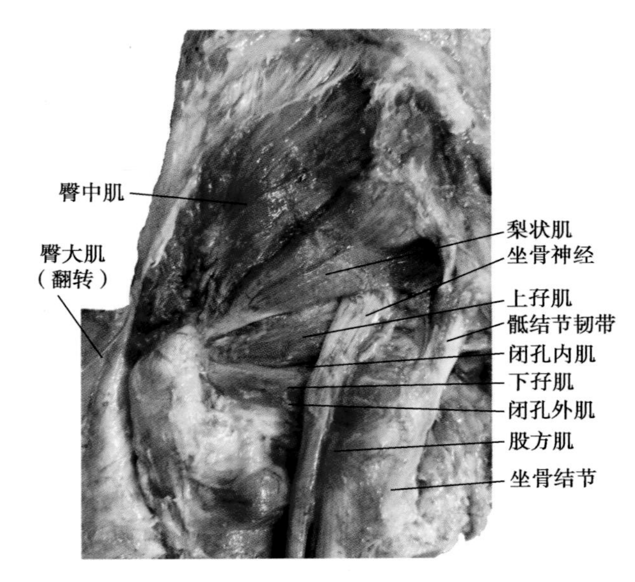

图 4-4-7 坐骨神经出骨盆的空间解剖结构特点（夹于梨状肌与上孖肌形成的三角形结构之间）

神经的结构特点使腓总神经容易受到梨状肌与上孖肌形成的夹角的挤压刺激，并且腓总神经的间质较少，挤压后易出现症状。另外，形成坐骨神经的各阶段神经在出骨盆之前走行于腰大肌与骶髂关节之间，当腰大肌与骶髂关节间压力增加时，即可出现神经受压的症状，多表现为腓总神经分布区域的症状。在腰脊柱过度前凸时，上述情况容易出现。另外，腰部深层软组织损害刺激脊神经后支感觉末梢同样可以引起其同根神经的腓总神经分布区出现症状。胫神经有了腓总神经的保护，减少了出骨盆处软组织对胫神经的刺激，椎管内的无菌性炎症对胫神经的刺激同样会出现胫神经刺激症状，所以胫神经弹拨阳性考虑椎管内软组织损害。

臀内侧软组织黏弹性紧张增加骨盆的同侧前旋转趋势，导致臀旁侧和耻骨结节、耻骨上下支软组织代偿性紧张（图 4-4-8）。失代偿时可出现相应部位疼痛。骨盆的同向前旋转使脊柱产生反向旋转代偿。腰脊柱旋转代偿时，距离旋转轴心越远的部位旋转位移越多，横突和棘突成为旋转最多的部分，此处附着的软组织受到牵拉刺激，出现腰椎横突痛或棘突旁疼痛。第三腰椎横突最长，所以最容易发生第三腰椎横突疼痛。横突处软组织损害刺激腰大肌间沟内走行的神经丛时，出现相应的臀腿痛；胸椎旋转代偿时，关节突关节研磨增多，肋骨与肋软骨相对扭转力增大，出现肋间神经痛或肋软骨痛；颈部旋转代偿时，关节突关节压力增加，刺激臂丛出现颈肩痛，枕颈部肌肉应用增多，刺激通往头部的神经，出现头痛。具体调节内容在脊柱调节内详述。臀旁侧软组织兴奋可出现直腿伸腰时大腿侧方掉紧，抑制骨盆的后旋转运动。双侧臀内侧软组织黏弹性紧张，骨盆整体后旋转，引起腰自然后伸过程中的屈膝和腰脊柱前凸曲度变小，纠正躯干重心后移。坐位的骨盆后旋使骶尾部成为继坐

骨结节后的又一支点，导致久坐尾骨痛。站立位的骨盆后旋转使盆底肌由侧壁的角色变为直接承托盆腔脏器，盆底部血液循环不良，出现静脉血淤积的痔疮；盆底肌承托内脏失代偿出现子宫、直肠脱垂或盆腔脏器下坠；长期屈膝代偿纠正重心，失代偿时导致膝关节疼痛；腰脊柱段变直导致棘上韧带和棘间韧带的牵拉，出现棘突顶部痛及棘间痛。耻骨结节及耻骨上下支的软组织兴奋可出现大腿内侧紧张或大腿根疼痛。

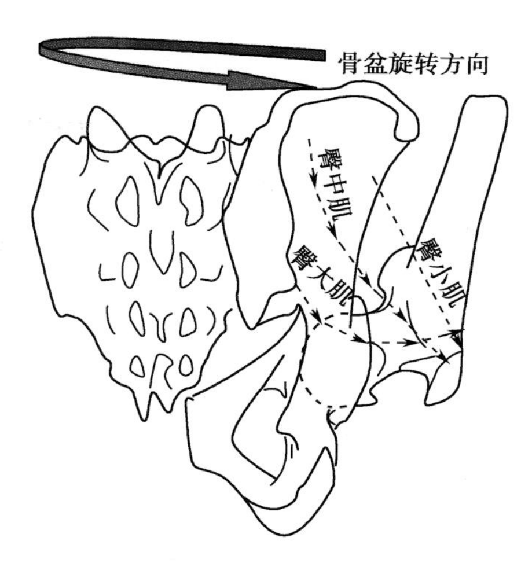

图 4-4-8　臀大肌、臀中肌结合处紧张引起骨盆旋转示意图

臀后侧软组织黏弹性紧张增加大腿外展或站立位骨盆外侧倾斜的趋势，导致所有存在内收作用的肌肉兴奋代偿，其中股二头肌的代偿性紧张可以挤压坐骨神经股骨后侧走行部位，出现小腿至足跟的酸胀、疼痛。

第五章

脊 柱 调 节

第一节 骨 性 元 素

脊柱调节的骨性元素涉及颅骨和颈椎、胸椎、腰椎、骶椎、尾椎的各个椎骨以及与椎骨相互作用的骨骼结构。

颅骨(图 5-1-1)包括头颅和面颅。头颅由顶骨、额骨、枕骨、颞骨、蝶骨和筛骨组成,中间容纳脑组织。面颅由颧骨、腭骨、鼻骨、泪骨、犁骨、上颌骨和下颌骨组成,是构成五官的重要部分。

舌骨(图 5-1-2)是孤立于颈前的骨骼,是舌运动的基础。舌骨呈"U"型,位于第三颈椎前方,舌骨体向前突出,舌骨大角位于两侧。舌骨主要由茎突舌骨韧带悬吊,在标本解剖中也发现有茎突舌骨肌或茎突舌骨关节。舌骨上附着的肌肉对舌骨的空间位置有明显的影响。

颈椎(图 5-1-3)由七块椎骨组成,寰椎无椎体,由前、后弓和两个侧块组成,侧块有椎动脉孔,内有椎动脉通过;寰椎和枕骨间以寰枕关节相连;寰椎的垂直轴垂直颅底平面,即寰椎与颅底平行,保证延髓移动空间最大化;前、后为寰枕筋膜软性连接,寰枕筋膜为纤维结缔组织,有弹性,无主动收缩能力,头后小直肌为寰枕后间隙缩小提供动力。枢椎即第二颈椎,除关节突关节外,还有齿突向上连接寰椎前弓,使寰枢之间能进行更多的旋转动作;枢椎棘突较长,棘

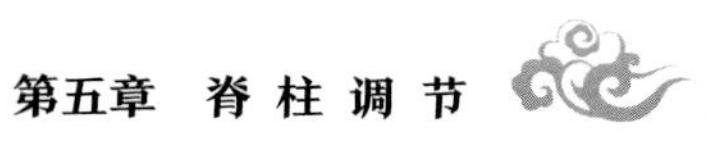

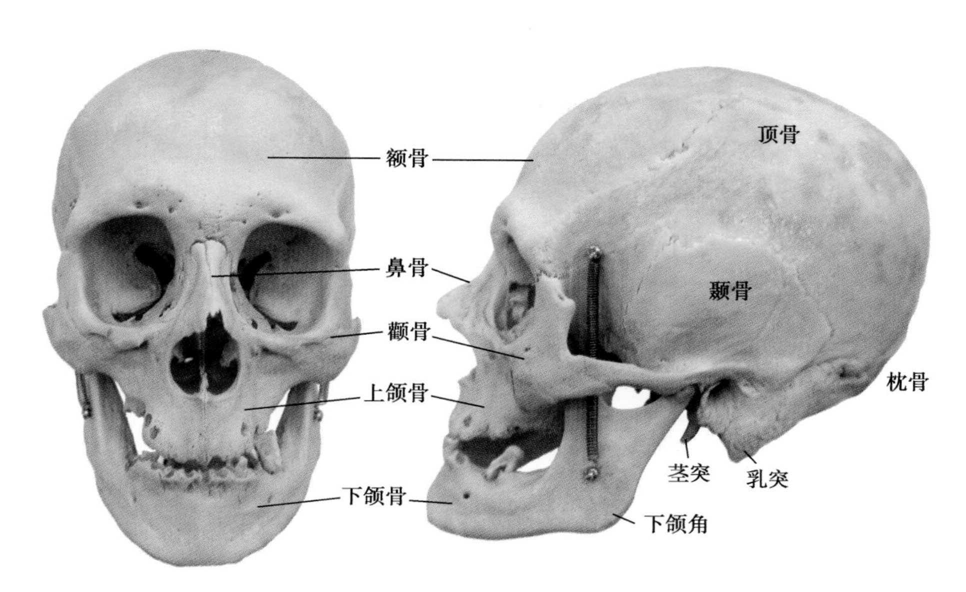

图 5-1-1 颅骨

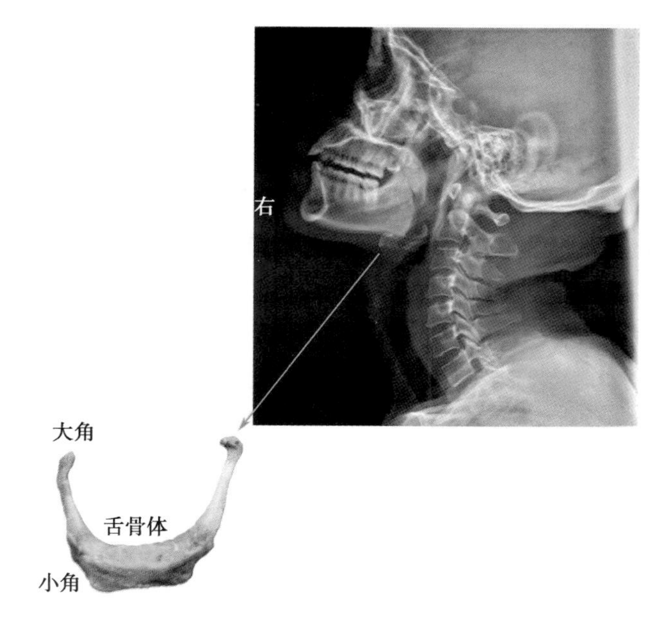

图 5-1-2 舌骨

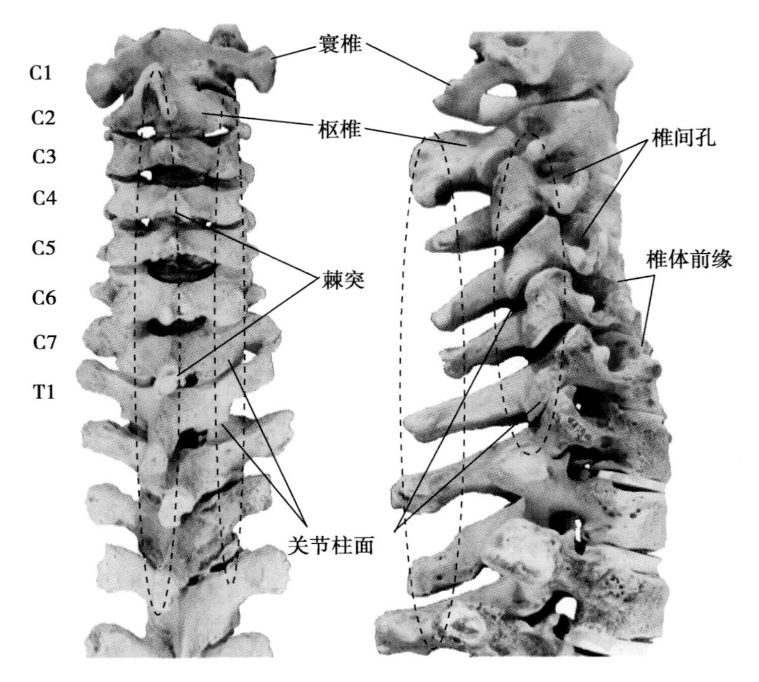

图 5-1-3 颈椎

突顶部膨大开叉，是枕外隆凸向下第一个可以摸到的骨性凸起，有头后大直肌和头斜肌附着。其余颈椎依次相连，C3-4、C4-5 椎板间隙较大，是颈后伸曲度加大的主要叠加部分，也是颈脊柱段出现强直最早的部分。此处为头夹肌、头半棘肌收缩的颈部力学支点，是这两块肌肉代偿兴奋的作用部位。正常状态下，颈脊柱段存在向前的颈曲，使头颅的空间位置及寰枕关系正常，保证头颅对信息摄取的最大化，使中枢拥有最大的活动自由度。

胸椎（图 5-1-4）由十二块椎骨组成，椎体较小，椎板横向宽度较窄，椎板、棘突呈叠瓦状排列，组成严密的胸椎管腔。与两侧的肋骨和前方的胸骨共同围成胸廓，是可容纳肺和心脏的重要空间结构。相邻椎体侧方形成肋凹，与肋骨头形成肋椎体关节。胸椎的横突与肋骨形成肋横突关节，构成肋骨运动的支点。肋骨头环转运动使肋骨出现上下翻转，呼吸得以正常进行。除第 11、12 肋骨外，其他肋骨前方均通过肋软骨与胸骨相连，肋软骨在呼吸时缓冲肋骨运动的旋转扭力。当胸椎椎体发生侧方倾斜或旋转时，肋骨与肋软骨的连接处就会产生扭转剪切力，持续的呼吸动作会导致肋骨与肋软骨或胸骨与肋软骨连接处的扭伤，出现肋软骨炎性疼痛的表现。

腰椎(图 5-1-5)通常由五块椎体组成,有时会表现出腰椎骶化或骶椎腰化的现象。椎体粗大,能承受较大的压力。椎板横向较宽,各关节突关节向后凸起明显,深层肌附着应力较大,当旋转阻力增加时,易发生劳损。棘突走行水平向下,弯腰时可使棘突间开大,暴露黄韧带,有利于椎管内压力下降。第 3、4 腰椎横突较长,椎体发生旋转时,横突尖位移较多,易出现其上附着的软组织牵拉性疼痛。第 5 腰椎横突较短,有时与髂骨形成假性关节,增加腰骶连接的稳定性。

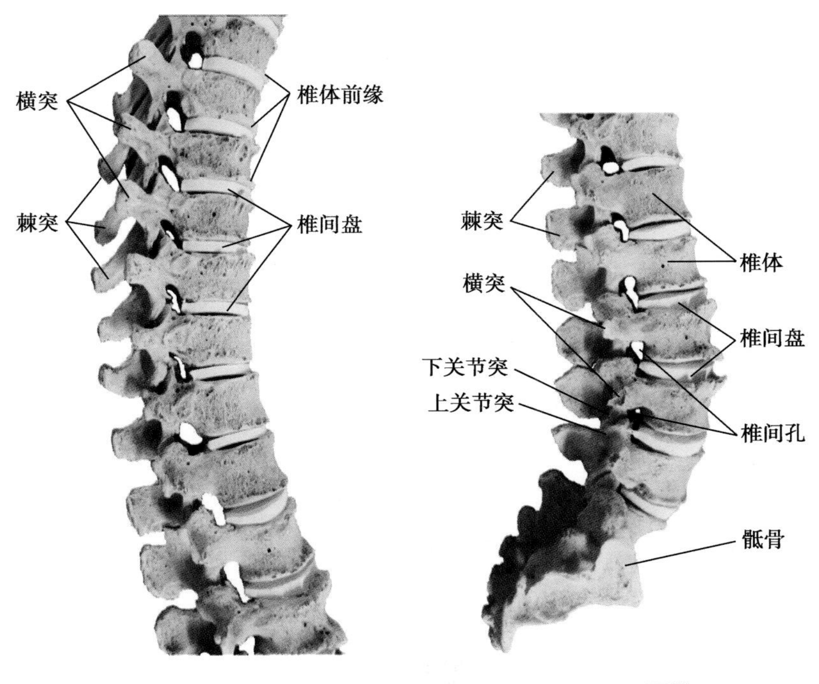

图 5-1-4 胸椎　　图 5-1-5 腰椎

骶椎(图 5-1-6)是由四块椎体融合形成的不规则骨性结构,两侧以耳状面与髂骨构成骶髂关节,骶髂关节属于微动关节,两侧关节共能产生 4°~5°的旋转运动,以适应骨盆在步行中的正弦扭转。骶骨下段游离,下连尾骨,以韧带固定,当出现骶骨上方垂直剪力增加时,骶尾部软组织会相应拉紧,防止骶骨翻转,维持骶骨的空间稳定性。

尾骨(图 5-1-6)是由三块椎体融合形成的不规则骨性结构,可以做少量运动,有时与骶骨融合,在有骶尾着地的坠落伤时,往往发生尾骨移位,出现盆底部连接的筋膜张力异常,出现尾骨痛或盆底痛。

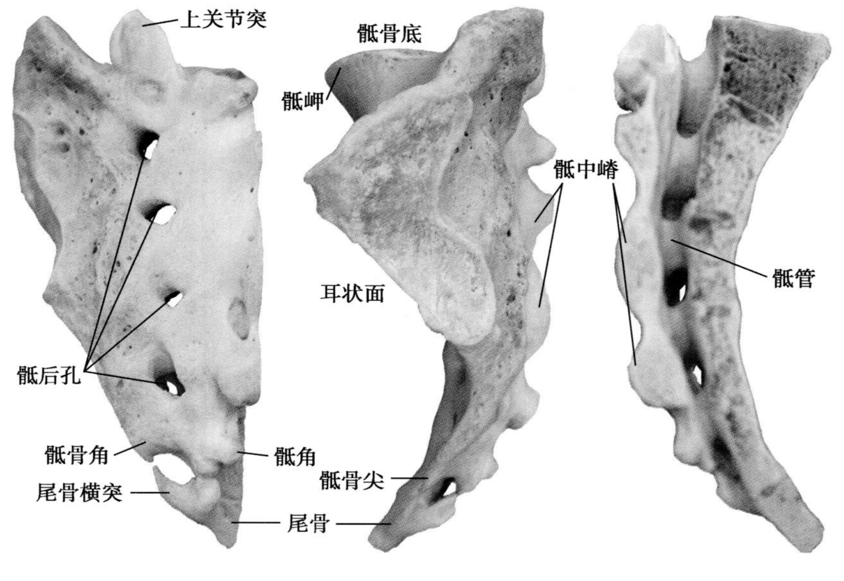

图 5-1-6　骶、尾椎

第二节　软组织元素

软组织元素由限制骨关节运动的限制性结构和拉动骨关节运动的动力性结构组成。通过神经的感知、支配完成需要的动作。通过血管的血液供应维持生机。无论是血管还是神经受到过度的压力影响，都会直接或间接影响肌肉的功能和胶原的代谢。

限制性结构主要表现为各处的韧带，如项韧带、棘上韧带、棘间韧带、横突间韧带、前纵韧带、后纵韧带、黄韧带、寰枕筋膜、关节突关节的关节囊韧带。这些限制性结构中都分布有本体感受器，对限制性结构的牵拉会刺激感受器反馈，使动力性结构兴奋，保证骨关节空间结构的稳定性。

项韧带（图 5-2-1）为颈部棘上韧带向上延伸部分，连接于枕外隆凸，为颈部肌肉的中线附着提供了结构基础。项韧带对头部的前移限制起到重要作用。当长期处于低头位或头前探时，项韧带持续牵拉，枕外隆凸明显凸起、项韧带增厚。长期低头位，棘上韧带过度应用牵拉附着部分，出现棘突尖下方增生的情况（图 5-2-2）。颈椎的项韧带有中斜方肌附着，过度兴奋的项韧带内感受器抑制中斜方肌的收缩，出现肩胛骨前突的圆肩表现。

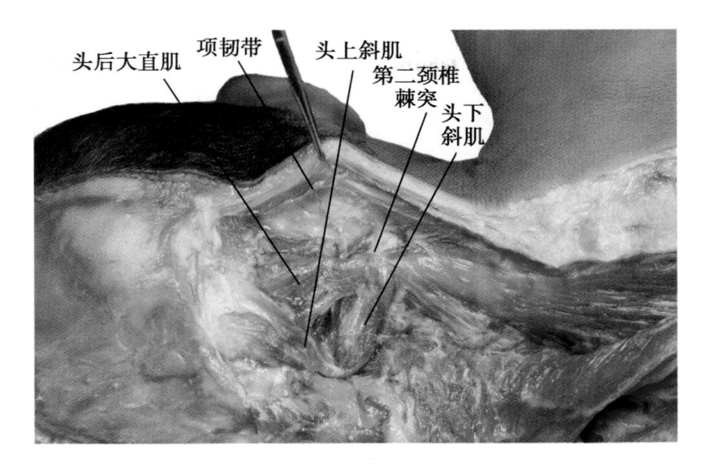

图 5-2-1 项韧带

棘上韧带是脊柱各椎体棘突上限制棘突相对分离位移的结构，对脊柱曲度向后的胸曲抗阻能力表现得非常明显。颈脊柱段以项韧带为主要表现形式。腰脊柱段因曲度向前及胸腰筋膜的作用而表现得比较薄弱。棘上韧带承载过度的棘突分离力的作用会出现棘突顶上下的增生及失代偿的疼痛。

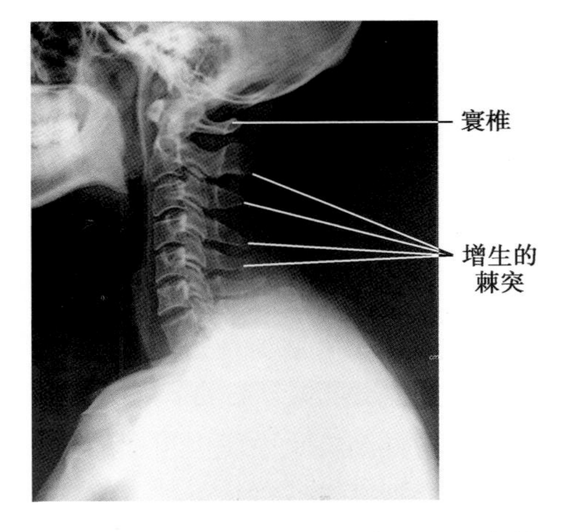

图 5-2-2 颈椎曲度消失，棘突间距离拉长，棘上韧带牵拉出骨质增生

棘间韧带连接于棘突间空隙的限制性结构，浅层与棘上韧带混合，深层与黄韧带混合，对棘突间的分离有限制作用，纤维走向由下位棘突深处向上位棘突浅处形成扇形附着。当棘上韧带的限制能力不足时，棘间韧带发挥重要作用，所以牵拉损害的机会变小。而棘突相对靠近时，棘间韧带的挤压表现得尤为突出，出现棘间痛，即所谓的棘间韧带炎。实际上和椎骨的整体移动有关。尤其腰脊柱段过度前凸时表现得明显，所以棘突间疼痛被认为是两侧软组织损害的中间汇聚痛。

棘上韧带和棘间韧带的蠕变缩短限制棘突的相对位移，在脊柱段向前弯曲的过程中增加了椎体前缘间对髓核的挤压，使髓核向椎管腔的位移加大，尤其在颈部出现时，椎管内脊髓活动空间很小，髓核的过度后移挤压颈髓出现颈椎以下电麻感，往往在影像学检查时找不到压迫的椎间盘，通过对棘上韧带、棘间韧带的刺激，降低限制性结构的棘突限制范围，减少椎体前缘的压力，达到治疗低头手麻或颈部以下电麻感的目的。

横突间韧带为横突分离运动的限制性结构，一般较薄，在脊柱侧弯时起到部分限制作用。

前纵韧带附着于自枕骨基部至所有椎体前缘及骶椎前侧的带状结构，深层与前侧椎间纤维环融合，限制脊柱伸展和髓核前移。

后纵韧带附着于全部椎体的后表面及骶椎，深层与后侧椎间纤维环融合，限制脊柱屈曲和髓核后移。后纵韧带的孔镜摘除为增加椎间盘再突出的严重程度提供了结构基础。

黄韧带为连接于下位椎板上缘外侧和上位椎板下缘内侧的限制性结构，对椎板间隙的开大有明显限制作用。整体控制椎间隙向后开大，具有良好的抗拉力。长期的椎间隙开大牵拉是椎板边缘增生和黄韧带钙化的力学基础。

寰枕筋膜是连接寰椎上缘与颅底的筋膜组织，控制寰椎前后弓与颅底的最大距离。

关节突关节的关节囊韧带为附着于关节突关节囊壁外侧的胶原纤维，对关节突关节的稳定性有良好的保护作用。关节突关节面的过度位移对关节囊韧带有明显的牵拉作用，长时间的牵拉会出现关节突关节周围的骨质增生。

动力性结构是由肌肉组成的，各部位肌肉的附着分别决定了它的功能。

枕颈部肌肉由浅入深分别为：上斜方肌、头半棘肌、头夹肌、头上斜肌、头下斜肌、头后大直肌、头后小直肌，起到调整枕后与上颈部空间关系的作用。

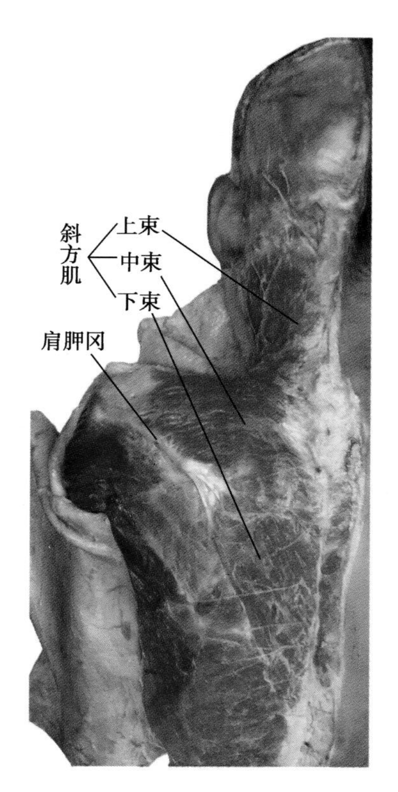

图 5-2-3　斜方肌解剖图

上斜方肌（图 5-2-3）起于枕外隆凸外侧上项线内 1/3，止于肩锁关节、锁骨外 1/3 上面、肩胛冈外 1/3 上面及肩峰。收缩时可使头同侧弯、对侧转和上抬肩外侧。头前探时牵拉肩外侧前移，出现圆肩。

头半棘肌（图 5-2-4）起于 C4~C6 关节突

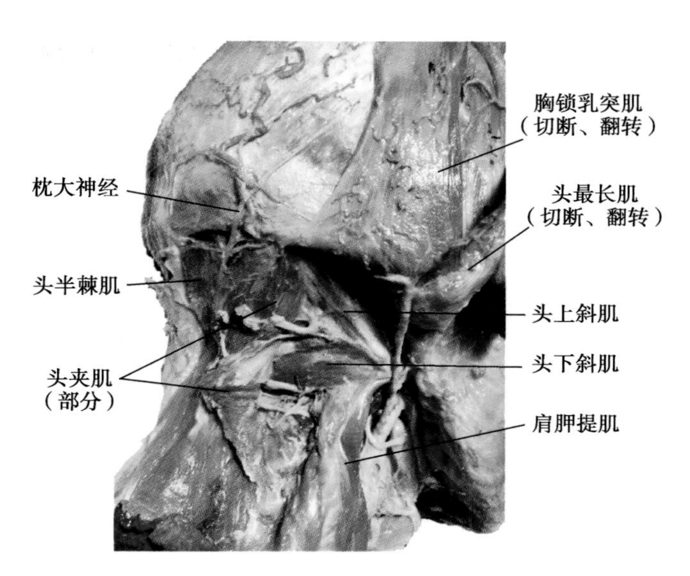

图 5-2-4 颈侧后部的肌肉解剖图

和 C7~T10 横突，止于枕骨上下项线之间。收缩时可同侧旋转头颈部，双侧收缩后伸头颈部。枕大神经穿头半棘肌上行，此处无菌性炎症时，出现枕大神经刺激症状。

头夹肌（图 5-2-4）起于项韧带和 C7~T3 椎体棘突，止于颞骨乳突和枕骨上项线外侧部。收缩时头同侧弯、同侧转。

头上斜肌（图 5-2-4）起于 C1 横突上面，止于枕骨上下项线之间的中外侧。收缩时微调寰椎与颅底的水平旋转关系。

头下斜肌(图 5-2-4)起于 C1 横突下面，至于 C2 棘突侧方。其外下方有枕大神经绕过。收缩时，寰枢椎相对旋转。

头后大直肌起于 C2 棘突，止于枕骨下项线中部。收缩时缩小寰枕后间隙及寰枢间隙。

头后小直肌起于寰椎后弓上面，止于下项线内侧下方。收缩时缩小寰枕后间隙。

乳突部肌肉（图 5-2-5）为头夹肌、胸锁乳突肌和头最长肌，可以使头侧方夹角变小或水平旋转头部。

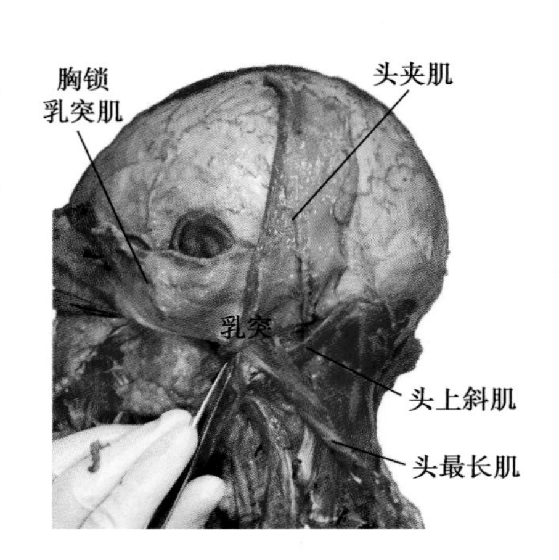

图 5-2-5 乳突三肌解剖图

胸锁乳突肌起于胸骨柄上部、锁骨头内侧1/3，止于颞骨乳突外侧、枕骨上项线外侧1/2，其后方筋膜沿环枕束带覆盖整个枕后部。收缩时使颞骨乳突向胸锁关节移动。正常躯干直立位，具有对胸廓上口前部的持续悬吊作用，头前探时，悬吊作用减弱，使前中斜角肌承受过多的胸廓重力负荷。

头最长肌起于3~5肋后方，止于颞骨乳突尖部。收缩时使乳突后下移动，过度的头部旋转负荷可出现肋骨附着处疼痛。

乳突三肌应用增多，乳突窦水肿刺激面神经，出现面肌痉挛或严重水肿出现面瘫；刺激镫骨肌神经出现神经性耳鸣或耳聋；刺激鼓索神经出现舌边麻或溃疡。

颈后部肌肉由浅入深分别为：中斜方肌、头半棘肌、颈半棘肌、多裂肌、回旋肌、肩胛提肌、颈髂肋肌，以上肌肉与颈部后伸和旋转有关。

中斜方肌起于项韧带，止于肩胛冈中1/3上缘。收缩时使肩胛冈向中线移动。

颈半棘肌起于上胸段横突，止于C2~C5的棘突。单侧收缩产生颈段同向旋转力，双侧收缩颈后伸。

多裂肌纵向连接于下位关节突关节及横突，止于上3~4椎体棘突侧面。单侧收缩产生脊柱的同向旋转，双侧收缩脊柱后伸。

回旋肌连接下位关节突关节及横突，止于上1~2椎体棘突侧面。主要产生同向水平旋转力。

肩胛提肌起于C1~4横突后结节，止于肩胛内上角边缘。收缩时使上颈段与肩胛内上角空间距离缩短，过度应用出现肩胛内上角痛、枕颈部疼痛、枕后痛。

颈前部除深层的颈前肌外，参与运动较多的为浅层的舌骨上、下肌群（图5-2-6），包括颏舌肌、下颌舌骨肌、二腹肌、甲状舌骨肌、肩胛舌骨肌、胸骨舌骨肌，以上肌肉与舌骨的空间位置、舌运动的调整以及下颌运动后负荷有关。

颏舌肌连接下颌颏突与舌骨体前缘，牵拉舌骨前移伸舌。

下颌舌骨肌连接于下颌骨内侧面与舌骨体前缘，收缩时，舌骨前移伸舌。被动牵拉出现无菌性炎症时，刺激下颌下腺及下颌下神经节，出现唾液分泌增多的流涎现象。

二腹肌前腹附着于下颌骨内侧面，后腹附着于乳突内后侧的项平面。前后腹中间连接舌骨大角，损害时牵拉舌骨移位，容易咬舌，刺激面神经出现面肌痉挛。

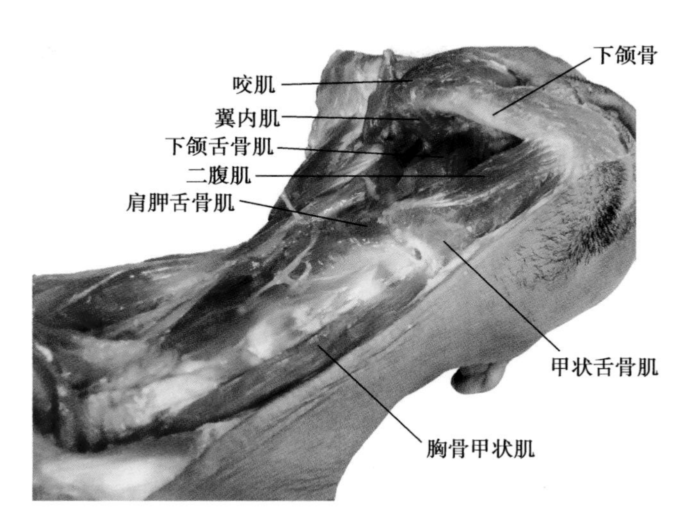

图 5-2-6 舌骨上下肌群

甲状舌骨肌连接于甲状软骨与舌骨下缘，牵拉舌骨下移。

肩胛舌骨肌连接于肩胛切迹前方与舌骨角。良好的肩胛舌骨肌位置可以撑起颈前筋膜，保障颈内静脉和甲状腺上静脉的回流。颈前移头前探使肩胛舌骨肌失去颈前筋膜张肌作用，并挤压颈内静脉，出现颅内血液回流缓慢的脑缺氧症状。舌静脉汇入颈内静脉，此处无瓣膜，舌静脉迂曲怒张提示颅内血液回流异常，对舌静脉放血的操作可短期改善颅内血液循环，从而缓解头晕、头胀等颅脑症状。

胸骨舌骨肌连接于胸骨上缘与舌骨下缘，收缩时牵拉舌骨下移。

舌骨上、下肌群同时紧张时，牵拉下颌出现张口动作。正常情况下，咀嚼肌放松在重力作用下自然张口，不需要舌骨上下肌群的兴奋收缩。头颈前移时，舌骨上下肌群被动拉紧，静息状态下自然张口，刺激下颌下腺后伴有流涎。舌骨上下肌群拉紧使咽部静脉回流减慢，咽部黏膜充血，出现咽部肿胀、紧缩感及咽喉易感性。

胸脊柱段肌肉由浅入深分别为：下斜方肌、大小菱形肌、胸半棘肌、胸髂肋肌、上下后锯肌、多裂肌、回旋肌，下胸段有背阔肌与下斜方肌重叠。下斜方肌与背阔肌共同调整胸背部的浅层拉力。多裂肌、回旋肌与胸壁诸肌共同参与胸脊柱段的旋转运动，所以胸脊柱段的多裂肌、回旋肌并不是很强大。

下斜方肌（图 5-2-7）起于 T2~T12 棘突，止于肩胛冈中段下缘。收缩时使肩胛骨向内下移动。损害缩短后牵拉肩胛骨内下移动使肩外侧下沉，锁骨肩峰端下后移动，挤压锁骨下动静脉和臂丛神经，出现手麻、手胀，需要上肢抬起，手扶头部缓解症状。

大小菱形肌(图 5-2-8)起于 C6~T4 棘突旁，止于肩胛骨内侧缘。收缩时使肩胛骨向内上移动，或棘突同侧移动使椎体旋转。损害时出现肩胛间区疼痛；椎体旋转刺激相应交感神经链出现心律失常。

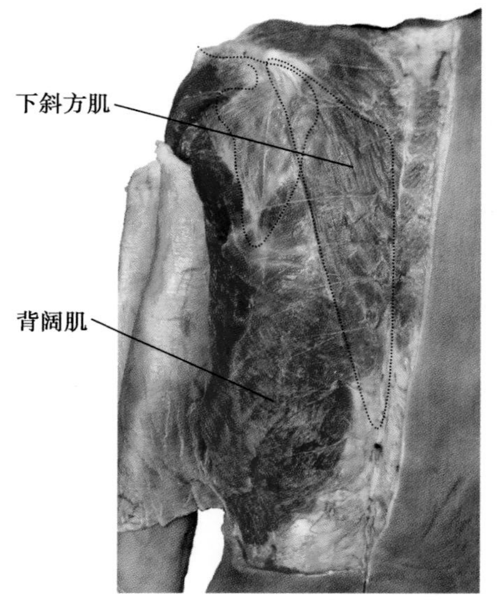

图 5-2-7 下斜方肌与背阔肌

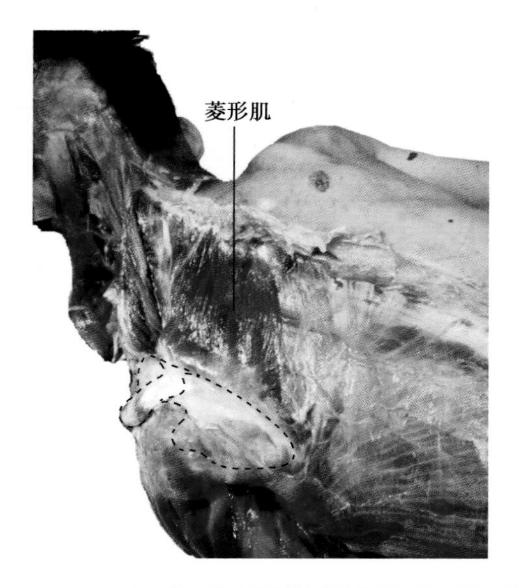

图 5-2-8 菱形肌

胸半棘肌起于 T6~T10 的横突，止于 C6~T4 棘突。单侧收缩旋转颈胸段，双侧收缩使颈胸段后伸。损害时出现下颈段上胸段疼痛。

背阔肌(图 5-2-7)起于胸腰筋膜后叶，止于肱骨结节间沟。收缩时拉紧胸腰筋膜、使肱骨内旋转和肩后下移。损害后肩外侧向后下移动，锁骨下动静脉及臂丛神经受压，出现手麻、手胀。胸腰筋膜静息状态持续的高张力，出现久坐腰酸。胸腰筋膜运动状态下不能快速牵拉紧张，出现弯腰直起时腰部无力。

肩部肌肉由后向前为斜方肌、冈上肌、冈下肌、小圆肌、大圆肌、肩胛下肌、前锯肌、胸小肌、胸大肌。此处功能在肩调节中详述。

腰骶部肌肉由浅入深分别为：胸腰筋膜后叶连接的背阔肌、竖脊肌、多裂肌、回旋肌、腰方肌、横突间肌、腰大肌。

机体的长肌收缩利用液压装置完成，即肌肉外层的筋膜或腱鞘。这些膜

性结构约束整块肌肉的定向收缩力，过松使肌肉收缩无力，过紧使肌肉缺氧、无法收缩。胸腰筋膜后叶（图 5-2-9）是腰部浅层张力的来源之一，过于紧张会导致竖脊肌内压力增高，影响竖脊肌收缩力，当影响肌肉内血液循环时就会出现损害。竖脊肌无氧代谢造成腰部酸困感，用手按压或锤击腰部，刺激毛细血管开放来缓解症状。如果臀大肌或背阔肌无力，则竖脊肌后鞘放松，竖脊肌收缩无力，需要双手叉腰收紧胸腰筋膜来缓解症状。腰骶部竖脊肌是整块竖脊肌的起点，维系躯干上部的整体稳定性。除平卧位外，竖脊肌长期处于紧张性拉长的状态，腰骶后部是易于劳损的部位。腰骶部深层附着最大一块多裂肌，直接影响腰骶连接处的空间结构关系，是造成脊柱侧弯和臀腿痛的重要部位。

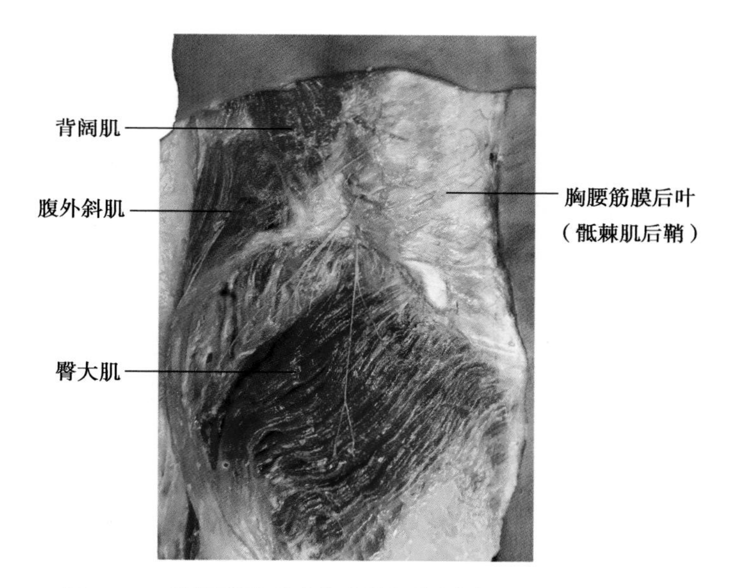

图 5-2-9 胸腰筋膜后叶的连接部分（直接影响竖脊肌张力）

腰方肌起于髂骨边缘中段前缘，发出三个方向的纤维，分别止于髂腰韧带、L1~L4 横突、十二肋下缘。协调骨盆与腰脊柱段的空间关系，腰方肌双侧收缩时，增加腰脊柱段冠状面的稳定性，单侧收缩可使腰脊柱段发生侧弯或行走时协助提髋。十二肋下缘附着的肌束有协助旋转脊柱作用，横突附着的肌束有腰椎旋转纠正作用。当腰脊柱段与骨盆间正常空间位置发生改变时，腰方肌应用增多，出现劳损，刺激腰神经丛产生疼痛。横突间肌对横突间距有协同控制作用。

腹部肌肉的分布特点直接影响腹腔压力及胸廓前方的下拉力，间接影响腰脊柱前方的稳定性。腹内外斜肌的斜向走行对胸腰脊柱段的旋转动作产生重要影响。以腹直肌为主的收缩使第十胸椎上下成为躯干上部前移的支点，下胸段的限制性结构和动力性结构均受到影响。限制性结构的棘上韧带、棘间韧带受到牵拉。胸腰段的竖脊肌、多裂肌主动收缩保证重力作用下的躯干上部稳定性。这些都是软组织疼痛出现的原因。单侧腹外斜肌损害的旋转牵拉引起骨盆与胸廓的相对旋转位移，造成同侧前锯肌紧张影响肩部的运动状态，出现肩部症状，进而影响上肢的旋转应力，出现肘外侧痛和桡腕腱鞘炎（产妇的"妈妈手"）；在旋转头颈时，由于收缩速度减慢，造成颈胸交界处肌群兴奋稳定下颈段，旋转时过度研磨，出现转头颈痛，尤其坐位转头时明显。双侧腹外斜肌损害牵拉胸廓下移，胸腔容积缩小，出现气短、肋胁满闷、喜深吸气等症状。腹直肌损害下拉胸廓前缘，上腹部受压，胃的浆膜层压力增加，导致静脉回流障碍，胃壁水肿，产生各种类型的胃炎。胸廓前缘下移放松膈肌，呼吸功能下降，肺内残气量增加，易发生感染。膈肌与腰大肌的胸腰段控制力下降，出现弓腰状态。很多人在弓腰后感觉姿势不正确，努力挺直背部，造成上胸段脊柱曲度消失，出现胸交感神经链拉紧的背冷、心悸、失眠、恐惧、思想消极等临床表现。

躯干旋转肌群包括对脊柱水平面运动产生影响的所有斜行肌肉，如腹内外斜肌、背阔肌、腰方肌的斜行纤维、多裂肌、回旋肌。腹内外斜肌是旋转力的主要产生部分。背阔肌、腰方肌的斜行纤维、多裂肌回旋肌起到协同作用，并且这些直接连接椎体的协同肌同时有稳定脊柱直立形态的作用。当脊柱发生明显的旋转时，其冠状面稳定的力被破坏，容易出现脊柱侧弯。

第三节　脊柱调节的力学特点

脊柱段存在特有的生理曲度（图 5-3-1），包括寰枕关系、颈曲、颈胸关系、胸曲、胸腰关系、腰曲、腰骶关系、骶曲。颈曲、胸曲、腰曲、骶曲是经常提及的生理曲度，但这些曲度的连接也是同等重要的。整个脊柱中任何一个特定平面的运动通常与另一平面自动的、且不易察觉的运动有关。通常脊柱各阶段的运动存在相互代偿的特性，最终遵循人体重心稳定性、摄取信息最大化、疼痛性避让等诸多原则。改变重力线与脊柱弯曲之间空间关系的因素包括：脊

柱局部弯曲的特定形状、头与四肢的静态姿势、肌力、组织的延展性、脂肪沉积及身体外在负重的大小。只要重力线不是尽量沿着骨骼传递就会使软组织代偿应用增多,出现代偿性损害。

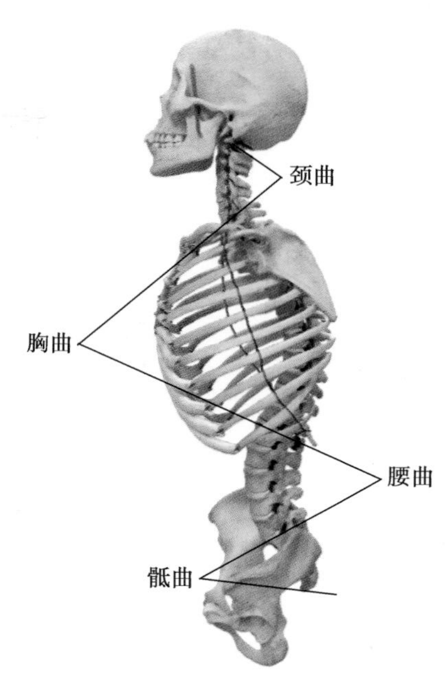

图 5-3-1 脊柱曲度示意图

寰枕关系是寰椎与颅底骨面之间的空间关系(图 5-3-2)。正常情况下,寰椎纵轴与颅底呈现垂直关系,即寰椎的前弓、后弓与颅底的空间距离近似相等,这样能使延髓下段和颈髓上段的活动空间最大化。影响头颅的空间位置的肌肉中,后伸肌群的抗重力作用最大,肌力大于前屈肌群。当后伸肌群过度兴奋或出现黏弹性紧张时,寰枕后间隙变窄的情况明显增多。寰枕后间隙变窄造成延髓压力增高,出现神经调节障碍的多种症状,如肢体位置觉和运动协调性的改变。寰枕前间隙的增加,导致其前方软组织出现过多牵拉。寰椎横突前方有交感神经链上的第一个神经节 - 颈上神经节、迷走神经、舌咽神经、副神经和颈内静脉。寰枕前间隙增宽时,上述结构受到牵拉靠近寰椎横突,扭转头部动作直接造成挤压刺激出现相应症状。

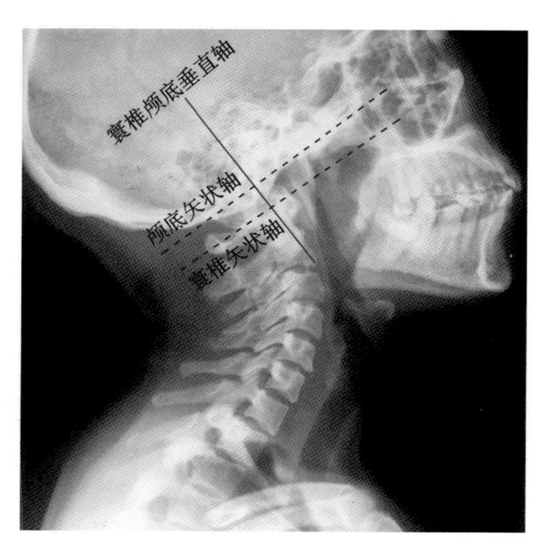

图 5-3-2 寰椎颅底关系

颈曲为颈脊柱段轻度向前的弯曲,承接颈胸、颈枕之间的空间结构稳定性,使头部的重量完全受到骨性承托,减少颈部软组织的力学付出,所以颈椎的关节突宽厚,符合承重的特点。正常情况下,项韧带的弹性牵拉足以维持颈脊柱段的静息稳定性,项韧带承担拉力增加时,会出现枕外隆凸和棘突尖部的骨质增生。棘突间韧带在维持相邻棘突空间位置时发挥重要作用,是关节突关节相对离开时的外在限制结构(图 5-3-3)。当

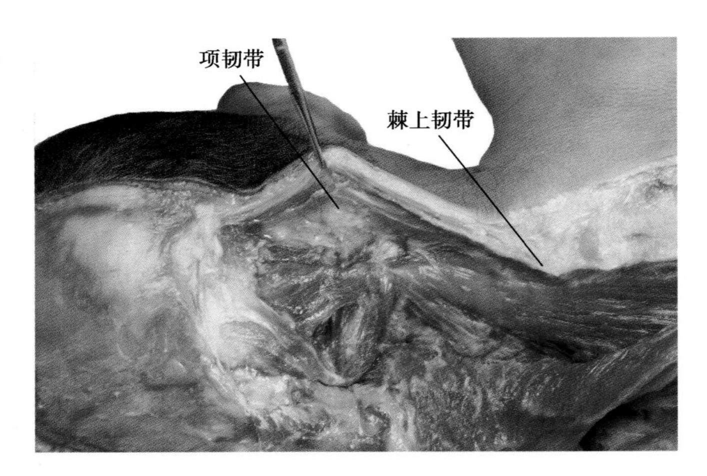

图 5-3-3 头、颈部的限制性结构

颈部深层、关节突关节或椎管内出现无菌性炎症时，疼痛性避让使相应阶段的关节突关节相对分离，减小接触面积，出现颈椎强直或反弓，而两端的脊柱段增加曲度维持重心。

颈胸关系为下颈段与上胸段之间的空间关系。颈曲向前，胸曲向后，两者之间的连接需要稳定的移行关系，颈胸之间的椎体连接表现得比较平直，是颈胸椎力量传递的交点，其前方涉及交感神经链中颈下神经节和T1神经节的空间结构，两神经节可融合为星状神经节，影响同侧躯体的本体感觉。当颈胸交界处前夹角增大时，星状神经节受到牵拉，出现星状神经节异常兴奋的症状。

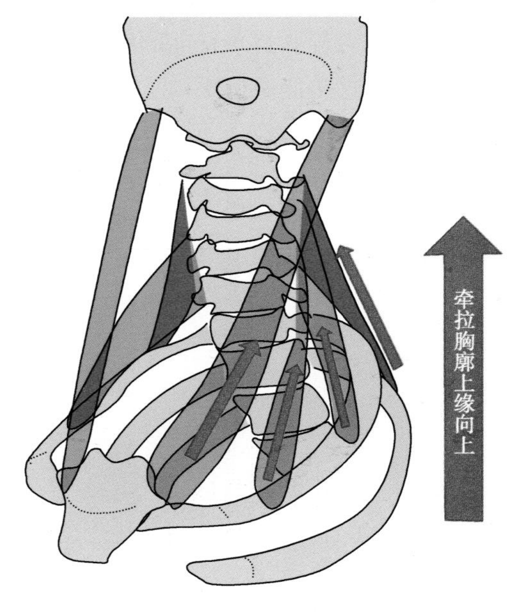

图 5-3-4 胸廓的悬吊机制

胸曲是胸椎各椎体形成的曲度向后的空间结构，有利于胸腔脏器的悬吊和减少胸廓重力对胸腔脏器的压力，为胸锁乳突肌、前斜角肌、中斜角肌悬吊胸廓前缘提供有利空间结构(图 5-3-4)。当胸廓下拉力增加或胸锁乳突肌无力时，前中斜角肌的过度应用均可导致

臂丛神经刺激症状。下斜方肌、背阔肌对维持胸廓及胸椎向后曲度稳定性起到重要作用,两侧的协调收缩还可维持胸脊柱的冠状面稳定性,不致发生侧弯。背阔肌、下斜方肌的张力均受冈下肌张力的影响,冈下肌的损害会间接影响呼吸功能。胸曲增加使竖脊肌负荷增大、交感神经链放松,出现背痛、背部发热及胸腔闷热感。胸曲减小出现心悸、焦虑、失眠、恐惧、消极等抑郁表现。

胸腰关系是胸曲与腰曲的移行部分,承托着胸部重力向腰部重力的传递,并且此处关节突关节为斜位结构,是腰部旋转最多的部分,承担绝大部分的腰部旋转动作。旋转应用增多出现局部无菌性炎症时,刺激脊神经后支引起上腰痛或前半夜腰痛;反馈给相应的脊神经前支引起腹痛、大腿根痛、膝内侧痛、大腿前外侧痛、膝关节积液、足跟内侧痛及大趾背侧麻。胸腰段前夹角增加刺激交感神经链引起肠道运动减慢导致便秘。

腰曲是腰脊柱段向前的弯曲,使更多的重力自腰椎椎体向下传递,正常情况下粗大的椎体位于腰部水平面的中心位置,使躯干的重力能均匀下传,通过骶骨骨盆环分散于下肢。腰椎屈曲角度直接影响椎间孔的直径,向前弯曲时,椎间孔直径增大,椎管容积增加;向后弯曲时,椎间孔直径变小,椎管容积减小。椎间孔周围的骨或软组织增生后,均可在腰椎曲度增大时挤压刺激神经根出现腰椎管狭窄症状。腰椎曲度增加牵拉椎体前方的交感神经链引起腹腔及下肢发冷的表现。过度的腰椎曲度是造成腰椎滑脱的重要原因,腰椎滑脱后交感神经链过度拉紧失去调节能力,出现顽固的下肢发热。与腰脊柱段曲度减小放松交感神经链引起的下肢发热不同,腰椎椎体间空间结构不改变症状很难消失。

腰脊柱段的运动:在不同平面上存在各自的运动规律,一般通过三个平面对脊柱的运动进行描述,即水平面、冠状面、矢状面。①腰脊柱段在矢状面上表现为前屈和后伸运动,整个腰脊柱段大约可以前屈 40°~50°,后伸 15°~20°。矢状面上的大角度运动源于腰脊柱段关节突关节的关节面走向以矢状面占优势。②腰脊柱段在水平面上的整体运动大约每侧 5°~7°,每个腰椎连接产生 1°左右的单侧旋转角度。当腰椎间的相对旋转角度大于 3°时,即可产生关节突关节表面的损伤及纤维环胶原纤维的撕裂。③腰脊柱段在冠状面上产生的脊柱侧弯运动,整体腰脊柱段可在每一侧发生 20°的侧弯角度,此侧弯动作会受到对侧纤维环、横突间韧带、关节囊韧带的牵拉限制。

腰骶关系是下腰段与骶骨之间的空间关系,正常情况下骶骨水平角为 30°左右,当这一角度发生改变时,腰椎与骨盆的空间位置出现异常(图 5-3-5)。腰骶夹角增加引起足部寒冷,减小引起足部发热。

骶曲为骶骨融合形成的弯曲,不会因为力学改变而改变,而骶尾连接处的角度恰恰反映了盆底软组织的拉力变化。尾骨尖向前弯曲越大,盆底软组织拉力越大,但要排除外伤引起的骨性改变。骶尾部向上翻转越多,其附着韧带牵拉越多,导致骶骨下段骨皮质下水肿,刺激游离神经末梢引起骶尾段坠胀感及骶神经丛的相应症状。

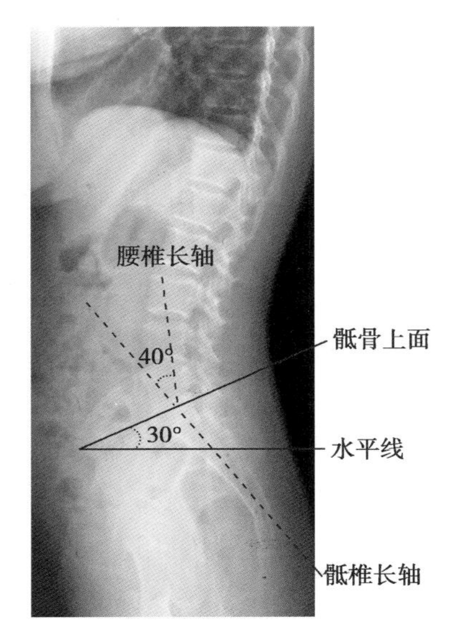

图 5-3-5 腰骶关系

整个脊柱以骶骨为依托,骶骨通过骶髂关节与髂骨相连,由骨盆承托,所以脊柱的空间位置受骨盆空间位置影响非常大。骨盆前旋转启动躯干重心前移后的脊柱调节;骨盆后旋转启动躯干重心后移的脊柱调节;骨盆侧向倾斜启动躯干重心侧移后的脊柱调节;骨盆水平旋转启动脊柱的反向旋转调节。很多情况是三平面调节同时发生的,需要动态分析。

改变重力线和脊柱弯曲间关系的因素涉及局部脂肪沉积(不均匀肥胖)、局部脊柱弯曲的特定形状、头与四肢的静态姿势、肌力、组织延展性、身体承重的大小等。重力线通过的部分对于骨骼各部分分担的压力有明显影响。正常情况下脊柱的椎体形成的弯曲及其限制性结构的作用,可使脊柱维持在很少肌肉兴奋的状态。当正常的空间结构发生改变、重力作用部位异常导致相应骨、椎间盘、关节突压力增加,韧带牵拉增多,乃至肌肉的动力参与,会使参与部分的耗能增加,引起炎性物质蓄积,出现疼痛。

脊柱为多关节结构,各椎体间存在着相对旋转能力,虽然每个椎体相对旋转能力非常小,但是整体的旋转叠加就会产生很大的旋转角度。当椎体发生旋转后,相对冠状面稳定性就会下降,为脊柱侧弯的出现创造条件。

第四节 脊柱调节代偿与症状

脊柱各阶段存在特有的生理曲度,当其中任意阶段出现软组织损害而失去原有的曲度时,都会导致其他各阶段脊柱的过度屈曲、变直或侧弯等不同平

面的变化，最终使躯干力学核心保持在支持面支撑的范围内。相对较轻的软组织损害或椎体偏移姿势通常发生于亚健康人群中，没有明显的临床症状。严重的不正常的脊柱弯曲会增加肌肉、韧带、骨骼、椎体间结构、关节突关节及穿过椎间孔的神经根等部位的压力，导致局部力学失衡，在运动平衡调节过程中出现代偿薄弱区域的症状。腰脊柱与骶椎相连，骶椎受骨盆的位置变化的影响，当骨盆失去正常的空间位置时，腰以上的躯干出现重心偏移，自腰椎开始出现各脊柱段的弯曲变化以代偿骨盆的空间位置改变造成的躯干重心偏移。脊柱调节由诸多骨关节构成，其调节的复杂性难于描述，通过脊柱在矢状面、冠状面、水平面上的调节变化，可初步了解脊柱调节的规律及出现的症状。

一、矢状面调节

矢状面调节即脊柱前后曲度变化的调节，可以分为两种情况，一种为脊柱曲度的增加，另一种是曲度的减小（图 5-4-1）。

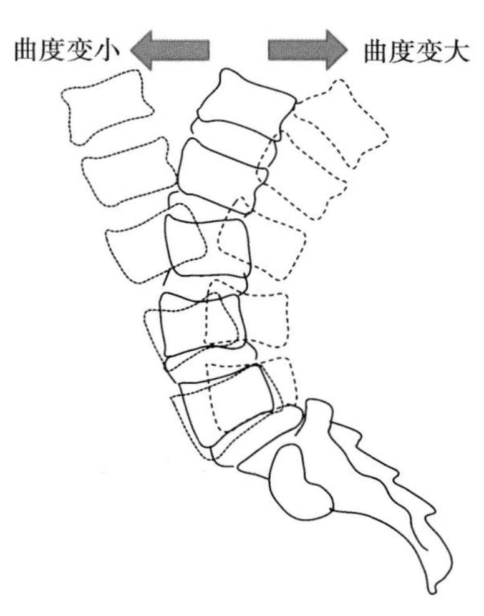

图 5-4-1 腰脊柱的曲度变化示意图

当竖脊肌原发性损害或继发性紧张代偿时，造成骶、髂骨附着部分与上位脊柱附着处的空间距离缩短，引起脊柱前凸曲度加大，关节突关节压力增加，相对运动时的摩擦力增加，反馈性引起滑囊液分泌，出现关节突关节积液，积液挤压关节囊韧带，造成关节囊韧带牵拉增多，持久牵拉刺激出现关节突关节周围韧带附着处骨质增生（图 5-4-2）。关节突关节摩擦力增加造成椎体旋转时阻力增加，多裂肌、回旋肌做功增多，出现多裂肌、回旋肌劳损。颈脊柱段存在与腰脊柱段相同的变化。胸脊柱段的曲度变大则与腹肌牵拉或胸段深层肌损害的疼痛避让存在必然联系。当腰部深层或椎管内软组织损害时，腰脊柱段的曲度变小以释放深层压力，髓核前方压力增加，髓核后移。椎板间距离增加导致黄韧带牵拉，出现黄韧带肥厚或黄韧带附着处增生、钙化。棘突间距离增加导致棘上韧带牵拉出现疼痛或棘突增生。颈脊柱段与腰脊柱段存在相同的变化。胸脊柱段则相反，曲度变小与代偿腰脊柱段变直的重力调节有关，胸脊柱段的棘上韧带或棘间韧带蠕变缩短也是胸脊柱

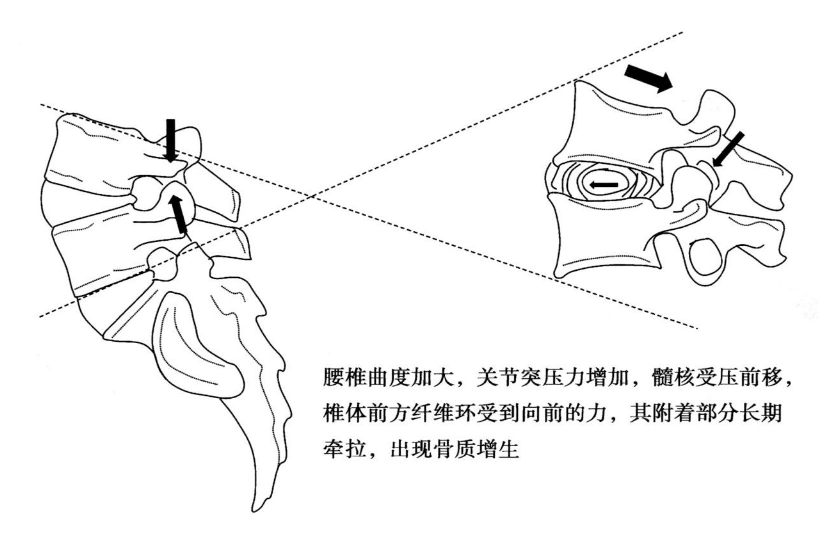

图 5-4-2 腰椎曲度增大示意图

段变直的因素。反复的后缩肩部挺胸动作会导致上胸段变直，出现胸交感神经链牵拉的各种症状。

腰脊柱前凸曲度增加会导致椎体间压力变化。椎体间有椎间盘(图 5-4-3)连接，椎间盘为椎体间的力量缓冲结构，由周围的纤维环和中间的髓核构成。纤维环对髓核的空间移动有限制作用，髓核可随椎体间压力变化而发生移动，以更好地缓冲椎体间的力学冲击。椎体间后缘压力增加，纤维环后侧压力增加，组织营养供应障碍，时间久了出现缺血坏死，纤维环对髓核的限制能力下降，为椎间盘突出制造了条件。

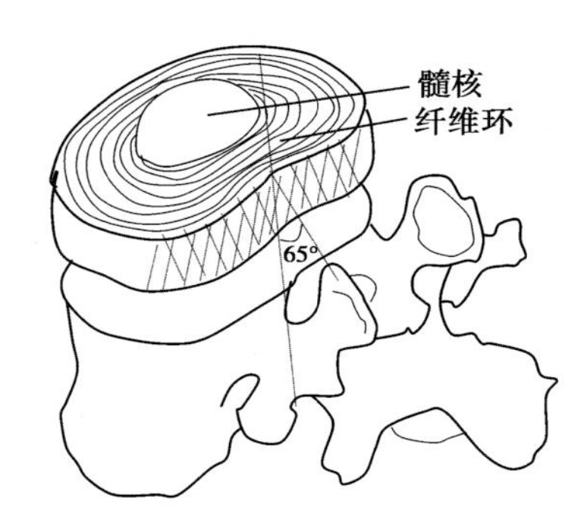

图 5-4-3 椎间盘示意图

纤维环为拥有 20 层左右胶原纤维的髓核限制结构，每层间的胶原纤维走行方向不一样，每层胶原纤维都与垂线形成 65° 夹角，使纤维环的力学功能更稳定。

椎体间后缘压力增加，髓核前移使椎体间前侧纤维环及前纵韧带压力增加，导致其附着部位骨骼牵拉增多，长期高拉力导致椎体前缘骨质增生(图 5-4-4)。

腰脊柱段前凸曲度增加，椎体侧前方交感链受到牵拉(图 5-4-5)，或严重的椎体前缘骨质增生刺激交感链，均可导致交感链紧张度增高，交感神经兴奋，出现下腹部及下肢不同阶段的凉冷感觉。如果既有腰脊柱段曲度增加又有椎体前缘的骨质增

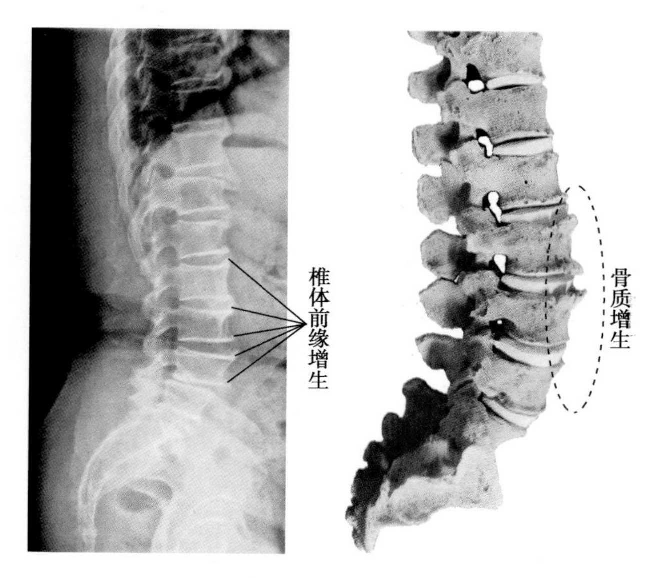

图 5-4-4 椎体前缘的骨质增生

相应阶段椎体间隙变小，椎间盘突出或退化，脊柱段变直，腰深层或椎管内出现无菌性炎症刺激神经的疼痛性避让，反映了漫长的力学变化过程。

生，或明显的椎体向前滑脱，则交感神经链因过度牵拉而失去功能，表现为副交感神经兴奋状态，出现下肢顽固性发热。

前凸的腰脊柱段使 L3 以下附着的腰大肌放松，逐渐缩短。长时间的腰脊柱段前凸曲度增加造成关节突压力增加，关节囊积液，牵拉关节周围形成骨质增生，使椎间孔横径变小，加之椎间孔周围的软组织水肿，出现椎管狭窄症状。长时间的腰脊柱段前凸曲度增加出现腰骶部深层软组织损害水肿，无菌性炎症蓄积，刺激脊神经后支，反馈给脊神经节，使同阶段脊神经前支感觉区出现皮炎或疼痛感觉；运动区肌肉痉挛，挤压血管和神经。发生深层软组织水肿时，前凸的腰脊柱挤压水肿部位出现疼痛，疼痛性避让机制会使相应损害的脊柱段压力降低，腰脊柱段由前凸曲度增加回复到逐渐正常或变直、后凸；椎体间后缘压力下降，髓核向后移动，已经出现破损的纤维环承受不了这种压力，出现不同程度的髓核膨出、突出或脱出的现象，具体出现何种程度的

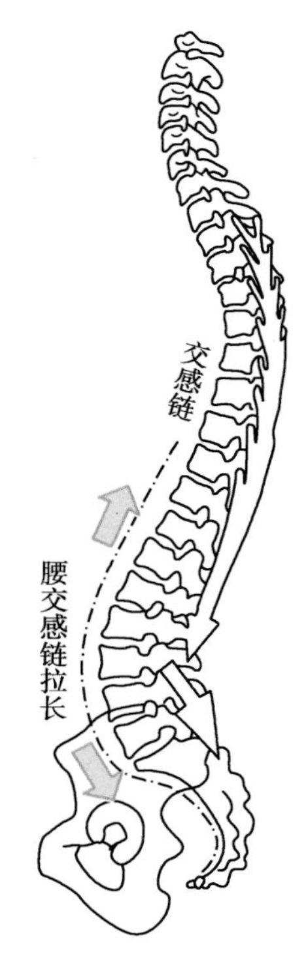

图 5-4-5 腰交感神经链受到牵拉

表现与纤维环变性损坏程度有关。(图 5-4-6)

纤维环(图 5-4-3)为多层具有与垂线呈 65°角的纤维结构。纤维环损坏层数较少的,对髓核的约束能力较好,髓核后移时表现为椎间盘膨出;纤维环损坏层数较多的,对髓核的约束能力较差,髓核后移时表现为椎间盘突出,快速的抬搬动作增加髓核后移的冲击力,纤维环进一步撕裂,也可出现椎间盘脱出的情况;纤维环全层破裂的,不能约束髓核,在椎体间后缘压力下降时,髓核后移表现为脱出。单纯的纤维环破裂而没有髓核的后移,会因为椎体间压力的作用使髓核失去水分而变性,表现为椎体间隙变窄,椎间盘含水量减少。变直或后凸的腰脊柱段放松了其前方的交感链,使其相应的下肢凉冷感消失,有时会出现双足发热的情况。腰大肌受到变直或后凸脊柱的牵拉,使已经缩短的腰大肌受到过度牵拉,增加其劳损机会(图 5-4-7)。

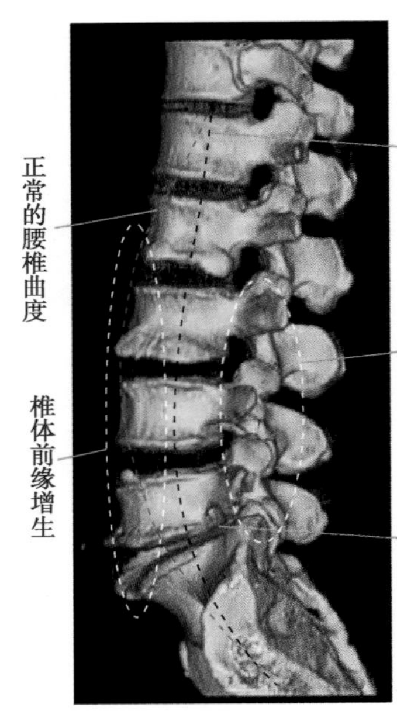

图 5-4-6 腰椎的三维成像

椎体前缘增生、关节突关节增生、腰脊柱段曲度消失、椎间盘突出同时存在。

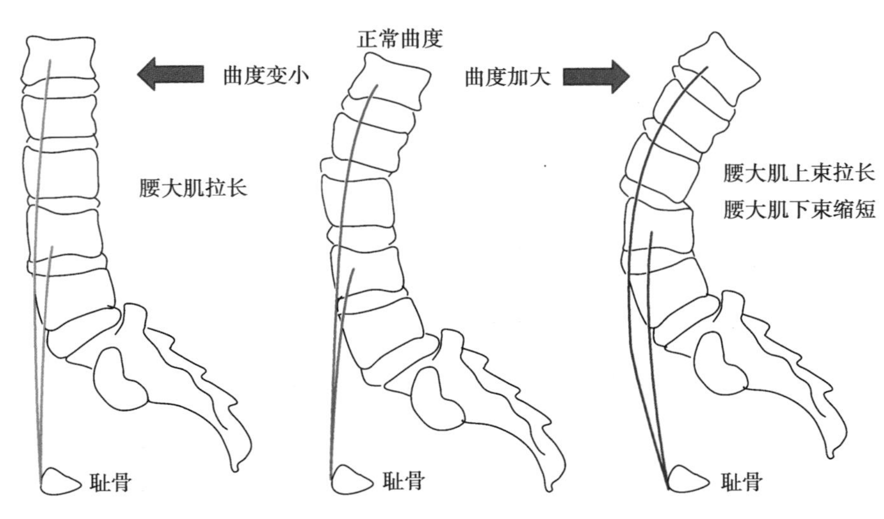

图 5-4-7 腰椎曲度变化对腰大肌的影响示意图

腰椎变直、增加腰骶角拉长腰大肌上部肌束与腰曲加大牵拉腰大肌上部肌束的情况相似。

变直的脊柱段两侧过度弯曲代偿，出现腰骶角加大或胸腰段前凸曲度加大的情况。腰骶角加大时，其前方交感链拉紧，下肢交感神经处于兴奋状态，出现足冷症状。胸腰段前凸拉紧交感链出现中腹部冷感和消化不良症状。去掉引起腰脊柱段变直的病因即可去掉上述症状。腰椎管内或深层软组织损害刺激神经时，腰脊柱段变直或后突造成躯干的重心前移，也可发生骨盆后旋转纠正重心的调节，需要臀内侧肌肉的持续收缩做功，出现只有臀内侧疼痛及臀内侧压痛高敏而其他部位压痛较轻或无压痛的情况。腰脊柱段的前凸曲度过大会导致腰以上躯干重心后移，躯干前群肌紧张牵拉胸廓，引起胸脊柱段后突曲度增加(图5-4-8)，胸脊柱段的棘上、棘旁软组织牵拉过度，出现棘上痛、棘间痛或背部弥漫性疼痛。腹壁肌肉对胸廓下缘的牵拉，增加了胸锁乳突肌、前中斜角肌悬吊胸廓的后负荷，造成上述肌肉劳损。胸锁乳突肌劳损出现乳突痛、面神经炎、耳鸣、偏头痛等。高张力的胸锁乳突肌挤压颈内静脉，出现颅内血液回流压力加大，脑组织慢性缺氧，血压反馈性增高，脑组织慢性水肿，退化萎缩。所以，中医讲“肾主骨生髓，脑为髓之海”是有结构基础的。前中斜角肌紧张，出现臂丛神经受压的手麻。胸脊柱段曲度加大，胸腔内容积变小，内压力增加，与胸廓下拉力增加共同作用，造成呼吸不畅。胸脊柱段出现原发或继发性损害时，脊神经节受到不良信息影响，出现其前支分布的感觉区疼痛和运动区软组织张力增高，如肋间神经痛。胸脊柱段前方交感链放松，胸背部及内脏血管扩张，出现胸背部闷热感。受不良刺激的脊神经节对同阶段交感神经节产生影响，增加了呼吸道的敏感性，易出现咳

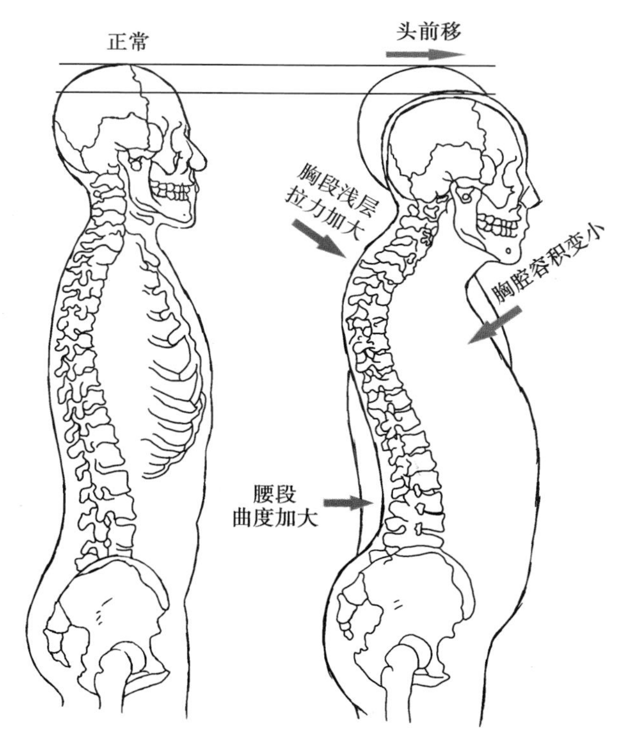

图 5-4-8　胸椎曲度受腰椎曲度影响示意图

嗽、喘息等症状。胸脊柱段变直牵拉胸段交感链，交感神经兴奋性增高，呼吸道敏感性增加，同样易出现咳嗽、哮喘等症状。心脏自主神经功能受到影响，出现查不到原因的心悸。同时影响情志，出现紧张、焦虑、失眠、抑郁等症状，体现了“心主神志”的特点。下胸段软组织损害影响交感神经节兴奋性，造成肝内代谢功能异常，糖原利用不足，反馈性抑制胰岛素降糖作用，出现血糖升高的情况。

颈脊柱段会随着胸脊柱段曲度的增加出现前凸曲度增加的调节，保证头颅空间位置的稳定性，以使信息摄取最大化。颈脊柱段向前曲度增加，关节突关节压力增加，髓核前移挤压纤维环和前纵韧带，出现椎体前缘的骨质增生。同时会产生深层软组织损害，出现炎症水肿时需要释放深层软组织压力，减少浅层软组织对深层的影响，损害的颈脊柱段曲度减小或消失。随着颈脊柱段的变直，头颅的空间位置前移，在纠正头颅空间位置时需要颈胸结合部的前侧夹角加大或寰枕前间隙开口角度增大（图 5-4-9）。

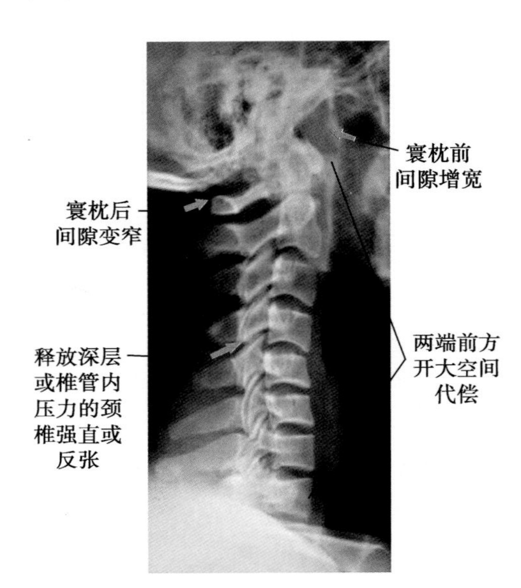

图 5-4-9 颈椎损害的骨骼空间位置变化

颈胸结合部的脊柱前凸，使其前方的交感神经链紧张，出现星状神经节功能异常的各种表现，如心悸、胸闷、偏头痛、鼻塞、半身无汗、下肢发冷等。寰枕前间隙开口角度增大，在颈椎侧位 X 线片（图 5-4-9）可以看到寰枕后间隙变窄，寰枕前间隙增宽，相应水平的交感神经链紧张。在扭转头部时，寰椎向前移动的横突顶压颈上神经节，颈上神经节受到刺激，引起颅内血管或眼底动脉痉挛，出现阵发性脑缺血头晕或眼底缺血造成的飞蚊症。迅速抬头动作同时牵拉刺激两侧颈上神经节，出现全脑动脉痉挛而晕厥。颈上神经节的慢性牵拉刺激使颅内动脉痉挛而血液供应减少，可引起反射性血压升高。颈上神经节对整条交感链都会产生影响，出现躯干、四肢及内脏的自主神经功能紊乱，对枕颈后限制性结构——项韧带的放松能起到短期治疗效果。头前移后仰、颈前探的姿势导致胸锁乳突肌放松，前中斜角肌代偿性紧张，挤

压臂丛神经，引起手麻（图 5-4-10）。

头前移后仰的姿势导致舌骨上、下肌群紧张，舌骨空间位置异常，咽部压力增加，静脉血液回流障碍，咽部充血水肿，出现咽喉堵塞感或异物感，并且容易发生上呼吸道感染。双侧舌骨上、下肌群的牵拉力不一致时，舌骨空间位置与口腔不能完美配合，易出现咬舌、咬口腔内壁和复发性口腔溃疡。（图 5-4-11）

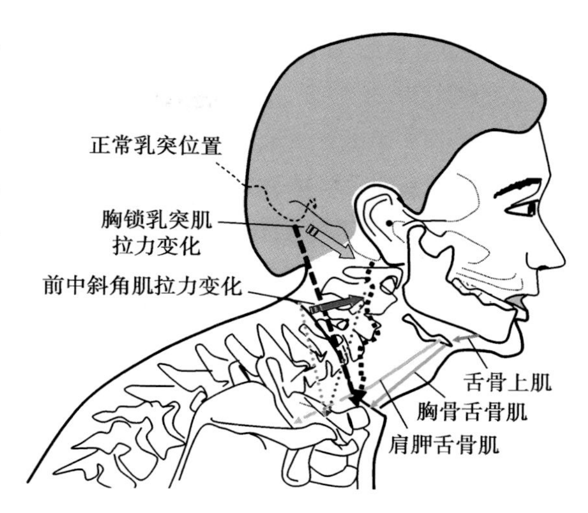

图 5-4-10 头前移、颈前探的胸廓上方附着肌肉拉力变化示意图

舌骨上、下肌群收缩有下拉下颌骨张口的作用，当舌骨上、下肌群紧张时，下拉下颌，咀嚼后负荷增加，长期的咀嚼后负荷增加导致咀嚼肌群劳损。（图 5-4-12）

咬肌与腮腺为毗邻关系，腮腺导管走行于咬肌表面，开口平对第二磨牙。咬肌腮腺筋膜固定咬肌和腮腺结构。腮腺唾液的分泌对口腔最后部分有冲刷作用，保证口腔的洁净，减少龋齿的产生。咬肌劳损后张力增加，咬肌腮腺筋膜随之紧缩，导致腮腺压力增加，分泌唾液减少，口腔自洁能力下降，易发生龋

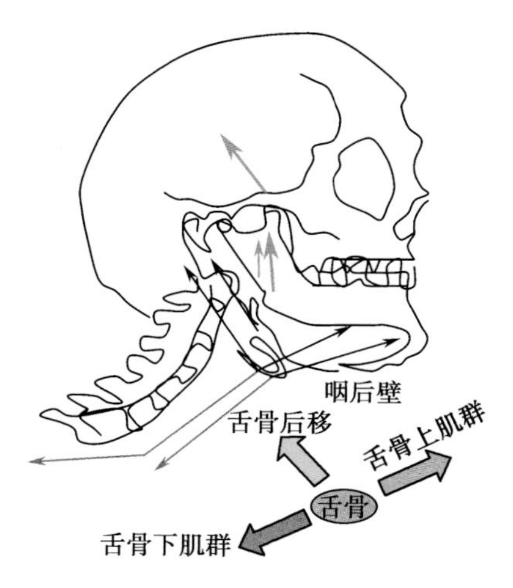

图 5-4-11 头前移、颈前探对舌骨及咽喉部的影响示意图

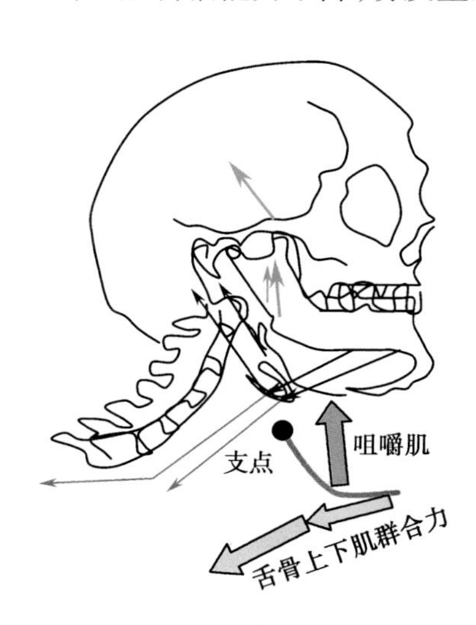

图 5-4-12 头前移、颈前探增加咀嚼肌后负荷示意图

齿。咬肌与翼内肌是咬合协同、研磨拮抗的关系，咬肌损害同时引起翼内肌损害。翼内肌劳损刺激其内表面走行的上颌神经和下颌神经，出现三叉神经的上颌支疼痛或下颌支疼痛，在张口、咀嚼动作时诱发加重（图 5-4-13）。

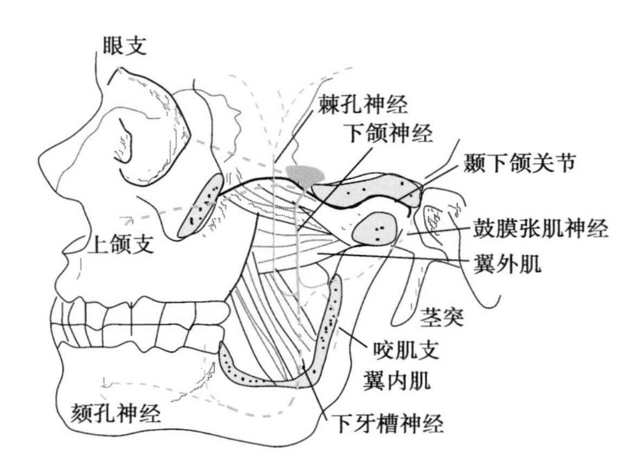

图 5-4-13 翼内肌对三叉神经的影响示意图

下颌神经发出的棘孔神经穿棘孔入颅，分布于颞区的硬脑膜，受到炎症刺激后出现泛发的三叉神经痛和顽固偏头痛。三叉神经的下颌神经舌支受到影响，出现舌边痛麻。下颌神经发出鼓膜张肌神经，穿下颌关节窝进入骨质内，支配骨内鼓膜张肌神经。鼓膜张肌神经在此处受到刺激后，可引起鼓膜张肌痉挛，出现耳鸣，在张口牵拉或用手掏耳时可短暂缓解症状。颞肌损害出现颞肌分布区的偏头痛，可在按压颞肌后缓解。持续的颞肌高张力状态，牵拉颞线区域导致头皮血液循环障碍，沿颞线出现毛发脱落。双侧颞肌损害牵拉帽状腱膜出现头胀如裹、头两侧发紧的症状。舌骨上下肌群紧张会产生下颌后移的力矩，使咬合动作中下颌髁突对颞下颌关节窝的关节软骨压力增加，加之反复的咀嚼动作，下颌关节发炎、疼痛，即所谓下颌关节紊乱综合征（图 5-4-14）。另外，咀嚼肌的损害影响张口协助肌肉——翼外肌的张力，翼外肌紧张牵拉下颌关节盘向前，影响下颌关节运动顺畅度，出现下颌关节弹响。下颌神经鼓膜张肌支、面神经的分支鼓索均通过颞下颌关节的深面，当咀嚼肌紧张时，下颌关节运动压力增加导致水肿和无菌性炎症蓄积，刺激毗邻的神经，出现神经支配区及相关支配区的肌肉痉挛。鼓膜张肌痉挛，使鼓膜产生震动，听骨链随之运动，传入内耳产生耳鸣。此种耳鸣可以被外耳道压力变化短暂缓解。如

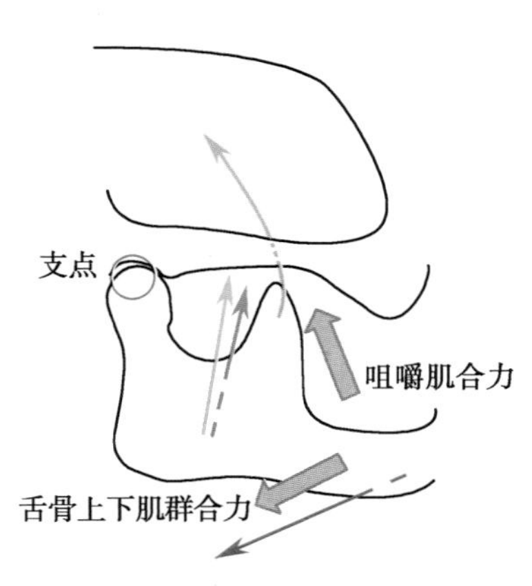

图 5-4-14 下颌关节紊乱示意图

下颌关节作为咀嚼肌与舌骨上肌群合力作用的支点，容易研磨劳损，出现下颌关节疼痛。

用手掌挤压外耳道后的快速移开、揉压外耳道边缘等干扰鼓膜运动的动作。中医穴位的听宫、听会即在张口位的下颌髁突后方凹陷中，针刺对穴位内鼓膜张肌神经的刺激能有效缓解鼓膜张肌痉挛，消除耳鸣症状。同时，鼓索的刺激能缓解因鼓索受炎症影响引起的耳鸣、舌根部不适等。长期挤压刺激鼓膜张肌神经可引起神经麻痹，出现鼓膜塌陷。

肩胛舌骨肌作为颈前筋膜的张肌，从斜前方拉起颈前筋膜，降低颈前筋膜对其下方走行结构的影响，维护颈内静脉和甲状腺静脉的正常压力（图 5-4-15）。当头前移、颈前探的动作出现时，肩胛舌骨肌空间位置发生改变，由侧向牵拉变为向后拉紧，不能撑起颈前筋膜，并且对颈内静脉和甲状腺静脉产生压力。影响颅内血液回流，造成颅内血液淤滞。当存在血液凝集速度加快因素时，成为脑血栓形成的重要原因。颅内缺氧的状态诱发血压升高，增加颅内供血，血管压力增高，渗出增多，导致脑组织慢性水肿，脑细胞退化，数目减少，出现脑萎缩。挤压甲状腺上静脉，影响甲状腺血流，出现甲状腺血液淤滞时，由于甲状腺为高代谢器官，易出现甲状腺炎或甲状腺囊肿、结节等病理改变。肩胛舌骨肌同时挤压甲状旁腺，出现持续补钙都不能缓解的低钙状态。

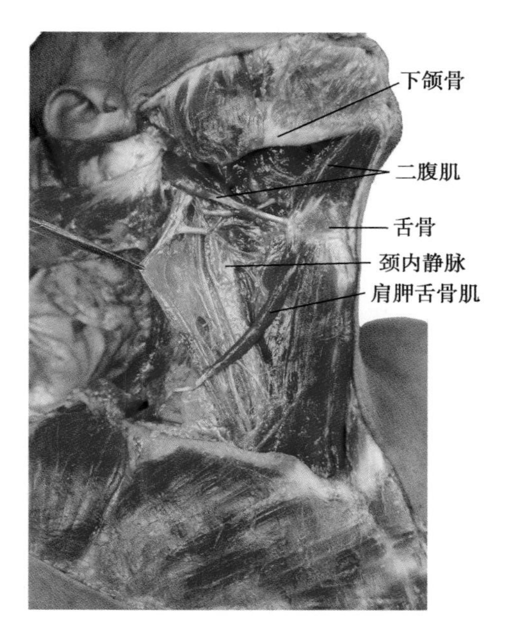

图 5-4-15　肩胛舌骨肌与颈内静脉的空间关系图（肩胛舌骨肌为颈前筋膜张肌，对颈前筋膜的紧张度有积极的调整作用）

打哈欠动作在仰头张口的同时拉紧肩胛舌骨肌，使颈内静脉回流加速，缓解颅内缺氧状态。频繁打哈欠说明颅内存在明显缺氧。

头后伸肌群长期过度应用导致项平面附着处损害，刺激枕大神经，引发偏头痛（图 5-4-16）。项平面软组织炎症水肿时，头后伸作用下降，需要腰椎曲度增加或屈膝代偿，竖脊肌的长期紧张或关节突关节的长期挤压均会导致腰腿痛、膝痛或足跟痛。

颈前探、头后仰的姿势导致迷走神经、舌咽神经在第一颈椎前方受压。迷走神经咽支支配腭咽肌、腭舌肌、腭帆提肌、腭垂肌,受压时出现软腭上提无力。舌咽神经支配茎突咽肌,受压时出现茎突咽肌无力,咽部开大减小。头前移、颈前探导致咀嚼肌过度应用,翼内肌、翼外肌张力增加挤压下颌神经,可引起其腭帆张肌无力,与上述肌肉同时无力时,睡眠状态下软腭下移,阻塞呼吸道,出现打鼾,严重时出现睡眠呼吸暂停。

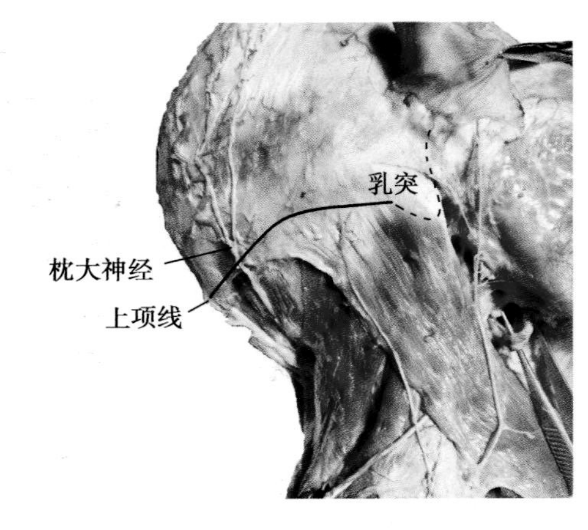

图 5-4-16 枕大神经解剖图

头后伸肌群紧张引起枕肌、额肌及帽状腱膜紧张,出现枕后痛、前额痛或头顶紧压感或包裹感。帽状腱膜长期高张力出现无菌性炎症,与真皮层粘连,导致头皮静脉回流障碍,皮肤营养不良同时刺激皮脂腺引起脂溢性脱发。

臀部伸髋肌紧张在下肢远固定时,牵拉骨盆后缘导致骨盆向后旋转,躯干上部重心后移,腰脊柱段、胸脊柱段相继变直。腰脊柱段变直的表现前文已经描述。胸脊柱段变直使胸腔前后径变小,导致胸腔容积变小,呼吸不畅。胸段交感神经链受到牵拉刺激,交感神经兴奋占主导,出现胸腔及后背的凉冷感。胸腔脏器动脉收缩,血液循环减少,易发生呼吸系统及心血管疾病,上胸段曲度变直时会出现心慌、胆怯、紧张、恐惧等抑郁表现。骨盆后旋转角度不大,颈脊柱段受变直影响相对较小。如果腰脊柱段浅层损害缩短,不能变直代偿躯干重心后移,胸脊柱段会增加曲度纠正胸段以上的重心偏移,出现胸脊柱段曲度增大的相关症状。同时,胸椎曲度代偿性增大使头向前下移动,头后伸增加了颈椎曲度,出现相关症状。

二、冠状面调节

冠状面调节即脊柱左右弯曲变化的调节,出现明显的躯干重心侧向偏移时,表现为脊柱侧凸(图 5-4-17)。这种脊柱侧凸属于功能性的,也就是说没有骨骼结构的改变。因为躯干重心纠正,脊柱两侧软组织的拉力不平衡而出现。直接因素源于竖脊肌的损害或骨盆侧向倾斜对骶骨空间位置的影响;肩部肌肉拉力的不平衡对胸段脊柱的影响;脊柱各阶段原发软组织损害对发病局部

脊柱段的影响等。间接因素与下肢的不等长变化有关,如跗骨窦损害引起的足踝内翻等。这种单纯的机体两侧长度阶段性改变引起的脊柱侧凸一般不会超过30°,超过30°的脊柱侧弯必然伴有椎体的相对旋转。旋转因素破坏了脊柱两侧平衡的肌肉拉力方向,引起严重的脊柱侧弯。具体讨论在整体平衡调节中详细论述。竖脊肌各阶段的损害可以使脊柱向同侧弯曲,产生其两侧相邻脊柱段的侧弯代偿。一侧腰骶部竖脊肌损害后,快速蓄积的无菌性炎症因子刺激神经末梢,诱发其运动支支配区肌肉痉挛,机体为了减少牵拉刺激,使腰脊柱段弯向同侧,相应躯干上部重心向这一侧移动,启动运动平衡调节,胸脊柱段出现对侧弯曲,颈脊柱段出现同侧弯曲,最终达到躯干重心的相对稳定。也有脊柱侧弯只发生在比较短的范围内,不影响全脊柱。

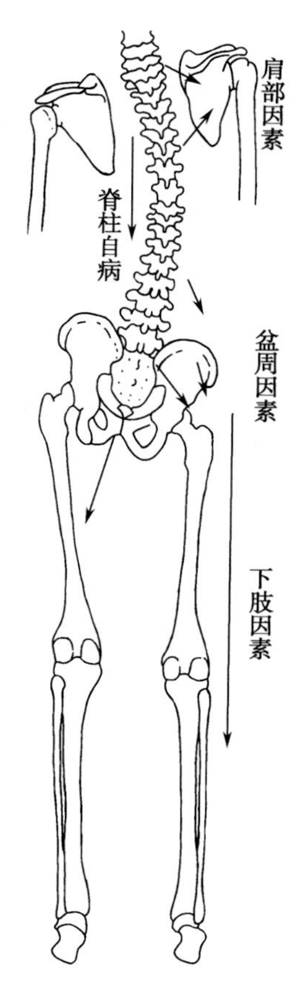

图 5-4-17 脊柱冠状面变化示意图

腰脊柱段的同侧弯导致同侧深层软组织压力增大,关节突关节摩擦力增加,滑液分泌增加而积液;多裂肌、回旋肌对抗较大的摩擦力,过度做功而劳损;关节突关节周围软组织附着的骨质因长期受到牵拉出现增生;关节突关节受到过度挤压,出现关节面表面积增大,尤其下位椎体的上关节突承托作用的应用,使上关节突明显膨大,甚至包被下关节突,限制关节突关节的相对运动。对侧竖脊肌兴奋代偿,日久出现对侧腰骶部疼痛。胸脊柱段弯向对侧,使同侧肋间隙开大,呼吸运动时同侧肋骨与肋软骨之间过度牵拉,出现肋软骨疼痛,表现为“肋软骨炎”。(图 5-4-18)

颈脊柱段弯向同侧,同侧上斜方肌、头夹肌、头最长肌、胸锁乳突肌、颈阔肌收缩,整个颈部力学支点在下颈段,所以出现下颈段深层压力增加,诱发下颈段深层软组织损害。上斜方肌应用增多时,出现颈肩结合处疼痛、肩峰上方痛、枕颈部疼痛及偏头痛;下颈段深层软组织损害出现下颈段深层疼痛感觉;深层损害刺激脊神经后支,导致其同神经元的前支分布区感觉敏感,出现背、肩、臂部疼痛。如存在肩部周围软组织损害,可迅速出现肩部疼痛进行性加重和肩关节运动功能障碍。上斜方肌和头夹肌的紧张并伴发炎症时,刺激穿出此两肌肉间隙的枕大神经,出现枕大神经痛。头夹肌、胸锁乳突肌、头最长肌长期兴奋紧张，其附着处骨膜张力增高，乳突窦静脉回流障碍，导致乳突窦炎性水肿，刺激其中走行的神经，出现多种症状（图 5-4-19）。如无菌性炎症刺激面神经，引起面肌痉挛，通过放松头夹肌、胸锁乳突肌、头最长肌或去掉引起上述肌肉张力增加的因素，对面肌痉挛有积极治疗作用；刺激镫骨肌神经引起耳鸣；刺激鼓索神经引起舌根部麻刺感及流涎；刺激岩大神经引起流泪、流涕。

颈阔肌（图 5-4-20）兴奋导致下颌运动协调性下降，整体受力偏向紧张的一侧，使口腔运动中咬合运动、面部肌肉运动及舌的运动协调性下降，咀嚼加快时易出现咬到口腔壁及舌头的可能性。长期的舌黏膜或颊黏膜的摩擦，容

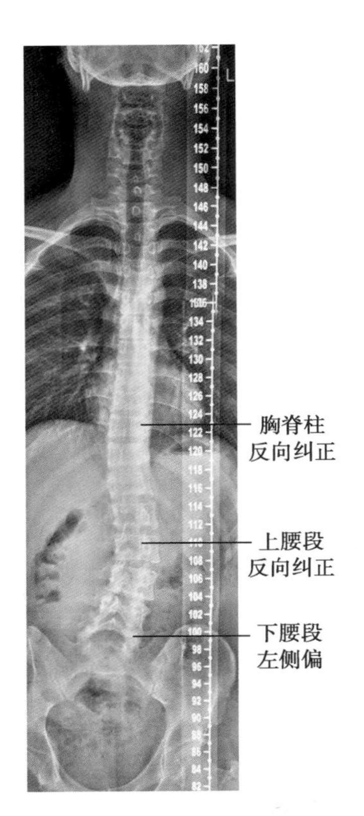

图 5-4-18　腰、胸段脊柱侧弯调节的 X 线表现

此患者的冠状面调节未发展到颈段，表现出腰腿痛和腹胀、肋软骨痛。

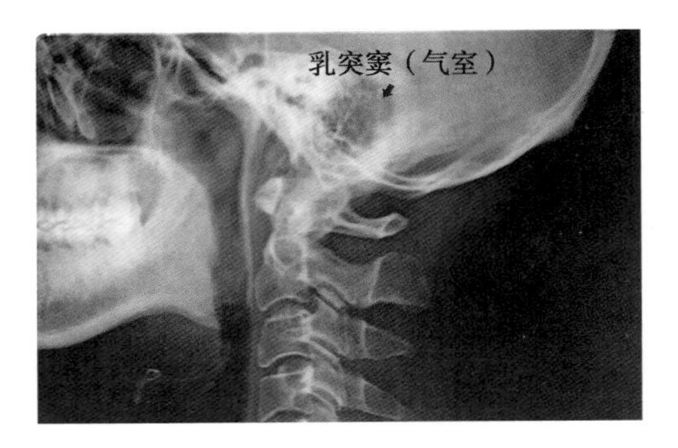

图 5-4-19　乳突窦 X 线图

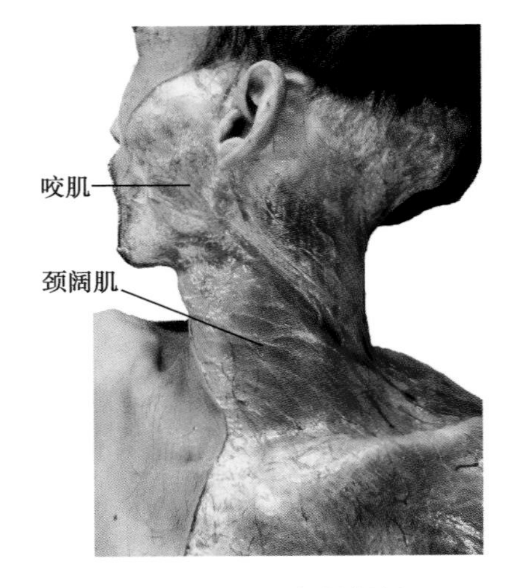

图 5-4-20　颈阔肌解剖

易出现复发性口腔溃疡。

脊柱侧凸的变化中，由于关节突关节的侧方拉伸限度是固定的，所以脊柱侧凸超过一定程度时（30°侧弯角），即会出现旋转。

三、水平面调节

水平面调节即脊柱的轴向旋转引起的各脊柱段空间位置的变化。脊柱的水平面调节主要受肩部调节、骨盆旋转和脊柱过度侧弯影响。骨盆的侧向旋转多伴有骨盆的前倾或后倾，骶骨随骨盆的整体运动发生运动，在旋转的同时发生多平面的调节运动（图 5-4-21）。

骨盆周围的斜行肌肉是引起骨盆旋转的重要因素，包括内收肌群、腹内外斜肌和臀大肌、臀中肌后束。一般在臀大肌与臀中肌交界处存在软组织损

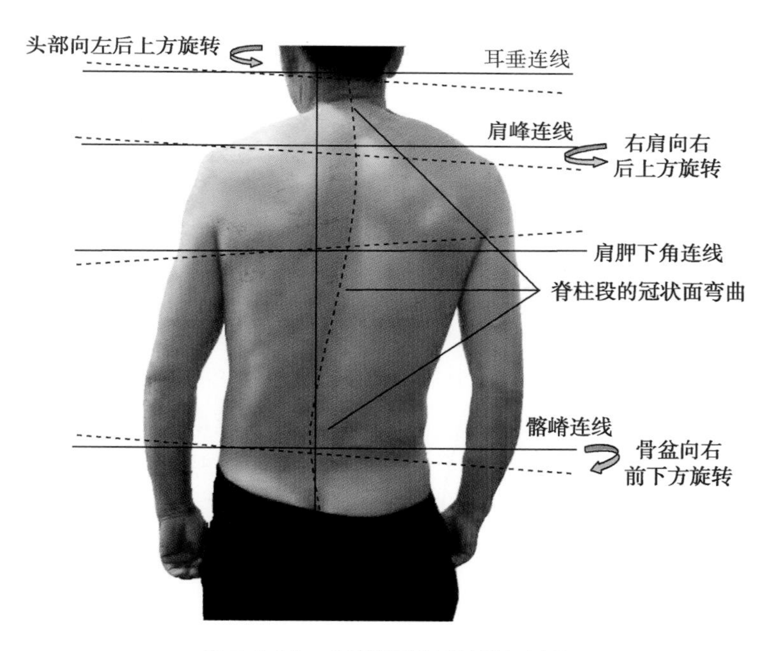

图 5-4-21　水平调节的临床特点图

害时，出现这一部分软组织的黏弹性紧张，使其空间距离缩短，当下肢固定时，骨盆后倾、侧倾并向前旋转，为保证头颅空间位置的正确性，躯干势必发生反向旋转代偿并伴随腰脊柱前凸、侧弯增加的纠正矢状面和冠状面异常的运动。坐位时臀大肌及臀大肌、臀中肌交界处对骨盆的水平旋转表现得尤为明显。

90°的屈髋使臀大肌及臀大肌、臀中肌交界处软组织的远端附着点随股骨空间位置改变而改变。当臀大肌收缩时表现为大腿的水平外展。当下肢固定时，骨盆侧向旋转趋势明显增加(图 5-4-22)。

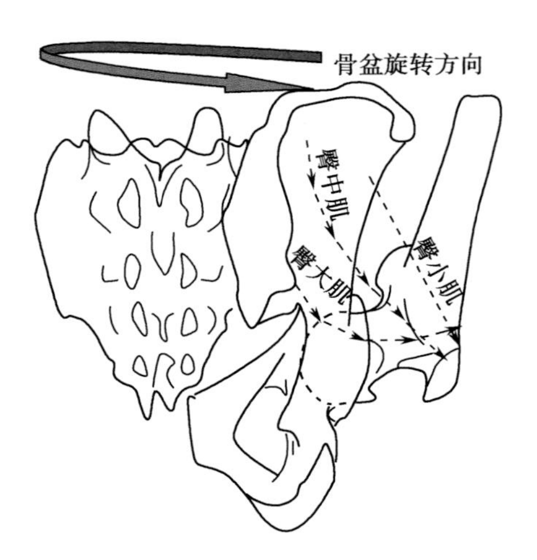

图 5-4-22 臀大肌、臀中肌交界处软组织缩短对骨盆的影响示意图

当反向旋转主要发生在腰段时，腰椎各椎体发生旋转变化，L2 以下椎体的旋转总和大约可以产生 4°~5°的旋转角。持续发生的旋转导致椎体更多的软组织受到牵拉，离旋转轴心越远的部位发生旋转位移越多。也就是说，棘突和横突的旋转位移最多(图 5-4-23)。棘突的旋转导致棘突旁的筋膜、韧带持续牵拉，失代偿时出现棘突旁痛。横突在旋转中的位置改变导致横突尖附着的腰方肌、胸腰筋膜前叶、腹横肌持续牵拉。一般情况下，第三腰椎、第四腰椎的横突最长，旋转时产生的位移最多，牵拉刺激也最多，出现无菌性炎症刺激游离神经末梢产生疼痛的机会也最多。骨盆旋转因素不去除，对腰方肌、腹横肌、胸腰筋膜后叶的治疗只能起到短期效果。脊柱旋转的同时伴有前凸和对侧弯，使病变同侧腰椎横突与髂骨边缘间的空间位移增多，即同侧第三、四腰椎横突发生牵拉劳损的机会增加，出现病变同侧的第三、四腰椎横突痛。横突周围的软组织炎症刺激其前方走行的腰神经丛，出现腰臀腿疼痛。腰椎旋转导致的关节错位俗称“闪腰”，一般发生在身体处于旋转状态下的弯腰动作，经常被旋转复位的正骨方法消除症状，但病因不去除，这种错位还是经常会出现的。骨盆存在旋转时，腰脊柱发生反向旋转纠正躯干上部空间

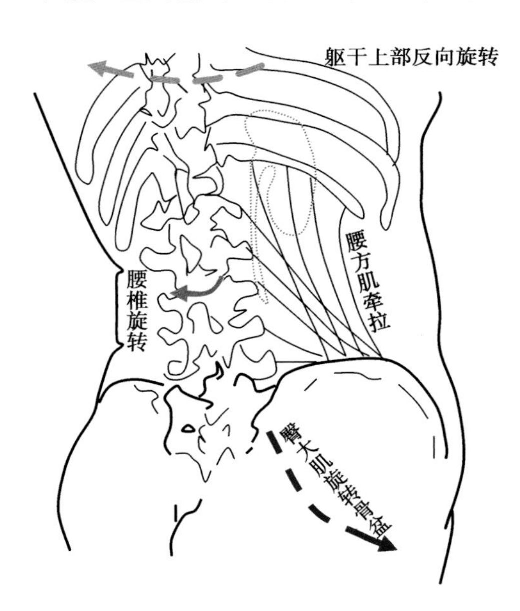

图 5-4-23 骨盆旋转对腰椎旋转及肾的影响示意图

位置，弯腰时叠加在关节突关节上的力量瞬间导致关节突关节扭伤，出现腰部肌肉的保护性痉挛。保护性痉挛稳定了关节突关节的状态，同时增加了关节突关节的压力，形成肌肉痉挛与关节高压力的恶性循环。放松引起骨盆旋转的因素，可以根治习惯性腰扭伤。胸腰结合部的关节突关节较小，并且处于矢状位，容易发生旋转，当旋转发生于此处时，带动浮肋对肾囊产生压力影响，此压力集中在肾盂水平，出现对侧肾脏的血液循环下降、空腔部分减小、尿液流出速度减慢等情况。尿液流出减少、变慢使尿液内的成分易于沉积，形成肾结石。当病因去除后，尿流速恢复，小的肾脏内结石会随之排出。同时胸腰段的旋转造成椎体周围软组织力学异常，产生无菌性炎症刺激股神经时，出现股神经走行、分布区的感觉过敏或股四头肌、缝匠肌张力增高。表现为大腿前内侧麻痛、膝关节积液、膝内侧痛、鹅足疼痛、足跟内侧痛等。

在呼吸过程中，肋骨随着呼吸发生上、下翻转的动作。除浮肋外，其他肋骨都与肋软骨连接，肋软骨在肋骨与胸骨间发挥肋骨翻转的缓冲作用。如果反向旋转发生在胸脊柱段，呼吸运动中两侧肋骨活动幅度不一致，会导致旋出侧的肋骨与肋软骨之间扭转剪切力增大(图 5-4-24)，随着呼吸运动产生相应的损伤，出现肋软骨疼痛。当存在多阶段的明显侧凸伴旋转会出现呼吸不畅，甚至影响胸腔的血液循环。

如果反向旋转发生在颈段，病患同侧的颈部旋转肌群应用过度，出现颈部浅、深层软组织损害性疼痛。当炎症刺激脊神经后支时，通过同根神经反馈，出现前支感觉区疼痛和运动区肌肉痉挛。如果痉挛区域肌肉本身存在潜在的软组织损害，会使损害程度加重，迅速产生进行性加重的疼痛伴功能障碍。如一两个月迅速出现的冻结肩可能与此有关。下颈段旋转运动幅度很小，大约每节旋转角度为 1°，旋转代偿时容易出现失代偿性损伤，造成颈、肩、臂部疼痛和肌肉痉挛。肩关节周围的肌肉

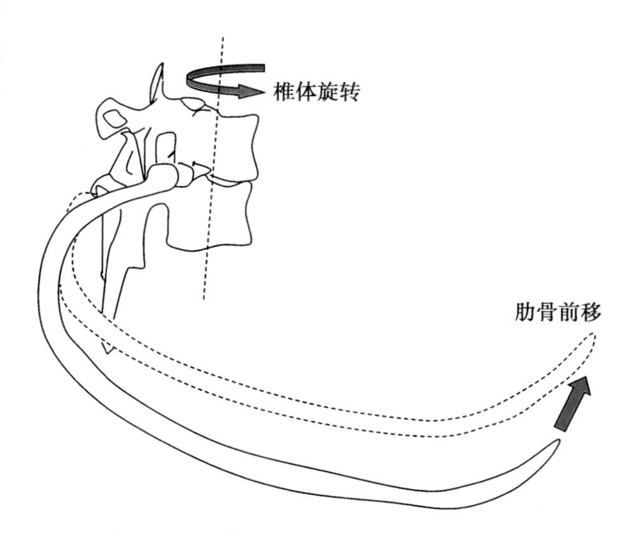

图 5-4-24 椎体旋转引起肋骨前移示意图

需要稳定肩关节和参与上肢的旋转运动，而肱骨的外旋转肌肉明显少于内旋肌群，外旋肌群易于发生软组织损害，加之痉挛刺激，出现肩部疼痛进行性加重及功能障碍。如果需要寰枕或寰枢关节的反向旋转代偿，则上斜方肌、头半棘肌、头后大直肌、头后小直肌、头上斜肌、头下斜肌、头夹肌、头最长肌、胸锁乳突肌的应用均会增加，产生项平面软组织附着处的损害，刺激枕大神经出现头痛；肌肉痉挛造成枕部向痉挛侧移动，使对侧枕颈前空间加大，牵拉一侧颈上神经节，出现轻度头晕伴单眼昏花或飞蚊症。乳突部软组织附着处炎症蓄积，乳突窦水肿，引发耳鸣、重听、面瘫等症状。第一颈椎横突的前移增加颈上神经节、迷走神经、舌咽神经、副神经的摩擦刺激，头晕、心悸、舌麻、颈肩部酸累感都有可能出现。

腹外斜肌损害引起髂骨前侧骨缘与胸廓侧下壁的空间位置缩短，产生同侧骨盆向后旋转、后倾和对侧倾的情况。腰脊柱出现同侧弯、对侧旋转。腰脊柱段深层压力增加，关节突关节摩擦力增加，多裂肌、回旋肌应用过度，发生无菌性炎症时，出现腰痛、腰腿痛或翻身腰痛，牵拉胸壁引起季肋部胀痛。胸脊柱段出现前屈、对侧弯、同侧旋转。同侧胸段浅层软组织牵拉增多，对侧深层软组织挤压增多，发生无菌性炎症时，出现同侧背痛，严重时对侧胸段深层痛或肋间痛。颈脊柱段反向旋转伴对侧弯曲时，颈部旋转肌群持续拉紧，坐位转头出现颈部疼痛及牵制感。严重的腹内、外斜肌同时损害，牵拉胸廓侧方下沉，腰椎发生侧向弯曲引发一系列症状。

单侧耻骨结节、耻骨上下支附着的内收肌损害，下肢固定时，牵拉耻骨结节引起骨盆前倾、对侧倾斜及同侧前旋转。腰脊柱段前凸、同侧弯及对侧旋转代偿。同侧腰部深层压力增加，出现同侧腰部深层疼痛或同侧腰腿痛（图5-4-25）。胸脊柱段反向代偿，出现相应症状，如背痛、肋软骨炎等。单侧内收肌损害需要颈脊柱段反向代偿时引起对侧颈部深层压力增高，出现颈部深层疼痛或颈部神经刺激引起的肩臂痛。

腰椎固定手术患者，腰部病损阶段脊柱固定，导致腰椎与骶椎间的代偿运动增多，腰骶部关节突关节磨损，髂腰韧带过度牵拉，髂腰韧带毗邻腰骶干，刺激腰骶干出现腰、臀、腿痛。一般右利手的人，右侧旋转较多，右侧腰部出现疼痛的机会较大。

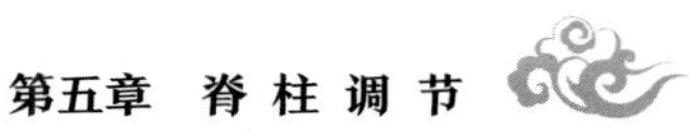

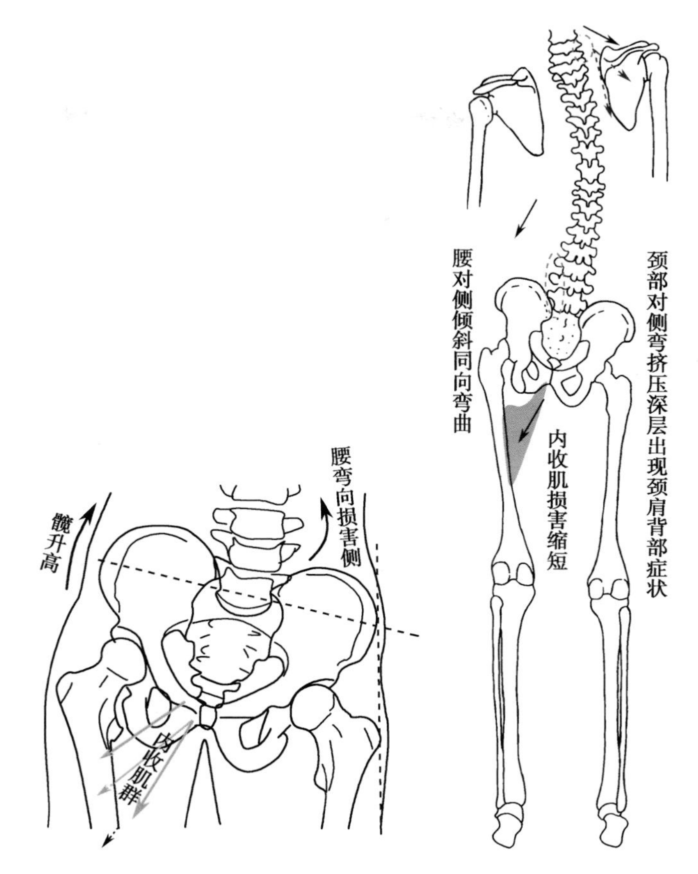

图 5-4-25 单侧耻骨结节、耻骨上下支损害引起的代偿变化示意图

第六章

肩部调节

第一节　骨性元素

肩部调节的骨性元素涉及锁骨、肩胛骨、肱骨、尺骨、桡骨、腕骨、掌骨和指骨。锁骨（图 6-1-1）为内方外扁的不规则骨，向后与冠状面形成 20° 夹角，内连胸骨，形成胸锁关节，为肩部与躯干连接的唯一关节，也是上肢高举的硬性支点。胸锁关节属于鞍形关节，对肩部的上、下及前后运动起到重要作用。锁骨的肋骨小凹与第一肋连接，其外下方有明显的骨性凸起为肋骨粗隆，有肋锁韧带附着。锁骨外侧为肩峰端，与肩峰前方形成肩锁关节，肩锁关节属于平面关节，适应 60° 以内的肩胛骨与锁骨的空间旋转，大部分的肩锁关节有关节盘，但

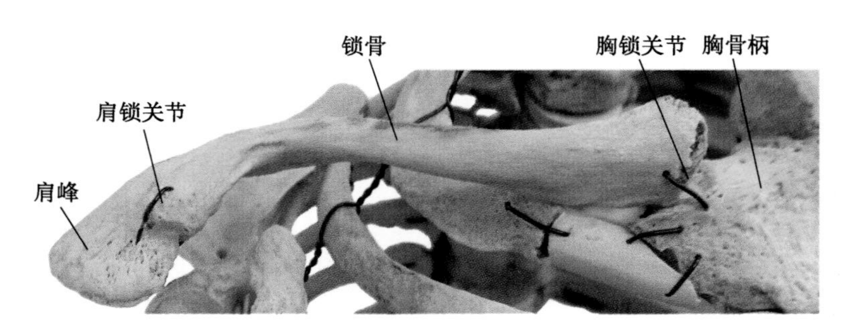

图 6-1-1　锁骨

形态变异很大。

肩胛骨(图 6-1-2)为三角形不规则骨,后方有一凸起骨嵴——肩胛冈,将肩胛骨背面分为冈上窝和冈下窝两部分。肩胛骨与肱骨连接的部位是稍微凹面向内的结构,即肩关节盂。肩关节盂的斜率相对于肩胛骨本体的水平轴向上倾 4°左右。肩胛骨前方与胸壁后方形成固定的肩胸结构,有相对固定范围的相对运动,类似关节,但没有关节结构。肩胛骨在休息位置时,会稳定的紧贴胸壁后侧平面,与水平轴形成 35°的夹角。固定的肩胸关系有利于上肢的承托。肩胛骨外侧的关节盂与肱骨头形成盂肱关节,盂肱关节的特点是盂小头大的关节结构,有利于上肢更大范围的活动。

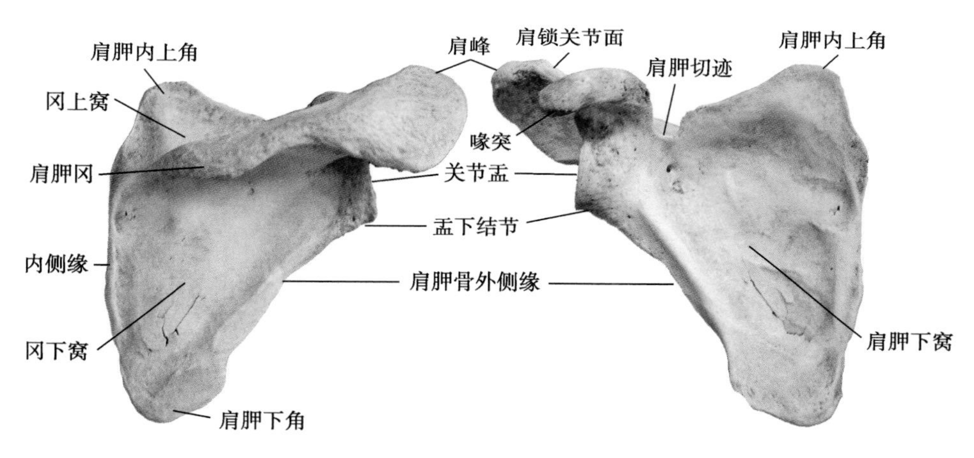

图 6-1-2 肩胛骨

肱骨(图 6-1-3)为长骨,对前臂运动起到支点和力学连接作用。近端为一半球形关节面,与肩盂相连,外侧有两个隆起,为肱骨大、小结节,大结节在后,小结节在前,两者中间为结节间沟,有肱二头肌长头腱通过,上有肱横韧带固定;结节间沟远端外侧有一隆起,为三角肌附着的三角肌粗隆。肱骨远端有两个凸起,分别为肱骨内上髁和肱骨外上髁,肱骨内上髁从滑车向内突出,为肘关节内侧副韧带、前臂屈肌总腱、旋前圆肌和腕屈肌的近端附着处。肱骨外上髁不如肱骨内上髁突出,肌肉附着也比较分散,为肘关节外侧副韧带、肱桡肌、桡侧腕长伸肌、桡侧腕短伸肌、旋后肌和指伸肌腱的近端附着处。

肱骨末端为滑车,分别与尺骨形成肱尺关节,与桡骨形成肱桡关节(图

6-1-4)。肱尺关节为滑车关节,只能做屈伸运动,不能产生相对旋转。尺骨近端膨大,向后形成鹰嘴,与肱骨的鹰嘴窝契合,形成肘部伸直时的骨性支点,鹰嘴内侧与肱骨内上髁间有韧带连接,固定尺神经于尺神经沟内。外侧为旋后肌部分肌束附着。前方为冠突,冠突远端的粗糙凹陷为尺骨粗隆,有肱肌附着。鹰嘴与冠突之间的关节面为尺骨滑车切迹。尺骨近端外侧有桡切迹,与桡骨小头侧面形成桡尺近端关节。

尺骨远端为较小的尺骨头,在尺骨头的远端有一细小突起,为尺骨茎突。肱桡关节为车轴关节,可以产生相对旋转,所以附着点在肱骨和桡骨上的肌肉都有旋转前臂作用。桡骨近端较小,与肱骨构成可旋转的球窝关节,远端膨大,内侧为尺骨切迹,与尺骨远端形成远端桡尺关节,中有关节盘。桡骨远端是形成腕关节的主要部分,在其远端有细小骨性突起,为桡骨茎突。腕骨远端连接掌骨,各掌骨分别与指骨相连。(图 6-1-5)

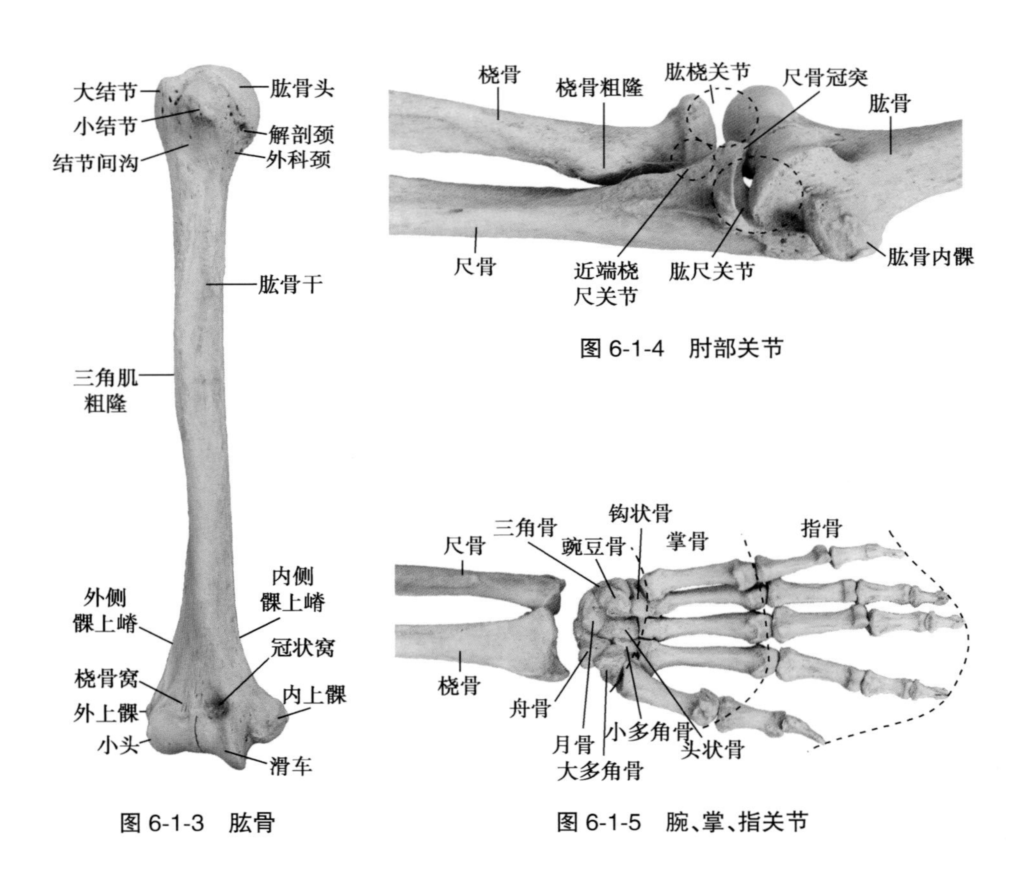

图 6-1-3 肱骨

图 6-1-4 肘部关节

图 6-1-5 腕、掌、指关节

第二节 软组织元素

肩部调节中涉及的软组织较多,肩关节复合体的多关节结构及肘、腕部的力学传递都需要限制性结构的空间限制和动力性结构的各组肌肉共同作用完成肩及上肢的调节过程。

肩部的限制性结构包括喙肩韧带、肩锁韧带、喙锁韧带、喙肱韧带、盂肱关节囊韧带。锁骨内侧的限制性结构包括锁骨间韧带、胸锁韧带、肋锁韧带。

肘部的限制性结构包括内侧副韧带、外侧副韧带、环状韧带和鹰嘴,鹰嘴是全身最明显的骨性限制结构。内侧副韧带与外侧副韧带向前融合包被尺骨冠突,保护肘关节前囊的稳定,缩短时限制肘关节伸直。内外侧副韧带劳损缩短时,肱尺关节压力增加,同时有骨质增生可引起肘关节活动范围减小。

腕部的限制性结构包括深层的腕横韧带、尺侧副韧带、桡侧副韧带、背侧桡腕韧带、掌侧桡腕韧带、掌侧尺腕韧带等;浅层的腕背伸肌支持带。

喙肩韧带连接喙突上方与肩峰前方之间,与肩峰形成喙肩弓,限制肱骨头上移。肩锁韧带连接肩峰与锁骨远端,加固肩锁关节的稳定性,在肩锁关节相对旋转过度时,出现肩锁韧带过度应用而损伤。喙锁韧带分为三角韧带和锥状韧带,分别连接喙突前内侧与锁骨下,稳定肩锁关节和喙突、锁骨间的空间关系。喙肱韧带连接喙突与肱骨大节结,稳定肱骨与喙突的空间关系。关节囊韧带分为三束,连接关节盂前方与肱骨小结节,稳定盂肱关节前关节囊。上束在肩内收时限制肱骨头向下及向前、后方移动。中束在肱骨外展45°~60°时限制肱骨头向前的移动,并且限制肱骨的极度外旋转。下束在肩外展90°时加固腋下关节囊,限制肱骨头下移及向前移动。

锁骨间韧带、胸锁韧带及喙锁韧带均为限制胸锁关节移动的结构。锁骨间韧带连接锁骨两端与喙突、胸骨柄之间,形成锁骨下肌的软性附着点,限制锁骨的过度上扬。胸锁韧带连接胸骨柄与锁骨近端,限制胸锁关节的过度后上运动,同时形成锁骨间韧带的内侧连接部分。喙锁韧带连接喙突与锁骨远端,限制锁骨远端的单独上扬,同时形成锁骨间韧带的远端附着部分。

肘部的内侧副韧带连接肱骨内髁与尺骨近端,限制肘外翻。肘部外侧副韧带连接肱骨外髁与桡骨近端,限制肘内翻。肘内、外侧副韧带向前会合于尺骨冠突,与尺骨鹰嘴共同限制肘部过伸,此处韧带肥厚缩短直接影响肘部伸直。环状韧带环绕桡骨小头，稳定桡尺近端关节和肱桡关节。腕横韧带(图 6-2-1)连接豌豆骨、钩骨与舟状骨、大多角骨，约束其下通过的指深屈肌、指浅屈肌、拇长屈肌共九条肌腱和正中神经。当屈指肌腱应用过度或张力增高时对腕横韧带压力摩擦力增高，出现肌腱间滑囊炎症水肿和韧带增厚的腕管狭窄症状。舒缓前臂紧张的屈指肌腱、减少正中神经的异常兴奋是对因治疗的重要方向。

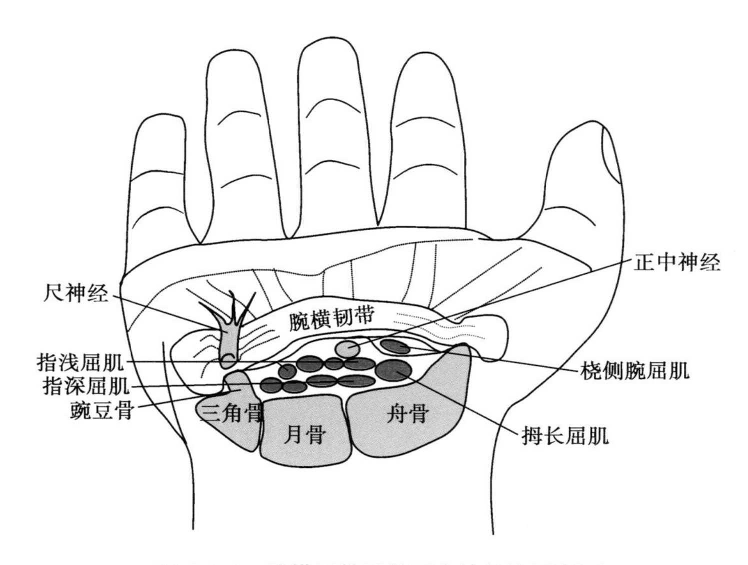

图 6-2-1　腕横韧带及其下方的结构示意图

腕尺侧副韧带限制腕关节桡侧偏。腕桡侧副韧带限制腕关节尺侧偏。背侧桡腕韧带限制腕关节屈曲。掌侧桡腕韧带、掌侧尺腕韧带限制腕关节背屈。腕背伸肌支持带约束伸指肌腱，当指伸肌腱张力增加，摩擦伸肌支持带时，腱鞘滑囊积液，出现腕背部腱鞘囊肿。

肩部调节的动力性结构中每一组肌肉的协调运动都存在着复杂的力学传递过程。由后向前第一层为斜方肌(图 6-2-2)，斜方肌分布广阔，一般将斜方肌分成三个部分，分别为上、中、下斜方肌。上斜方肌起于自枕外隆凸向外的上项线内 1/3，止于肩峰外 1/3 上缘、肩锁关节、锁骨外 1/3 上缘，单侧收缩时使肩峰端与枕外隆凸空间距离缩短，即抬肩动作或颈同侧弯曲、头对侧旋转动作；双侧收缩时可以耸肩和头后伸。中斜方肌起于项韧带至第一胸椎棘上韧带，止于肩胛冈中 1/3 上缘，单侧收缩使肩胛冈向内上运动。下斜方肌起于第二胸椎至第十二胸椎棘突，止于肩胛冈中 1/3 下缘，收缩时是肩胛冈向内下方移动。

斜方肌的整体收缩使肩胛骨向后正中线运动。肩胛下角后方有背阔肌覆盖，解剖学研究表明有少数标本有部分肌丝附着，不能起到牵动肩胛下角的作用，但能约束肩胛下角的后翘。

在斜方肌下方，内侧由上至下依次为肩胛提肌、小菱形肌、大菱形肌，外侧由上至下依次为冈上肌、冈下肌、小圆肌、大圆肌。

肩胛提肌起于第1~4颈椎横突后结节，止于肩胛内上角边缘和内侧面，收缩时使颈椎同侧弯或肩胛内上角向内上移位。小菱形肌起于第6~7颈椎棘突，止于肩胛骨内侧缘上1/3，收缩时使颈椎旋转或肩胛骨内侧缘向内上移动。大菱形肌起于第1~4胸椎棘突，止于肩胛骨内侧缘下2/3，收缩时使胸椎旋转或肩胛骨内侧缘向内上移动。菱形肌的主要功能是在盂肱关节主动收缩和伸直时稳定肩胛骨。

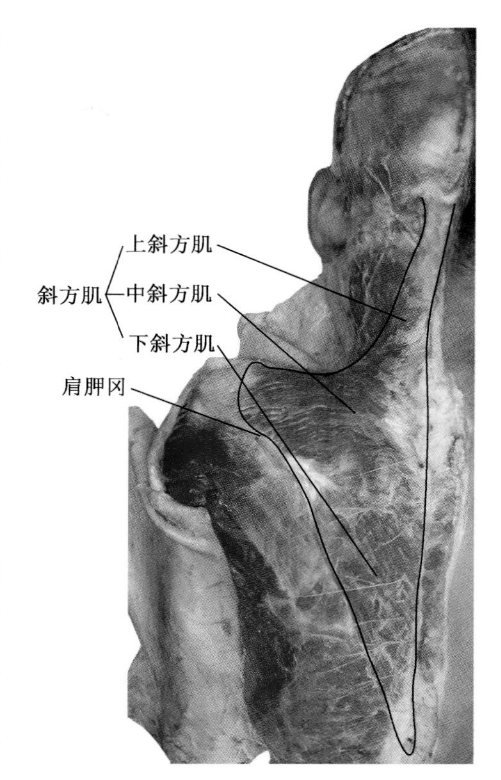

图6-2-2 斜方肌

冈上肌起于冈上窝，止于肱骨大结节上方，收缩时使冈上窝上移或肱骨外展至90°以上。冈下肌起于冈下窝，止于肱骨大结节的上后方，上部肌束收缩时使肩胛骨外移、肩胛骨内缘向后翻转或肱骨轻度外展，随着上肢外展过程中的肱骨外旋转，冈下肌上部肌束的外展作用消失；下部肌束收缩时使肩胛骨外移、肩胛骨内侧缘向后翻转或肱骨内收、后伸、外旋转(图6-2-3)。

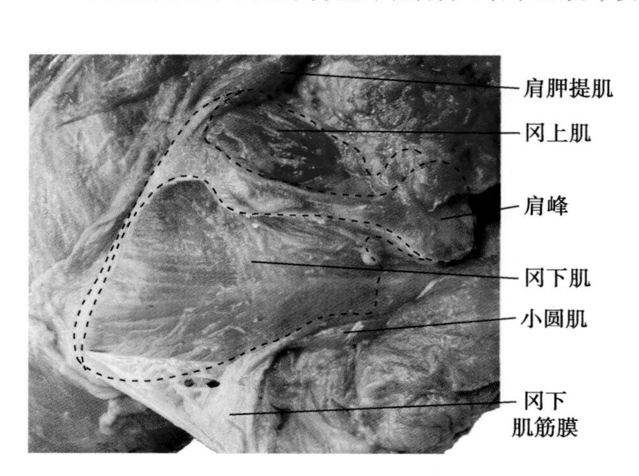

图6-2-3 冈上肌与冈下肌

小圆肌起于肩胛骨外缘上 1/2，止于肱骨大结节后下方，收缩时使肩胛骨外移或肱骨内收、后伸、外旋转。大圆肌起于肩胛下角和肩胛骨外侧缘下 1/2，止于肱骨小结节嵴，收缩时使肩胛下角外上移动或肱骨内收、后伸、内旋转。

肩外侧有三角肌包绕，三角肌起于锁骨外 1/3 下方、肩峰、肩胛冈外 1/3 下缘，止于肱骨三角肌粗隆，分为前、中、后三束，收缩时，前束使肱骨前屈、内收、内旋转；中束使肱骨外展；后束使肱骨后伸、内收、外旋转。肱骨外展 90° 以上时，三束均为外展肱骨作用，63% 的外展功能由三角肌完成。

肩胛骨前方为肩胛下肌，肩胛下肌起于肩胛下窝，止于肱骨小结节，收缩时使肩胛骨外移或肱骨内收、内旋转。

肩胛下肌的前方为前锯肌，前锯肌起于肩胛骨内侧缘的前方，止于第 2~9 肋侧方，分为上部肌束和下部肌束，上部肌束接近水平走行，收缩时使肩胛骨内侧缘前移、前旋转（肩胛骨内侧缘紧贴胸壁）；下部肌束向前下走行，收缩时使肩胛骨内侧缘向前下移动或上提肋骨、开大胸廓。

胸壁前方为胸小肌（图 6-2-4）附着，胸小肌起于 3~5 肋，止于喙突内下方，收缩时使肋骨上移或喙突向内下方移动，同时也是上肢后伸时提供肩胛骨前倾的主要肌肉，增加上肢后伸的角度。胸小肌前方为胸大肌（图 6-2-4），胸大肌起于胸壁前方和锁骨中 1/3 的前下方，止于肱骨结节间沟，锁骨附着的胸大肌收缩时使锁骨下移或肱骨外展、内旋转；胸壁附着的胸大肌收缩时使肱骨内收、内旋转。肱骨外展 90° 时，胸大肌水平内收肱骨。

肩胛骨喙突外下方及盂上结节分别附着肱二头肌的短头和长头，远端附

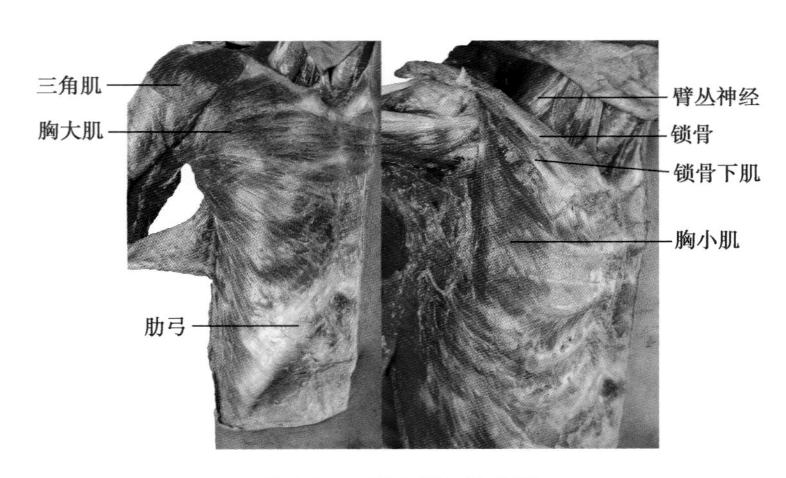

图 6-2-4　胸大肌与胸小肌

着于桡骨粗隆，收缩时使肩胛骨外侧下沉、屈肘和前臂旋后。

肩胛骨盂下结节附着肱三头肌长头和肱骨上附着的两个短头会合，止于尺骨鹰嘴，收缩时使肩胛骨外侧下沉或伸肘。肱二头肌与肱三头肌共同作用悬吊肱骨，对稳定盂肱关系有重要作用。

喙突下缘有喙肱肌附着，远端附着于肱骨，收缩时使肱骨内收、前屈，上肢外展位时有水平内收作用。

相关结构：肩胛切迹、三边孔、四边孔、喙肩弓。

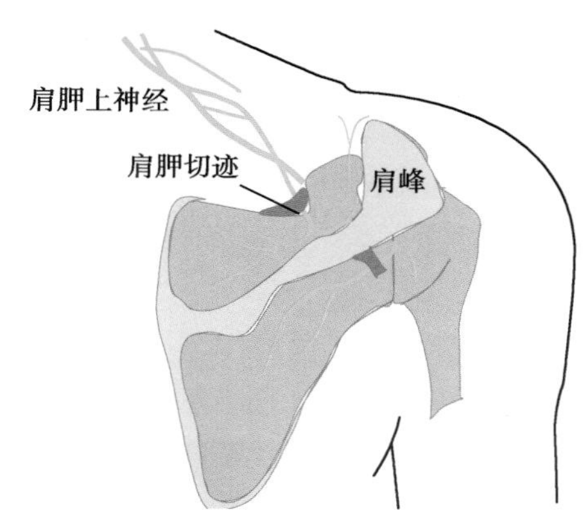

图 6-2-5 肩胛切迹示意图

肩胛切迹（图 6-2-5）为肩胛骨上缘与喙突根部连接处的骨性凹陷，内有肩胛上动脉和肩胛上神经通过，是冈上、冈下肌的神经阻滞点。肩胛上神经分出两支，一支支配冈上窝的冈上肌，另一支转过肩胛冈与肩盂移行处，分布于冈下窝背面，支配冈下肌。小圆肌由腋神经分支支配。大圆肌由肩胛下神经支配。

三边孔位于腋窝后壁，肱骨外科颈水平四边孔内侧 1cm 的三角形间隙，上界为小圆肌和肩胛下肌，下界为大圆肌和背阔肌，外侧界为肱三头肌长头，内有旋肩胛血管通过。

四边孔位于肩胛骨外侧缘后外侧的四边形间隙，上界为小圆肌、肩胛骨外侧缘、肩胛下肌、肩关节囊，下界为大圆肌、背阔肌，内侧界为肱三头肌长头外侧缘，外侧界为肱骨外科颈，内有腋神经、旋肱后动脉和静脉通过。此处肌肉出现黏弹性紧张，会对通过的组织产生挤压，出现症状。急性肩部周围肌肉痉挛牵拉肱骨头上移，可引起腋神经在关节间隙挤压，出现腋神经损伤的肩外展无力现象。

喙肩弓是由喙突、肩峰韧带与肩胛骨的肩峰形成的。喙肩弓是盂肱关节的上壁。在喙肩弓与肱骨头之间存在一定的空间，健康的成年人大约为 1cm 高，此空间内有冈上肌及其肌腱、肩峰下滑囊、肱二头肌长头和部分上关节囊。

肱肌起于肱骨中段，止于尺骨冠突，是主要的屈肘肌。肱骨内髁为前臂屈肌总腱及旋前圆肌附着的地方，有前臂旋前、屈肘、屈腕和屈指作用。其后侧为尺神经沟，有尺神经通过。尺神经穿尺侧腕屈肌腱弓进入其深面，下行至腕掌部。肱骨外髁为前臂伸肌总腱及旋后肌附着，有前臂旋后、伸肘、伸腕和伸指作用。旋后肌内有桡神经深支通过(图 6-2-6)。

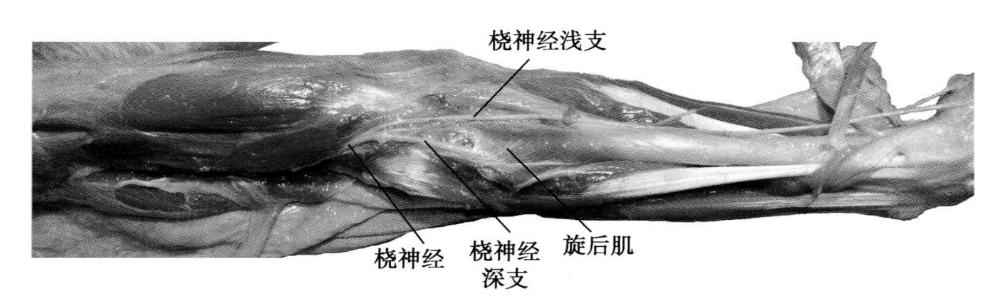

图 6-2-6 肘部肌肉与桡神经

肘关节的关节囊包裹了肱桡关节、肱尺关节和近端桡尺关节，由肘关节内侧副韧带和外侧副韧带强化，增加了肘关节的稳定性。损伤缩短后也限制了肘关节的活动范围。桡尺近端关节有环状韧带包绕桡骨小头，环状韧带的外侧与肘关节囊、桡侧副韧带及旋后肌相连。内侧副韧带、尺侧腕屈肌和前臂旋前肌群的近端纤维共同构成肘内侧的稳定结构，抑制肘关节外翻。肘关节的韧带内含有各式的力学感受器，包括高尔基小体、鲁菲尼小体、帕西尼小体和随意神经末梢。这些感受器会将肘部的本体感觉传递至神经系统，对前臂的力学平衡有积极意义。

肘部的肌肉神经关系：尺神经、桡神经、正中神经。

尺神经(图 6-2-7)在肘部走行于肱骨的尺神经沟内，外侧由肱骨内上髁与尺骨鹰嘴之间的腱膜覆盖，尺神经穿出尺神经沟后进入前臂尺侧腕屈肌深面，受前臂尺侧腕屈肌紧张度影响。下行至腕尺侧掌面，穿尺管入掌，支配尺侧一个半手指。

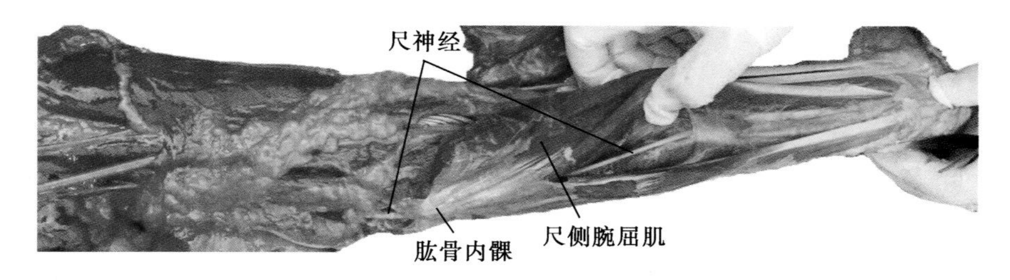

图 6-2-7 前臂深层肌与尺神经

桡神经自桡神经沟浅出，在肱骨外上髁上方穿外侧肌间隔，绕肘部前外侧，进入前臂前外侧软组织内，在肘部分为浅支和深支，浅支经肱桡肌深侧面，至桡动脉外侧下行；深支穿旋后肌至前臂后侧区，改称骨间后神经，分布于前臂和手桡侧部。受旋后肌和前臂伸肌群紧张度影响。

正中神经沿肱二头肌内侧下行，降至肘窝后，深支穿旋前圆肌行于前臂正中指浅、深屈肌之间达腕管，穿掌腱膜深面至手掌。受肘部旋前圆肌张力增加挤压正中神经深支，出现屈指抓握无力；无菌性炎症时，增加指屈肌兴奋性，易发生腕管综合征。前臂指屈肌腱紧张度增加时，挤压正中神经出现手麻；在腕管内摩擦腕横韧带，导致肌腱滑囊水肿，出现腕管综合征。

桡骨和尺骨之间由前臂的骨间膜互相连接。骨间膜的主要作用是连接桡尺两骨，提供一些手部肌肉的附着点，将手部的机械力上传至上臂。骨间膜的损伤可使桡骨近端在肌肉收缩的作用下产生位移，甚至出现肱桡关节压力增加，进而出现肱桡关节损害。前臂在伸直提物时，骨间膜的协助分力作用被放松，掌指屈肌群疲乏，出现前臂深层酸痛。

第三节 肩部调节的力学特点

肩部调节是围绕着肩关节力学特点进行的调节。肩关节并非狭义的盂肱关节，而是包括盂肱关节在内的肩关节复合体。其结构组成为盂肱关节、肩锁关节、胸锁关节和肩胸关系在内的复杂结构。

盂肱关节（图 6-3-1）为球窝关节，特点为关节盂小，肱骨头大，关节盂的关节面面积为肱骨头关节面面积的 1/4。站立上肢自然下垂位的肩关节盂与重力线形成 4°的仰角，不能起到承托肱骨头的作用。这样的结构存在着明显的不稳定性，但也为上肢的更大范围的活动创造了条件。为了保证肩关节的稳定性，需要肩关节周围的韧带、肌肉加强肩关节活动的约束力。在抗重力作用下，盂肱关节的前、后、上方肌肉均需在相应的体位下付出自己的力量。虽然跨越肩关

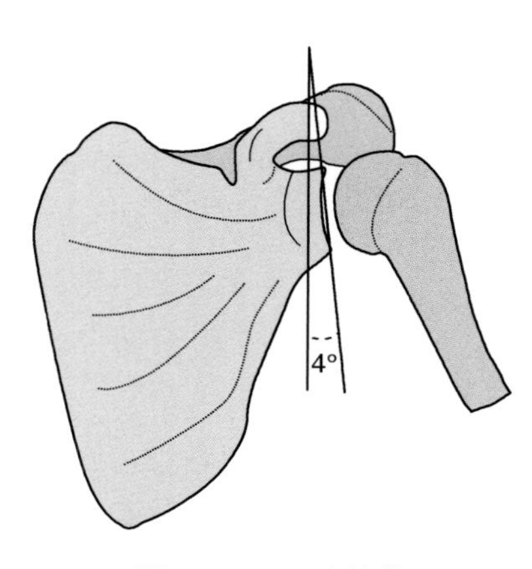

图 6-3-1 盂肱关节

节的大部分肌群提供了动态稳定性，但肩部的肱骨旋转肌群还是发挥了主要作用。上肢自然下垂位的关节盂与重力线形成的平面夹角很小，不能对肱骨头起到承托作用，需要冈上肌、三角肌、肱二头肌、肱三头肌长头、喙肱肌的动力性悬吊及肱骨旋转肌群内收时使肱骨头与关节盂之间产生一定的摩擦力。肱骨的旋转肌群存在着内旋转肌肉多于外旋转肌肉的特点，长期静力拮抗下的外旋转肌群过度应用，出现冈下肌、小圆肌的高概率劳损。由于盂小头大的特点，在肩关节的运动中需要肱骨头的滚动及与关节面的相对滑动同时进行，并且滑动速度要比关节面相差少的球窝关节滑动得快。滑动速度受滑动摩擦力的影响，滑动摩擦力受关节面粗糙程度、滑囊液的分泌情况和关节周围肌肉收缩产生的压力影响。压力越大，摩擦力越大，滑液分泌越多，肱骨大结节撞击肩峰机会越多。

盂肱关节的稳定性通过神经肌肉调节和机械肌肉调节维持，盂肱关节周围的结缔组织内的本体感受器对肩部各软组织信息上传并整合后，迅速提供给相关肌肉，增加关节的稳定性。盂肱关节可提供 150° 范围的上肢外展高举动作。

肩锁关节（图 6-3-2）为平面关节，有关节盘，适合反复的旋转研磨，在上肢活动时允许肩胛骨的肩峰与锁骨远端产生冠状面上的相对旋转。可旋转范围为 60° 的相对旋转角。这种旋转的速度和角度都是有限制的，一旦超过适应的范围，就会出现损伤。周围有肩锁韧带、喙锁韧带、喙肩韧带稳定其结构。

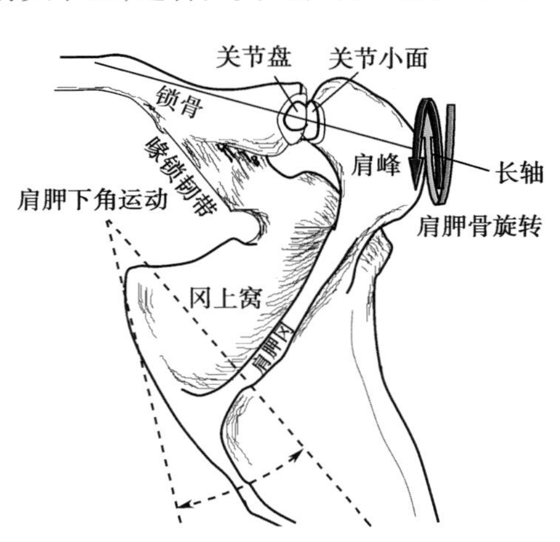

图 6-3-2 肩锁关节及运动示意图

胸锁关节为鞍形关节，是上肢与躯干连接的唯一关节，使锁骨远端的前后和上下运动成为可能，成为肩部运动的支点。胸锁关节内有关节盘，外有锁骨间韧带、肋锁韧带、胸锁韧带固定。

肩胸关系为肩胛骨与胸廓之间的空间关系，虽然没有关节的结构，但肩胛骨与胸廓之间的空间关系非常稳定，其运动特点符合关节的运动特点，作为上肢运动的重要支撑结构，配合上肢进行各个方向的运动，肩胛下角适度的外旋

转使关节盂对肱骨头产生更好的支撑作用。

肩胛骨的旋转运动：①肩胛骨下旋：即肩胛下角向内下移动，需要肩胛提肌、大小菱形肌、胸小肌、下斜方肌的协同收缩。在上肢下垂的远固定情况下，喙肱肌、肱二头肌短头腱的下移肩胛骨功能更显著。②肩胛骨上旋：即肩胛下角向外上移动，需要上斜方肌、冈下肌、大圆肌、小圆肌、肩胛下肌、前锯肌的协同收缩。尤其是上肢远固定的情况下，冈下肌、大圆肌、小圆肌、肩胛下肌的肩胛骨上旋功能表现得非常明显。肩胛骨与肱骨之间连接的肌肉出现痉挛或黏弹性紧张时，肩胛骨上旋速度明显增加。当肩胛骨的上旋与下旋肌肉出现舒缩功能障碍时会引起相关肌肉的代偿，引发各种临床症状。（图 6-3-3）

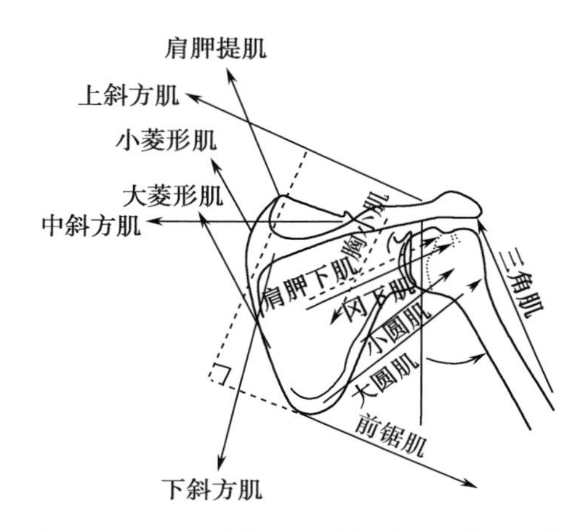

图 6-3-3 肩胛骨旋转运动的肌肉力学示意图

肩部各种运动的运动范围：前屈 70°~90°、后伸 40°、旋内 45°~70°、旋外 45°~60°、外展 80°~90°、水平后伸 45°~50°、外展高举 180°。

在肩部外展高举运动中存在着肩胛骨的上旋运动，并且有规律的肩肱节律关系（图 6-3-4），虽然各位学者的认识有所不同，但基本一致的认识是这样的：站立位，上肢在自然下垂的状态下为 0°，上肢外展到 30°时，肩胛骨不动，这是因为肩内收肌群肌肉存在可延展性，当肌肉出现紧张时，其延展性会明显下降；上肢外展由 30°~150°时，肩胛骨产生肩胛下角向外移动的外旋转运动，在康复医学里称为上旋运动。肩胛骨外旋转的最大角度大约为 60°，这 60°的外旋转是肩胛骨在肩锁关节上的旋转角度。上旋运动中，肩胛骨与

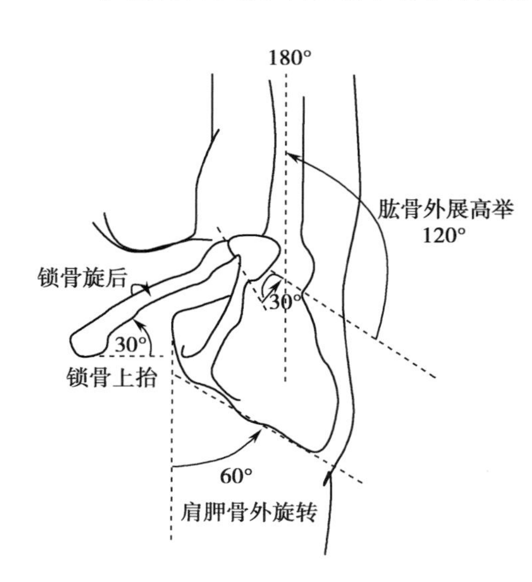

图 6-3-4 肩肱节律示意图

上肢的外旋转运动存在近似 1∶2 的节律关系。在肩关节外展过程中，肱骨头凸面向上滚动的同时，相对关节盂向下滑动，产生肱骨头与关节盂中心点不变的对应关系。当肩部内收上肢的肌肉紧张度增高时，盂肱关节的关节面滑动摩擦力增加，滑动和滚动的协调性下降。在外展时，肱骨头还没有下滑，肱骨大结节就滚动到肩峰的下方，出现肩峰撞击症。开始的撞击只表现出肩部运动中的卡感，随着撞击次数增多，肩峰下滑囊水肿发炎，出现上肢外展高举过程中的疼痛弧。冈上肌腱穿肩关节囊上方的肩峰下间隙附着于肱骨大结节顶端，是肩峰撞击难以避免的部分，反复地撞击导致冈上肌腱损伤断裂。肩部内收上肢的肌肉张力过高时，这种 1∶2 的节律关系就会消失，出现 1∶1 的运动关系。上肢高举触及的范围明显减小，需要抬高肩外侧、反向弯曲躯干等动作补充。上肢外展由 150°~180° 的最后 30° 需要锁骨远端上移的运动参与，锁骨远端上移产生抬肩运动，需要上斜方肌收缩完成，锁骨远端上移的最大角度为 30°。头颈空间位置前移使上斜方肌附着点前移，肩峰端悬吊点随之前移，导致肩部外展高举动作不能达到 180°。肩外展过程中，锁骨在肩锁关节上后移大约 15°，使锁骨通过肩锁关节将肩胛骨移至水平面上的最佳位置。肩胛骨随之向后倾并产生外旋转，使关节盂对肱骨头产生更好的力学承托。在此过程中，锁骨绕其长轴向后旋转，肱骨在冈下肌上束的牵拉下，肱骨头向外后旋转，使肱骨大结节快速转至肩峰后方，减少两者相撞的机会。

肩关节在进行外展运动时，下关节囊及韧带的延展性是保证肱骨头滚动顺利进行的前提，如果肩关节下关节囊延展性不足或已经发生粘连，则肱骨头滚动及下滑受限就会影响肩部外展功能。

肩部的运动功能直接影响上肢的运动状态，主要通过肱骨的旋转运动体现出来。肱骨的旋转是前臂旋转运动的基础，内旋转肱骨的肌肉（图 6-3-5）为肩胛下肌、大圆肌、背阔肌、三角肌前束和胸大肌。外旋转肌肉（图 6-3-6）为冈下肌、小圆肌和三角肌后束。

肱骨内、外旋转肌肉的数量存在差异，体现了进化的自私性，外旋转给予的肌肉明显少于内旋转索取的肌肉。外旋转肌群的整体质量比内旋转肌群小。在进行上肢运动，尤其是快速旋转运动时，冈下肌、小圆肌的快速牵拉制动，出现急性撕裂或慢性炎症的机会增多，这是支持冈下肌、小圆肌易损害的另一依据。在上肢固定的情况下，前臂包括手的整体旋转范围在 175° 左右，并且在前臂旋前运动的后期出现腕掌部的尺侧偏，这

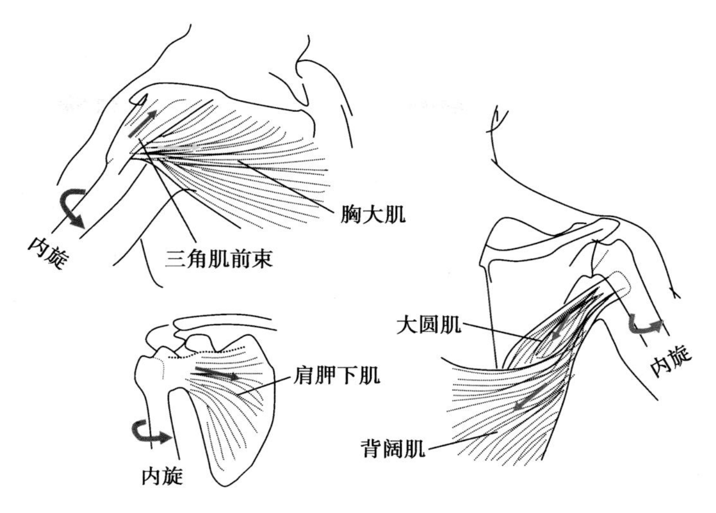

图 6-3-5 肩部内旋转肌肉示意图

是前臂屈肌腱过度应用的结果。在前臂旋后运动的后期出现腕掌部的桡侧偏，这是前臂伸肌腱过度应用的结果。正常情况下，上肢的旋转运动参与可以使前臂原有的 175° 活动范围扩大到 360°，并且内旋转补充比外旋转补充要大很多。前臂的旋转范围缩小到 100° 左右时，通过肱骨的旋内、旋外动作补充还是能完成很多日常动作的。

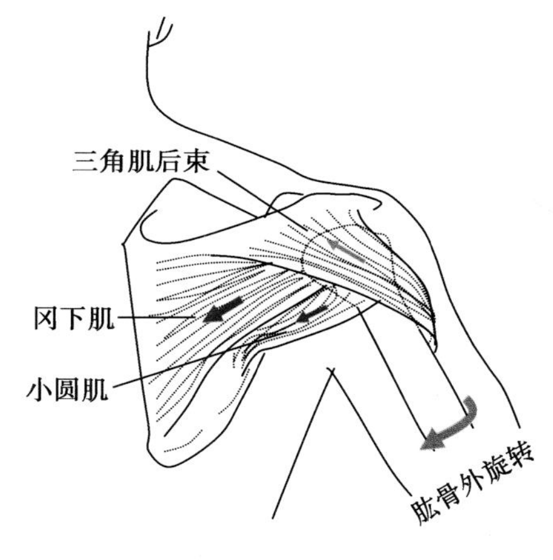

图 6-3-6 肩部外旋转肌肉示意图

第四节 肩部调节代偿与症状

肩部在运动过程中需要肩关节周围的肌肉处于持续收缩状态，同时做出等张拉长的动作。前臂的旋转运动中，旋前运动的肱骨内旋转补充最多，导致肱骨外旋转肌群的等张拉长机会多于内旋肌群，这种动作特点导致冈下肌、小圆肌成为易劳损肌肉(图 6-4-1)。

当冈下肌、小圆肌因慢性劳损出现张力增高时，对肱骨产生过多的外旋转

力,为了维持肱骨的正常空间位置,肱骨的内旋转肌群兴奋并进行平衡代偿。持续的代偿导致肩胛下肌、大圆肌、背阔肌、胸大肌张力增高。失代偿损害时,出现肩前痛、手麻、腰酸、胸壁紧张及乳腺症状。肱骨的内外旋转肌群张力同时升高,肱骨外展时,具有内收功能的肱骨内外旋转肌群顺应性明显下降,导致肱骨外展肌群外展后负荷增加,失代偿时出现冈上肌和三角肌的劳损,产生肩外侧痛。冈下肌、大圆肌、小圆肌、肩胛下肌、背阔肌、胸大肌张力都增加时,盂肱关节压力随之增加,关节面压力增加,关节的滑动摩擦力增加,刺激关节内的感受器,反馈性引起滑膜囊分泌滑液,当分泌的滑液超过吸收能力或关节周围肌肉紧张影响静脉回流时,即出现滑膜囊积液。由于关节内压力增高,关节软骨下骨出现应激性水肿,表现为骨皮质下水肿。由于盂肱关节关节面相对滑动速度的减慢,在上肢外展的过程中,肱骨头的向下滑动速度与向上滚动速度出现不协调,导致肱骨大结节没有移动到肩峰后就撞击肩峰下方骨面了。在肱骨大结节与肩峰之间有冈上肌肌腱和肩峰下滑囊,这些软组织长期受到撞击会发生炎症、水肿,上肢外展高举时出现 60°~120° 区间的肩部疼痛,即肩峰撞击症(图 6-4-2)。在上肢外展前将肱骨外旋转,使肱骨大结节转至肩峰后方,此时的外展高举动作就不会出现疼痛。长期的肩峰与肱骨大结节的撞击导致冈上肌肌腱损伤、变性,抗拉力下降,一旦有重负荷的冈上肌应用时,就可能发生断裂,即肩袖损伤或冈上肌肌腱断裂,出现上肢外展无力或主动外展功能障碍,需要躯干向患侧倾

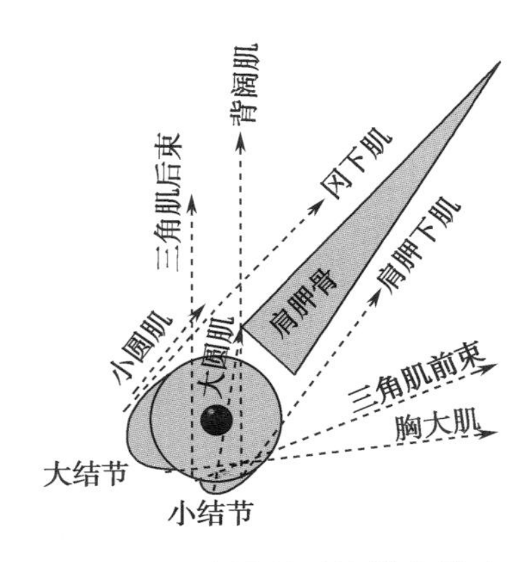

图 6-4-1 肱骨所受旋转力的水平面示意图

旋转轴心前方的附着点多于轴心后方,导致内旋转力占优势,外旋转肌群易劳损。

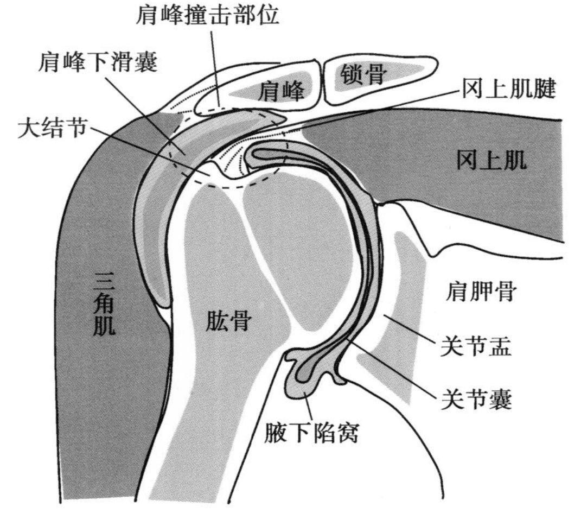

图 6-4-2 肩关节和肩峰撞击部位

斜,才能进行外展动作。肩部外展需要冈上肌与三角肌的共同作用,冈上肌提供了启动上肢外展的动力。上肢外展 60°以后,三角肌的力臂增加,发挥更大的肩部外展高举作用。所以,冈上肌腱断裂后,躯干上部的同侧倾斜能迅速增加三角肌力臂,使其更好的发挥外展上肢的角色。上肢下垂时,肩关节下关节囊叠加到一起,形成腋下陷窝。关节周围肌肉张力增高时,过多的带有炎症的滑液沉积于腋下陷窝。水分吸收后,导致关节囊炎性水肿、粘连,出现功能障碍的肩关节炎表现。肩关节因疼痛而制动,肩关节的炎症消退,关节囊粘连不能迅速消除,出现无疼痛的肩关节活动功能障碍。

当肩部周围的肌肉出现张力增高时,这些肌肉的延展性下降,上肢外展高举的动作会失去原有的肩肱节律,肱骨与肩胛骨外展的 2∶1 节律关系消失,取而代之的是 1∶1 的旋转关系。肩胛骨旋转速度的增加使肩锁关节扭转速度加快,肩锁关节周围的韧带受到过度牵拉,失代偿时出现肩锁关节疼痛,但大多是表现为压痛,少数有主诉疼痛出现。

肩部周围肌肉的延展性下降导致上肢外展受限,在上肢外展动作的过度牵拉下,肩胛骨出现外旋转增加趋势,与之拮抗的肩胛骨内旋转肌群兴奋平衡肩胛骨受力,使肩胛骨稳定依附于胸壁上,出现中斜方肌、下斜方肌、肩胛提肌、小菱形肌、大菱形肌、胸小肌、胸大肌紧张度增高(图 6-4-3)。

中斜方肌紧张牵拉项韧带,使项韧带内的感受器兴奋,反馈性引起头颈后伸肌群紧张,出现低头颈部拉紧或疼痛。下斜方肌代偿性劳损导致其附着处损害,出现胸椎棘突旁疼痛,过度的紧张牵拉肩胛骨下沉,带动锁骨远端下降,使锁骨与胸壁之间的锁骨下空间变小,对锁骨下动、静脉及臂丛神经产生挤压。动脉压力大,受外来压力影响小;静脉受压导致上肢血液回流不畅,出现手及前臂水肿;臂丛神经受压,出现不同程度的手麻现象(图 6-4-4)。

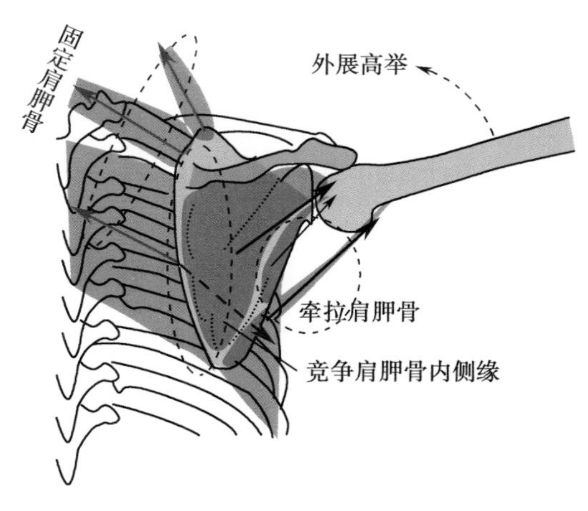

图 6-4-3 冈下三肌损害的肩胛提肌、菱形肌代偿

肩胛提肌代偿性劳损导致其附着处软组织损害,出现肩胛内上角疼痛,日久出现肩胛内上角继发性损害改变。上端附着于颈 1~4 横突后结节,横突后

结节附着处的无菌性炎症，表现为枕颈部疼痛。颈1~5的脊神经分支有一部分形成一条上行入颅的神经，这条入颅的神经发出感觉神经分布于后颅窝的硬脑膜。当颈1~4的脊神经后支受到肩胛提肌的炎症刺激后，出现顽固的枕后痛。干扰小脑或大脑枕叶时，出现共济失调或视物模糊等临床表现。上行入颅的神经自颈静脉孔穿出，形成副神经，支配胸锁乳突肌和上斜方肌。上颈段软组织损害刺激脊神经后支引起顽固的胸锁乳突肌、上斜方肌紧张疼痛或颈部肌肉痉挛。炎症刺激第二颈椎背根神经节时，出现偏头痛。

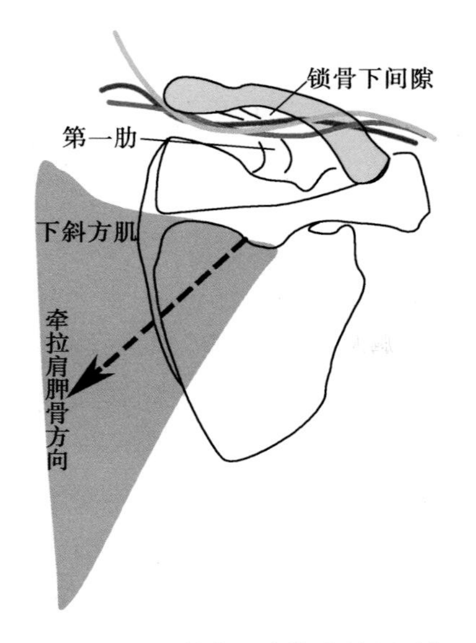

图 6-4-4　下斜方肌牵拉肩外侧引起的锁骨下间隙变小

小菱形肌近端附着于C6~7的棘突旁，单侧代偿应用增多，牵拉C6~7棘突产生椎体旋转。棘突左侧偏歪引起的椎体旋转直接刺激其前方的星状神经节，引起偏头痛、单侧鼻塞、功能性心律失常、单侧肢体无汗等颈交感神经兴奋现象。双侧代偿应用出现颈肩结合处疼痛。大菱形肌近端附着于T1~T4棘突旁，单侧代偿应用增多，牵拉棘突偏歪，引起胸闷、气短、功能性心律失常等临床症状。双侧代偿应用出现肩胛间区疼痛、棘突旁痛、肩胛骨内侧缘痛。

胸小肌牵拉喙突向内下移动，减少肩胛骨外旋。代偿应用增多后导致其附着处损害，出现喙突内下方痛。胸小肌的紧张牵拉使喙突下沉挤压其下方走行的臂丛神经和静脉，出现不同程度的手麻和手肿。由于胸小肌对肩胛骨的牵拉方向为内、前、下方，对肩胛下角内旋下移作用明显，而大圆肌附着于肩胛下角，对肩胛下角外旋上移作用明显，所以胸小肌受大圆肌空间附着特点的影响最大。

胸大肌覆盖整个胸壁前部，女性的乳房以胸大肌筋膜为附着点，通过韧带悬吊乳腺小叶及脂肪组织形成完整的乳房形态。乳腺导管开口于乳头，胸大肌紧张使胸大肌筋膜出现不均匀蠕变缩短，其上附着的乳房悬吊韧带缩短直接影响乳腺导管，使其弯曲重叠，影响日常分泌物的排除，造成乳腺小叶内分泌物蓄积，出现乳腺小叶增生、乳腺炎等。悬吊韧带内成纤维细胞的过度激活为乳腺纤维瘤的形成提供了启动条件。

在进行冈下窝冈下肌、大圆肌、小圆肌的压痛点检查时,冈下肌和大圆肌交界处的按压可以引出上肢的窜麻现象,对喙突进行强刺激推拿后,串麻现象不再引出,这样就找到了大圆肌损害引起手麻的依据。(图 6-4-5)

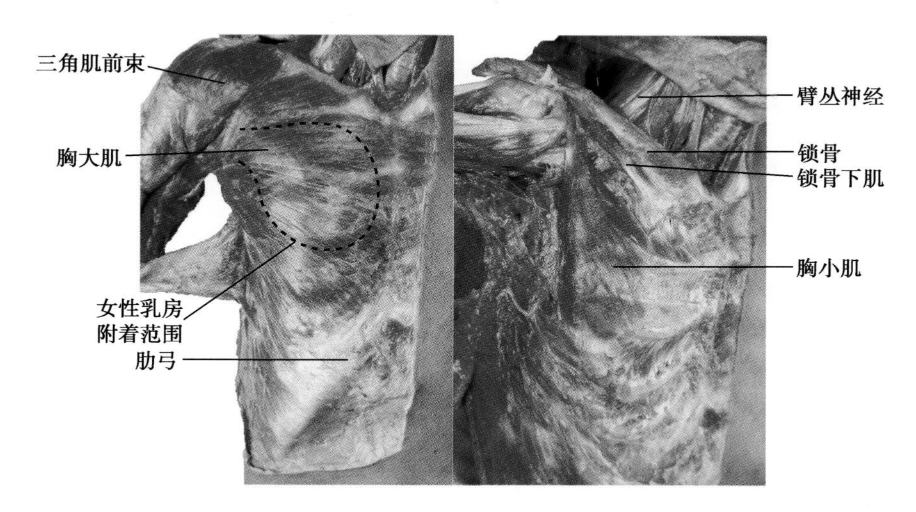

图 6-4-5 前胸部代偿对乳房及上肢的影响

上肢外展功能障碍导致冈上肌、三角肌的过度应用,出现冈上窝痛、肩外侧痛、三角肌附着处疼痛。三角肌肱骨附着处后外侧毗邻桡神经沟,为桡神经浅出部位,此处分出一桡神经感觉支,分布于肘外侧。当三角肌损害时,此感觉支受到刺激,出现肘外侧疼痛。

肩部周围软组织损害时,手后伸摸背出现肩前痛,此动作涉及肱骨后伸、内旋和外展的复合动作。冈下肌、小圆肌的延展性不足使肩胛下肌、大圆肌、背阔肌在平衡肱骨位置时应用过度,出现肩胛下肌、大圆肌、背阔肌附着处的牵拉性疼痛。肩胛下肌紧张参与使整个肩袖固定肱骨头向内的力增加。大圆肌紧张增加肩胛下角的外旋转力,使胸小肌的平衡调节拮抗力量增加,牵拉喙突向下,增加臂丛神经受压程度。背阔肌紧张除了可以拮抗冈下肌、小圆肌的肱骨外旋功能外,还可牵拉肱骨向后下移动,带动肩外侧整体向后下移动,出现肩背部的同侧后旋转。肩背部的旋转需要颈部或腰部的反向旋转代偿,以保证头面部的正常位置。颈部的反向旋转代偿需要上斜方肌持续牵拉头部,出现颈肩部沉重感、颈肩结合处疼痛或枕大神经刺激的偏头痛。胸锁乳突肌持续紧张,乳突骨膜张力增加,骨滋养静脉回流障碍,乳突窦内水肿形成,引起乳突痛、耳鸣、耳内闷胀感、面瘫等。胸锁乳突肌持续牵拉胸锁关节引起胸锁关节炎。腰部反向旋转代偿多发生于上腰段,此处关节面的形态有利于旋转,造成上腰段关节突周围软组织损害,出现腰部两侧疼痛,比臀大肌损害引起的腰部两侧疼痛位置略高。当椎旁的感觉神经受到无菌性炎症刺激时,引起同根神经元的脊神经前支异常反馈,股神经兴奋的股四头肌紧张和隐神经分布区的膝痛、鹅足痛或足跟内侧痛,股四头肌张力增高引起髌股关节摩擦力加大,可出现膝关节积液;闭孔神经兴奋的内收肌紧张,闭孔神经分布区的大腿内侧痛;股外侧皮神经分布区的大腿前外侧痛;臀上皮神经分布区的臀腿痛。背阔肌连接于胸腰筋膜,收缩时使胸腰筋膜后叶张力增加,可以看作是竖脊肌的张肌,适度收缩增加竖脊肌的躯干控制力。背阔肌持续紧张时,竖脊肌鞘拉紧,竖脊肌内压力随之增加,影响微循环的血液供应,组织无氧代谢增加,乳酸堆积,出现酸胀感。乳酸堆积导致局部酸碱度下降,透明质酸黏稠度增加,肌纤维间摩擦力加大,诱发腰肌劳损,同时出现坐起或蹲起腰部不能快速伸直的现象。冈下肌、小圆肌损害缩短导致肱骨头内旋转受限,为了缓解这一状态,肱骨头中心前移,肱骨外旋,造成肩关节前方关节面、关节囊压力增高,关节囊韧带牵拉,这也是引起上肢后伸摸背时肩前痛的原因。

上肢外展高举功能受限,在抓取较高位置物体时需要抬肩代偿、侧颈代偿、腰脊柱侧弯代偿等一系列的代偿来完成。抬肩代偿导致上斜方肌的过度应用,出现枕后痛、肩峰上方痛、颈肩结合处疼痛,刺激枕大神经还会出现偏头痛。抬肩动作以下颈段为支点,导致下颈段关节突压力增加,摩擦力增加,关节囊积液、水肿;滑动阻力增加,多裂肌、回旋肌过度应用;发生软组织损害时,刺激臂丛神经,产生肩、臂、手感觉区的疼痛和运动区肌肉的应激性紧张。侧颈代偿导致对侧有颈部侧弯功能的肌肉过度代偿,出现对侧颈部侧方疼痛。腰脊柱侧弯代偿会产生对侧腰部肌肉拉力增加,出现劳损后疼痛。

上肢屈、伸及旋转运动障碍时,造成腰部代偿旋转,出现腰部关节突关节代偿旋转疼痛。肩部软组织损害时,下斜方肌和背阔肌的紧张使肩部整体后下移动,牵拉上斜方肌引起头颈部侧弯,进而出现躯干上部脊柱侧弯的情况。肩部的整体下移使锁骨远端下沉,挤压臂丛神经。胸长神经正好位于锁骨与第一肋的骨性空间之间,锁骨远端下沉直接造成胸长神经的骨性挤压,出现胸长神经损伤的翼状肩胛。

冈下肌与前锯肌存在拮抗关系。当胸长神经损伤时,患者在肩胛骨前突无力的同时出现翼状肩胛,即肩胛骨内侧缘翘起。翘起的力量源于冈下肌的牵拉。所以冈下肌与前锯肌有竞争肩胛骨内侧缘的拮抗作用。冈下肌的张力

增高会导致前锯肌的代偿兴奋，产生其附着处的代偿性损害，出现侧肋部的疼痛不适感觉(图 6-4-6)。往往在上胸部带状疱疹后出现顽固的侧肋部疼痛。前锯肌不能良好拮抗冈下肌的张力时，出现肩部运动过程中肩胛骨内侧缘离开胸壁的弹响。

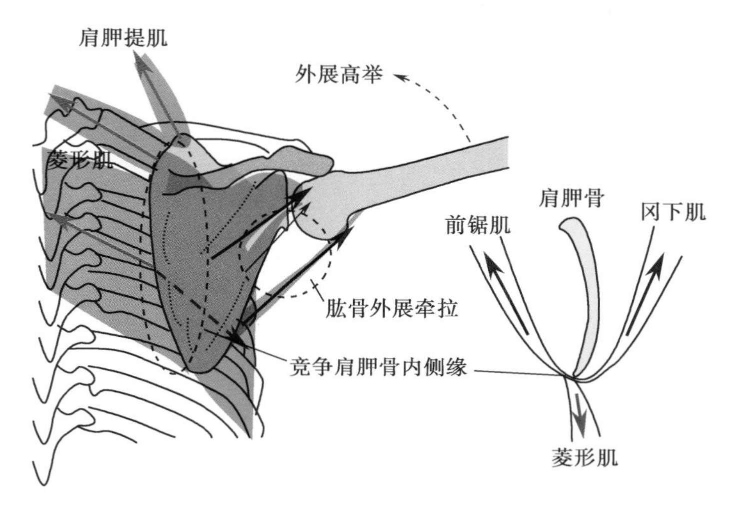

图 6-4-6　冈下肌与前锯肌的拮抗关系

肱骨的旋转运动影响前臂和手的旋转范围，没有肱骨的旋转，前臂和手只能完成 175°的旋转，有了肱骨的旋转参与，前臂和手的旋转范围增加到 360°，更多的旋转动作在肱骨完成。当冈下肌、小圆肌张力增高，超过大圆肌、肩胛下肌、背阔肌的代偿能力时，静息的肱骨出现外旋转，肱尺关节为滑车关节，肱骨的外旋转导致尺骨随之外旋，使手的自然功能位(功能位即手自然放置时，能快速转入工作状态的最佳体位)缺失，需要前臂的旋前动作代偿，进行手的位置纠正，导致旋前圆肌、旋前方肌、前臂屈肌腱的紧张收缩增多，失代偿时出现肘内侧主诉疼痛，或存在潜在压痛。旋前圆肌内部有正中神经深支通过，张力增高时，出现正中神经深支受压的相应症状，如正中神经分布区的手麻或握拳无力，单纯无菌性炎症刺激正中神经深支，指浅屈肌、指深屈肌、拇长屈肌持续兴奋，屈指肌腱鞘摩擦增多，容易发生腱鞘炎。尺神经走行于尺侧腕屈肌下方，尺侧腕屈肌在纠正腕部位置时持续紧张，导致尺神经受压的相应症状，如尺侧一个半手指麻。在频繁的手工活动时，损害的肌肉兴奋收缩反应速度减慢，并且易于疲劳。在上肢运动过程中表现出肱骨内旋转肌群的优势运动，使

前臂在手的频繁翻转过程中处于旋前失功能位状态，需要前臂及手的旋后代偿，导致旋后肌、肱桡肌、桡侧腕长伸肌、桡侧腕短伸肌、尺侧腕伸肌兴奋代偿增多，失代偿时出现肘外侧主诉疼痛或存在潜在压痛。旋后肌内部有桡神经深支通过，张力增高时，出现桡神经深支受压的相应症状，如腕背伸无力。单纯无菌性炎症刺激桡神经深支，指伸肌持续兴奋，摩擦腕背侧支持带，出现腕部腱鞘囊肿。桡神经浅支桡侧腕长伸肌深面进入腕部桡侧，受压可引起分布区的手麻。前臂旋后运动应用增多时，旋后肌、肱二头肌牵拉桡骨旋转，旋后肌损害后，肱二头肌代偿应用增多，失代偿时出现肱二头肌短头附着的喙突外下方疼痛。前臂伸肌腱张力增加，对肱桡关节产生压力影响，出现肱桡关节囊水肿。肱尺关节较大，单纯的前臂屈肌腱紧张不会对肱尺关节产生明显影响。当前臂屈伸肌总腱同时紧张时，肘关节压力增加，关节面摩擦力增加，出现肘关节积液、疼痛。

当肘外侧的旋后肌及前臂伸肌出现软组织损害时，前臂的旋前动作会牵动旋后肌和前臂伸肌腱产生疼痛。此时肱二头肌的屈肘外旋转代偿会体现出明显的作用。当做伸肘、上臂后伸、前臂外旋转动作时，肱二头肌短头受到明显牵拉，出现喙突痛（图 6-4-7）。

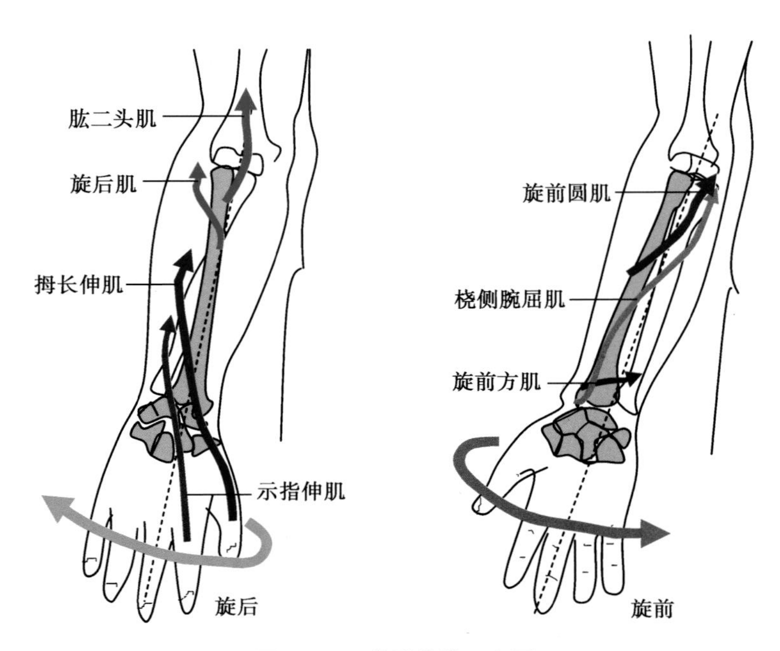

图 6-4-7 前臂旋转示意图

前臂旋后代偿时会有手的旋后参与，拇长展肌、拇短伸肌、示指伸肌代偿增多，导致桡腕腱鞘摩擦力增加，出现桡腕腱鞘炎。腕桡侧拉力增加，摩擦力增加，出现拇指腕掌关节疼痛。示指伸肌拉力增加，示指掌指关节尺侧压力增加，出现示指掌指关节尺侧疼痛。前臂的旋后代偿导致腕部桡侧偏，研磨桡骨茎突，出现桡骨茎突处疼痛。前臂的旋前代偿导致腕部尺侧偏，研磨尺骨茎突，出现尺骨茎突处疼痛。

前臂屈肌腱的紧张导致拇屈肌、指屈肌肌腱与腱鞘的摩擦力增加，刺激腱鞘增生肥厚，发生炎症时出现疼痛，增厚狭窄时出现掌指关节屈伸不利（图6-4-8）。屈指肌腱张力增高导致腕管的摩擦力增加，出现腕管肥厚引起腕管综合征。前臂伸肌腱的紧张导致腕背部摩擦力增加，出现腕背部的腱鞘囊肿。指伸肌紧张时，由于其附着在远节指骨近端，牵拉相应手指的甲床，出现指甲变形（图6-4-9）。屈指肌腱和伸指肌腱同时紧张时，腕关节、腕掌关节、掌指关节、指间关节压力增加，指间关节相对较小，压力敏感度高，压力增加，摩擦力增加，出现指间关节周围的积液肿大和关节的疼痛，长期屈指使积液流向关节背侧，一般表现为多关节的疼痛、肿胀、结节等现象，常有晨僵出现，遇冷加重，

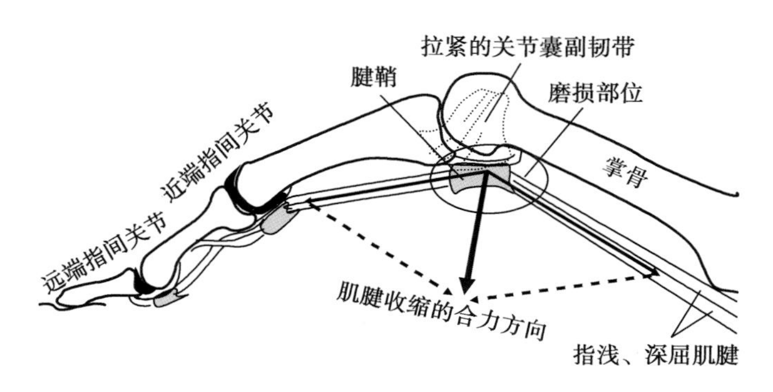

图 6-4-8 屈指肌腱鞘炎形成示意图

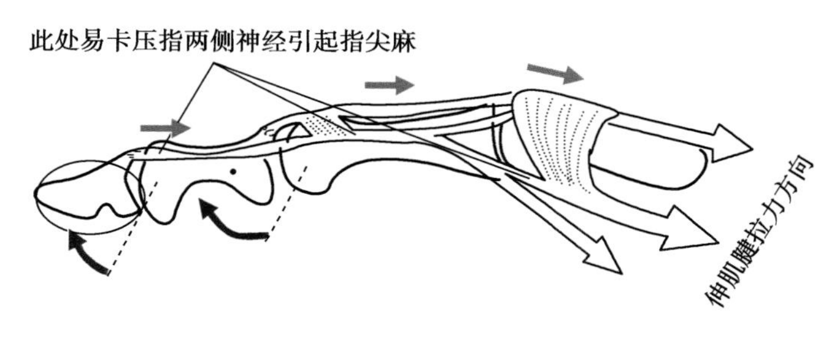

图 6-4-9 指伸肌腱紧张示意图

但实验室查不到类风湿依据。屈指肌腱和伸指肌腱同时紧张时，手指末节压力增加，挤压神经末梢，出现指尖发麻的现象，类似于末梢神经炎，但这种麻不会超过甲床根部。

掌长肌对掌腱膜张力的影响（图 6-4-10），引起掌腱膜张力增高，手指的感觉神经由掌腱膜间隙穿出，当有过多压力卡压穿出神经时，会出现不同手指或手指不同位置的麻，最容易发生的部位在小指，与小指展肌对掌腱膜的牵拉有关，通过放松掌腱膜的张力可以消除因掌腱膜张力增加引起的手指麻。

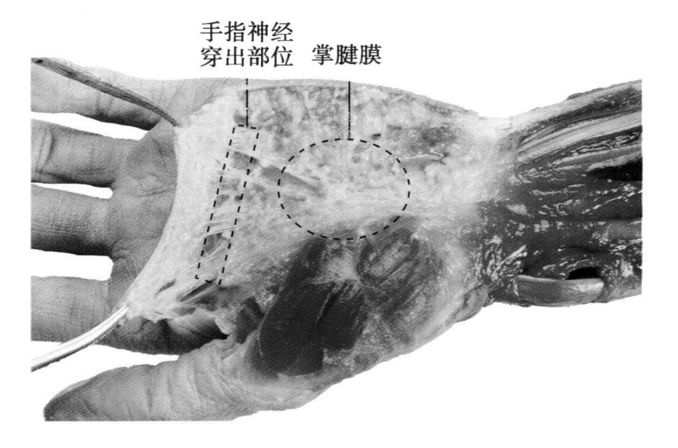

图 6-4-10 掌长肌与掌腱膜解剖图

冈下三肌损害对下肢的影响：冈下三肌损害导致下颈段压力增加，影响椎管容积，造成其对下肢的感觉及运动的影响。冈下肌紧张引起的前锯肌代偿会造成腹外斜肌紧张，腹外斜肌与前锯肌交叉附着在下部肋骨侧方，对胸廓侧下方空间位置有调节作用。腹外斜肌的收缩会牵拉骨盆前方附着部分，与缝匠肌、股直肌形成拮抗关系，这样对鹅足腱牵拉会产生疼痛；对髌骨的挤压会造成膝关节积液，这种积液比较少见。

第七章

各部位运动平衡调节的相互影响与整体观的建立

软组织损害通过疼痛性避让、重心稳定、头颅摄取信息最大化等原则启动运动平衡调节，出现肌肉的代偿应用。一旦超过代偿能力，就会产生代谢异常，包括肌肉有氧或无氧代谢的产物、胶原的过度沉积老化、免疫介导异常等。当超过感受器的感受阈值时，就会出现主诉症状，最主要的表现就是疼痛。在机体的代偿阶段，不单纯是局部运动平衡调节完成的，需要多部位的运动平衡协调，哪个部位在运动平衡调节过程中出现失代偿状态，这个部位就最先出现主诉症状。也就是说主诉症状的部位不一定是软组织损害的部位。整体观的建立对于软组织损害的原发损害部位的寻找就变得尤为重要。这涉及是否能除掉致病部位，使治疗持久有效的问题。下面分析一下各部位软组织损害引起的全身运动平衡调节及可能出现的症状。

一、足踝部软组织损害的运动平衡调节与症状

跗骨窦软组织损害造成局部无菌性炎症因子蓄积，机体为减少炎症对神经末梢的刺激，用“水”来稀释炎症因子浓度，减少对神经末梢的刺激。水肿的出现使损害的软组织所占空间体积增加，正常的挤压会产生疼痛。通过疼痛性避让改变局部骨骼的空间结构，达到扩容的目的。踝内翻、背屈的避让性

动作出现。站立位时，踝内翻、背屈的动作表现为小腿前内侧倾斜，足底重力线通过的地方向前内侧移动。踝的空间位置变化在远端表现为前足的内翻转；胫骨的前内侧倾斜需要胫骨轻度内旋转才能完成。胫骨的内旋在屈膝时才能完成，胫骨的前倾造成的躯干重心前移也需要屈膝的动作进行重心纠正。胫骨内倾的出现使膝关节内侧间隙增加，稳定膝内侧结构的韧带受到牵拉。胫骨的内旋转动作带动股骨内旋，牵拉内收肌、臀大肌、臀中肌、髂腰肌、臀深部六条小肌及缝匠肌，使患侧骨盆产生同侧旋转、下沉，腰脊柱产生对侧旋转、侧弯代偿。腰脊柱的代偿使同侧肩向后上移动，颈脊柱段出现同侧弯、同向转。刺激颈部神经，出现肩、臂、手症状。虽然是发生在很小的部位的软组织损害，在进行运动平衡调节以后，引起全身各部位的参与。在运动平衡调节的过程中，长期肌肉兴奋收缩的、长期韧带牵拉的、长期关节压力升高的部位一旦出现失代偿状态，就会出现主诉症状。当某个部位出现失代偿后，同样会启动其他部位的运动平衡调节，出现千变万化的主诉症状。

踝后脂肪垫损害造成局部无菌性炎症蓄积、水肿，通过疼痛性避让引起踝背屈。踝背屈引起足趾向下弯曲，有时会看到患者不是趾腹接触地面，而是趾尖接触地面。站立位时，踝背屈表现为小腿前倾。小腿前倾造成足底重力线前移，引发足跟痛。小腿前倾，躯干重心前移，通过屈膝、伸髋动作进行运动平衡纠正。屈膝代偿过度，出现膝关节疼痛。伸髋代偿过度出现臀后痛。明显的屈膝屈髋引起脊柱段侧弯调节，出现脊柱调节的相关症状。

踝关节囊损害表现为内、外侧及踝前关节囊损害。各部位损害都会通过疼痛性避让改变踝部骨骼的空间结构。出现踝内翻、外翻或跖屈。踝外翻使前足内转，第五跖骨扭力及接触地面的机会增加。踝跖屈使躯干重心后移，需要过伸膝关节或屈髋来完成重心纠正。过伸膝关节造成髌下脂肪垫高压刺激。屈髋造成屈髋肌损害。

二、髌下脂肪垫损害的运动平衡调节与症状

髌下脂肪垫损害，局部无菌性炎症蓄积、水肿，通过疼痛性避让引起膝关节微曲。站立位时，膝关节微曲需要膝关节周围附着的肌肉做功增加，出现髌下痛、大腿前侧痛、大腿后侧痛、小腿前侧痛、小腿前皮肤脱毛现象、小腿后侧痛、小腿后侧酸胀、跟腱炎等。膝关节与踝关节、髋关节存在联动关系。屈膝会伴有踝背屈或屈髋动作，这也是重心纠正所需要的。踝背屈需要胫骨前肌、

趾长伸肌、䠂长伸肌的兴奋收缩，足背支持带摩擦出现足背囊肿。足底重力线前移，足底筋膜拉力增加，出现跟骨骨质增生、足跟底痛。踝背屈造成肌肉长期收缩和踝前软组织挤压，出现踝前痛、足背麻。屈髋调节造成伸髋抗重力部分持续紧张，出现臀腿痛。

三、内收肌群损害的运动平衡调节与症状

内收肌结节处软组织损害，大收肌后束及股内侧肌黏弹性紧张。大收肌后束为伸髋肌肉，引起屈髋肌的运动平衡调节。股内侧肌紧张造成髌骨拉力方向改变，需要股外侧肌兴奋纠正，出现髌骨外上方疼痛。另外，大收肌后束与股内侧肌及筋膜形成收肌管，中有隐神经通过。出现无菌性炎症后，会刺激隐神经，出现隐神经分布区的内膝眼痛、鹅足囊痛、膝关节内侧间隙痛、小腿内侧痛、足跟内侧痛。

内收肌耻骨结节、耻骨上下支附着处损害，出现黏弹性紧张，引起骨盆前旋转趋势，通过运动平衡调节使伸髋肌和外展髋部肌肉兴奋。伸髋肌兴奋，则直腿抬高动作受限。外展髋部肌肉兴奋，髂胫束摩擦股骨大转子，出现弹响髋。当髋部局部的运动平衡调节失代偿时，单侧损害出现骨盆前旋及对侧旋转；双侧损害出现骨盆前旋转。骨盆前旋转为单平面改变，导致躯干重心前移，轻度的重心前移可以通过膝过伸纠正，明显的重心前移可以通过屈膝、背屈踝纠正，也可以通过腰脊柱的前凸增加纠正。过伸膝关节造成髌下脂肪垫压力增高，损害后出现屈膝改变。屈膝、背屈踝代偿造成膝关节周围、踝关节周围软组织代偿应用增多，出现相应症状。腰脊柱段前凸过度，造成整个脊柱段调节参与，胸脊柱段曲度增加，颈脊柱段曲度增加，出现腰痛、背痛或颈痛。颈脊柱段的继发性损害还可引起头痛及颈部神经刺激症状，出现肩、臂、手症状。交感神经链在不同阶段受到牵拉，出现相应症状。骨盆前旋转可牵拉腹直肌、胸廓及前中斜角肌、胸锁乳突肌，出现脘腹胀满、食欲不振、胸闷、头昏、手麻等症状。骨盆的前旋及对侧旋转是多平面的骨骼空间位置改变，在矢状面重心改变的同时，伴随着旋转的发生。多平面的骨骼空间变化导致多平面的重心纠正，产生更加复杂的临床症状。

坐骨结节软组织附着处损害，这种情况在常见的慢性劳损中很少发生，多为继发性损害。出现黏弹性紧张时，引起骨盆后旋转趋势，通过运动平衡调节使屈髋肌和髋部外展肌兴奋。屈髋肌兴奋，则大腿后伸受限。外展肌兴奋，则

久坐臀腿痛、小腿外侧麻、坐骨结节痛。当局部运动平衡失代偿时，单侧损害造成骨盆后旋转及同侧旋转。双侧损害造成骨盆后旋转，需要屈膝、背屈踝或腰脊柱曲度变小来纠正重心。腰部生理曲度的改变及膝、踝部骨骼空间位置的改变都可能出现主诉症状。

四、臀部肌群损害的运动平衡调节与症状

臀内侧的臀大肌及臀中肌后束损害，运动平衡调节造成屈髋、髋部外展肌及对侧臀部相应软组织的兴奋代偿。失代偿时，站立位，因下肢固定，主要引起骨盆的空间位置改变。单侧损害引起骨盆后旋转及同侧旋转，腰脊柱前凸曲度加大和对侧旋转。腰椎关节扭转增加，关节突关节压力增加，深层损害易出现腰痛、易闪腰。棘突和横突旋转增加，出现棘突或横突痛。腰脊柱段的空间位置改变伴随着整个脊柱段的调节，出现背痛、肋软骨痛。如果椎旁软组织稳定性较差，甚至出现脊柱侧弯。颈脊柱段的代偿，出现颈痛、偏头痛和肩、臂、手症状。颈前舌骨上下肌群紧张造成咀嚼肌损害的三叉神经痛。走路时下肢摆动期，因躯干固定出现下肢外旋转、八字脚，足跟外侧与地面撞击增加，足跟外侧痛。坐位时，因下肢附着点空间位置的改变，出现大腿岔开增加的情况；下肢固定引起骨盆同侧旋转，启动脊柱调节。双侧损害，骨盆后旋转，腰脊柱曲度变小，胸脊柱段随之变直，出现相应症状。另外，臀大肌下段覆盖于坐骨神经后方，炎性刺激可出现坐骨神经分布区的疼痛。

臀后侧臀中肌损害引起下肢内收作用的肌群兴奋，进行运动平衡调节。失代偿时，导致下肢固定的骨盆侧倾。平卧时表现为患侧下肢缩短。站立位，腰脊柱向对侧弯曲以纠正中心。胸脊柱段或颈脊柱段发生反向纠正，出现腰、背、颈、头、肩、臂、手症状。尤其臀中肌前部肌束损害与耳鸣的发生有明显关系。

臀旁侧阔筋膜张肌、臀小肌、部分臀中肌及股直肌反转端损害，表现为屈髋、大腿外展趋势，需要伸髋和大腿内收的肌肉兴奋，进行运动平衡调节。失代偿后，出现骨盆的前外侧倾斜，躯干重心明显移向患侧。平卧位，患侧下肢缩短。站立位，腰脊柱向对侧侧后方弯曲，发生健侧腰、臀、腿痛。胸脊柱段或颈脊柱段发生相应调节，出现背、颈、偏头、同侧肩、臂痛及手部症状。因涉及臀中肌前束，与耳鸣的发生有密切关系。同时，臀旁侧软组织对髂骨边缘的牵拉，引起腹外斜肌的兴奋，带动胸廓下侧壁下移，兴奋前锯肌下部肌束与冈下

肌竞争肩胛骨内侧缘，出现肩痛。股直肌的紧张造成膝关节压力增加，出现膝关节疼痛或积液。

五、髋前侧软组织损害的运动平衡调节与症状

股直肌髂前上棘附着处损害引起髌股关节压力增高及髌骨所受股四头肌合力的改变。髌股关节压力增高，出现膝关节疼痛或积液。髌骨拉力方向的改变引起髌股关节内侧缘摩擦增多，出现内侧缘疼痛。股外侧肌平衡拉力代偿应用增多，出现髌骨外上方疼痛。

髋关节囊前侧软组织损害造成股骨头周围的动脉环压力增高，股骨头血液供应下降，易发生股骨头缺血性坏死。此处的无菌性炎症可刺激邻近的股直肌和髂腰肌，使这两块肌肉出现保护性痉挛。髂腰肌的痉挛会造成屈髋、大腿外旋转动作，引出与臀旁侧软组织损害相似的骨盆空间位置改变，出现相应症状。股神经走行在腰大肌表面，受到炎症刺激后引起股四头肌痉挛，出现顽固性膝痛和隐神经分布区的疼痛。闭孔神经同样受到刺激引起内收肌紧张和持续存在的压痛。

六、腹肌损害的运动平衡调节与症状

耻骨联合上缘腹直肌附着处损害引起耻骨联合与肋弓下缘空间位置的缩短。耻骨联合的牵拉，引起长收肌、短收肌的运动平衡代偿。腹直肌的缩短，出现食欲不振、腹胀、心悸等症状。躯干重心前移，引起竖脊肌的兴奋代偿，出现腰痛、背痛。胸锁乳突肌、前中斜角肌与腹直肌对胸廓的竞争，出现乳突痛、偏头痛、臂丛神经受压症状。

髂嵴腹内斜肌、外斜肌、腹横肌损害使胸廓下缘下移，腹腔压力增加。出现脘腹胀满，食欲不振。挤压胸腔，出现胸闷、气短。挤压脊柱，出现腰脊柱段曲度变小，胸脊柱段曲度变大，骨盆后旋转的情况。腰曲变小、胸曲变大，引起颈前伸、头前探的姿势，出现头颈部相关症状。颈前空间的开大，造成舌骨上下肌群的紧张，出现颜面、口腔的相关症状。腹外斜肌对髂骨边缘的竞争，使阔筋膜张肌、股直肌兴奋，出现大腿外侧或膝关节症状。腹外斜肌损害同样竞争胸廓下外侧胸壁，引起前锯肌兴奋，依次使冈下肌、上斜方肌兴奋，出现相应症状。腹内外斜肌同时损害，骨盆水平面空间稳定性的本体感觉反馈异常，出

现不安腿或静息状态下下肢的痉挛性抖动。腹内、外斜肌损害导致身体前部承重时不能使躯干重心后移，造成竖脊肌做功明显增加，出现疼痛。如抱孩子时腰痛，而将孩子背在身后就不会有腰痛。因为背着孩子时，躯干重心可以前移平衡整体重心位置，使肌肉做功减少。

七、腰骶部软组织损害的运动平衡调节与症状

腰骶后部腰背筋膜后叶、竖脊肌、腰方肌损害分为单侧损害和双侧损害。单侧损害时，腰脊柱段向同侧弯曲趋势引起对侧腰骶后部软组织和同侧臀大、臀中肌交界处兴奋，进行运动平衡调节。当出现失代偿时，腰脊柱段同侧弯。继之，胸脊柱段对侧弯、颈脊柱段同侧弯纠正躯干重心的稳定性，顺序影响肩、臂部。行走时，因腰方肌的提髋力量不一致，出现双脚摆动期轨迹不同，严重的患侧下肢摆动近似偏瘫步态。臀大、臀中肌交界处的兴奋引起臀旁侧软组织的运动平衡调节，膝关节外翻力增加，膝内侧限制外翻的韧带过度应用。臀大肌覆盖于坐骨神经后侧，发生炎症时对坐骨神经产生刺激，出现臀腿痛。如果存在椎间孔周围的炎症，腰脊柱侧弯会增加炎症刺激神经根的机会，出现腰、臀、腿痛。脊神经后支的刺激也会通过神经根的反射出现腰臀、腿痛。双侧损害使腰脊柱前凸曲度增加，深层软组织受压引起深层软组织损害。胸脊柱段后凸、颈脊柱段前凸、头后伸的代偿会出现背痛、颈痛、头痛，胸脊柱段失代偿出现肋间痛、肋软骨痛。颈脊柱段失代偿出现曲度变直、肩痛、手麻等症状。骨盆的代偿性前旋纠正重心后移，屈髋肌代偿损害出现臀腿痛。伸髋肌群的应激状态，出现大腿后侧掉紧。收肌管的紧张，出现隐神经分布区的酸胀不适。

腰部深层软组织损害继发于浅层肌损害之后，出现多裂肌、回旋肌及关节突关节周围的软组织炎症、水肿。明显的水肿增加了深层软组织的空间体积，损害部位脊柱段曲度变直，增加深层空间体积，并将力传导转移至椎体。深层软组织损害可以直接刺激神经根产生疼痛。损害脊柱段的变直需要其相邻脊柱段的过度弯曲或更远处骨骼的空间位置改变来纠正力学平衡，达到重心稳定。腰骶角的加大影响其前方的交感链，出现下肢发冷。胸腰段向后弯曲牵拉相应阶段的交感链，出现脘腹冷痛、肠道运动功能减退的腹胀、便秘等。骨盆的后旋转代偿，出现孤立的臀内侧痛。屈膝代偿出现膝关节疼痛。腰椎管内的软组织无菌性炎症刺激导致椎管容积开大表现，腰脊柱段后凸，需要更多

部位的骨骼空间位置改变代偿，产生更多、更顽固的症状。

八、腰背部软组织损害的运动平衡调节与症状

胸腰段软组织损害刺激脊神经后支，引起同根脊神经前支的感觉区敏感和运动区肌肉兴奋。出现大腿内侧痛、膝内侧痛、鹅足痛、小腿肌足跟内侧痛。大腿内收肌兴奋，骨盆前旋转，屈膝、背屈踝部代偿，出现膝、踝痛。胸腰段软组织损害出现后伸腰部痛。

胸段软组织损害浅层较多，因胸脊柱段弯曲向后，深层受压的机会很少，所以深层损害较少。当出现深层软组织损害时，胸脊柱段后凸增加以减小深层压力，需要增加腰椎曲度和颈椎曲度来纠正重心的前移。卧位时需要腰脊柱段曲度增加以减少胸腰段深层的挤压，出现卧位腰痛。往往颈椎受到的影响最大，颈椎曲度增加，继之出现深层损害而变直，使颈胸交界后伸或枕颈交界处后伸，引发交感链紧张的症状。颈部深层损害刺激神经，出现肩、臂、手部症状。胸脊柱段深层软组织损害造成浅层的下斜方肌拉力增加，使肩外侧下沉，锁骨挤压胸壁，出现臂丛神经和锁骨下静脉受压的相关症状。菱形肌与冈下肌竞争肩胛骨内侧缘，出现肩、背部疼痛。

九、枕颈部软组织损害的运动平衡调节与症状

颈脊柱段软组织损害分为浅层损害和深层损害。浅层损害使颈脊柱段曲度增加，如果存在椎管内容积缩小的基础因素，会加重椎管狭窄的程度。颈髓的挤压导致四肢协调运动能力下降，增加运动损伤的机会。当椎管内软组织出现轻度无菌性炎症时，这种对椎管内容物的挤压会出现躯干、四肢的疼痛感觉和肌肉的紧张。如果存在机体某个部位的软组织损害时，会诱发加重。深层损害导致颈脊柱段变直，刺激颈部的神经出现颈、肩、臂、手症状。变直的颈脊柱段使头的空间位置前移，上斜方肌对肩外侧的悬吊力学方向发生改变，带动肩外侧前移，出现“圆肩”现象。变直的颈脊柱段引起枕颈部和颈胸结合部的代偿，牵拉交感链，出现头晕、高血压、心率变异及自主神经系统紊乱的症状。枕颈部后伸曲度的增加，需要连接枕颈部肌肉的持续收缩，出现枕后痛及头痛。

项平面软组织损害需要减小肌肉对项平面的拉力来降低刺激，头面部前

屈而出现低头姿势，头颅空间位置影响信息摄取，下颈段浅层肌兴奋、腰脊柱段竖脊肌兴奋、骨盆后旋转、屈膝均可纠正这一异常的空间位置。失代偿时出现颈痛、肩痛、腰痛、臀痛、膝关节疼痛和足跟痛。

十、肩臂部软组织损害的运动平衡调节与症状

冈下三肌损害后，其延展性下降。在进行上肢运动时，引起所有维持肩胛骨稳定的肌肉兴奋来保证肩部各骨空间位置的正常，菱形肌、肩胛提肌、背阔肌、肩胛下肌、前锯肌、胸小肌兴奋稳定肩胛骨。为了尽量完成肩部的外展高举动作，需要上斜方肌的抬肩代偿以增加手的触及范围，下颈段作为支点，关节突关节压力增加，引发局部软组织炎症。同时刺激相应神经根，出现肩臂部感觉过敏和肌肉紧张度增加。肩臂之间的旋转力学传递造成了肘、腕部的软组织损害。肩部运动功能障碍增加了腰臀部旋转运动的应用，腰臀痛随即发生。背阔肌的紧张导致两侧腰背部疼痛，同时牵拉肩部向下后旋转，造成胸腰段反向旋转代偿，出现胸腰段关节突关节压力增加，产生无菌性炎症。此处炎症可诱发股神经、闭孔神经分布区感觉过敏和肌肉紧张度增加，出现内收肌群的张力增高和隐神经分布区的膝内侧、鹅足、小腿内侧、足跟内侧痛。前锯肌与腹外斜肌的拮抗导致骨盆前方空间位置的上升，缝匠肌、阔筋膜张肌和股直肌的牵拉使膝关节的内部压力升高，膝关节积液就此发生。冈下肌、小圆肌对肱骨的旋转兴奋了胸大肌，胸大肌、胸小肌的兴奋使肩胸筋膜张力增高，出现胸部满闷、气短，女性乳腺内部筋膜受到牵拉，乳腺管迂曲，使分泌物不能顺利排出，刺激腺体，出现增生或炎症。

肘内、外侧软组织损害的产生多见于手工工作者，在以上肢为动点的情况下，对肩部的影响是很轻微的，但当上肢固定进行劳作时，肘部的软组织损害就会对肩部，乃至颈背部产生影响。如手持钎探机的工人，肘部因不正常姿势出现损害，会引起肩背部的肌肉做功增加。

第八章

运动平衡调节对软组织疼痛原发部位寻找的启示

各运动平衡调节单位存在相互影响，以致于某个部位的软组织损害可以波及全身，出现各种各样的临床症状，给临床诊断造成很大的困难。当理清软组织疼痛的成因时，原发病的诊断将一目了然。

一般情况下，主诉疼痛的形成可分为：

(1) 局部软组织无菌性炎症蓄积突发加重。主诉疼痛部位的软组织存在慢性损害，因劳动量突然增加或环境因素影响造成炎症物质蓄积突然增加，超过刺激阈值，出现软组织疼痛。如，腰骶部慢性软组织损害平时无症状，劳累后或休息时受凉均可使腰部突然出现疼痛。

(2) 运动平衡调节中，与损害软组织拮抗的肌肉兴奋出现过度代偿状态时，产生代偿肌肉的主诉疼痛。如，一侧腰骶部慢性软组织损害对腰脊柱的牵拉影响，引起对侧腰骶部软组织兴奋来平衡腰脊柱的拉力，出现对侧腰骶部疼痛。

(3) 多部位运动平衡调节的参与，薄弱的调节环节会导致局部劳损、炎症蓄积，产生疼痛。如，臀旁侧软组织损害引起的骨盆侧倾、脊柱侧弯调节，颈脊柱段骨骼较小，属于薄弱环节，易出现颈痛、肩痛。

(4) 损害的软组织引起不正常的运动姿势，造成某些部位应力冲击过度，产生疼痛。如，耻骨结节及耻骨上下支软组织附着处损害，导致行走时下肢向内摆动增多，足跟外侧着地冲击增加，出现足跟外侧疼痛。久之，出现跗骨窦损害。

(5) 感觉神经分布区的同根神经反馈。如,胸腰段软组织损害刺激脊神经后支,导致前支感觉区疼痛,出现大腿根痛、膝内侧痛、足跟内侧痛。

(6) 心理社会因素的潜意识影响造成自主神经系统调节紊乱,全身各部位肌肉处于兴奋状态,出现全身无规律的疼痛。纤维肌痛症可能与此有关。

第一节　头　　痛

头痛可分为全头痛、偏头痛、枕后痛、头顶痛、前额痛、颅内疾病性头痛、经期头痛、紧张性头痛、丛集性头痛等。

一、全头痛

全头痛与颅内水肿或颅外软组织紧张挤压神经末梢有关。

颅内水肿表现为胀痛为主,与颈内静脉回流减慢有关。颈内静脉走行于肩胛舌骨肌下方,正常情况下,肩胛舌骨肌收缩,拉开颈前筋膜,降低颈内静脉压力,使颅内血液回流加快,改善颅内缺氧状态。打哈欠是典型肩胛舌骨肌收缩,改善颅内血液循环的动作。颈内静脉回流受肩胛舌骨肌张力和空间位置影响。当颈肩关系异常时,颈前探头前移使肩胛舌骨肌附着点间距拉长,张力增高。肩胛舌骨肌由侧向张开筋膜变为斜向走行,既不能张开筋膜又对颈内静脉产生压力。肩胛舌骨肌拉力增高对颈内静脉产生压力,使颈内静脉回流受阻,动脉血流不受影响,并且出现反射性血压升高,致使颅内水肿,代谢产物堆积,刺激感受器引起全头胀痛。

颅外软组织紧张与帽状腱膜张力增高有关。主要表现为头重如裹的感觉。帽状腱膜受额、枕、颞肌张力影响。项平面软组织的牵拉对枕肌产生影响。颈部深层损害的颈前探头前移是引起枕颈部拉力增加的重要因素。同时出现的舌骨上下肌群的紧张造成咀嚼肌后负荷增加,颞肌拉力增高。颈部深层损害与冈下三肌、胸腰段、内收肌、臀部损害有关。上述部位均可启动脊柱调节,造成颈部深层压力增加。内收肌损害与跗骨窦存在互相影响。内收肌损害引起行走过程中的下肢内收,增加外踝和跗骨窦的压力冲击。跗骨窦损害引起距骨后移、内旋,带动下肢内旋,使内收肌牵拉增多。

二、偏头痛

偏头痛可分为颞部痛和枕部痛。颞部痛与咀嚼肌中的颞肌损害有关，颞肌损害肿胀，刺激颞筋膜及感受器，引起以颞部疼痛为主的偏头痛。三叉神经下颌支有一返支入颅，分布于颞区硬脑膜，翼内肌、翼外肌损害，刺激入颅的返支，引起剧烈的偏头痛，常伴恶心、呕吐。咀嚼肌损害继发于舌骨上下肌群紧张的咀嚼后负荷增加。舌骨上下肌群紧张与头前移颈前探姿势有关。头前移颈前探继发于颈部深层损害，颈部深层损害的疼痛性避让使关节突相互离开，颈脊柱段变直或反张，此时抬头动作正好拉紧颈前软组织。颈部深层损害与腰骶部、内收肌、臀部损害启动的脊柱调节有关。内收肌损害与跗骨窦损害相互影响。枕部痛与枕大神经受炎症刺激有关。枕大神经刺激与项平面或颈部深层肌损害有关，同样受腰骶部、内收肌、臀部损害启动的脊柱调节影响。

三、枕后痛

枕后痛与枕大神经受到炎症刺激有关，枕大神经穿枕三角走行于上斜方肌与头夹肌之间，分布于枕后部及头颅后半侧，所穿行的部位软组织炎症刺激神经，即可引起其分布区域的疼痛。项平面损害或颈部深层软组织损害造成的枕颈部张力增高都会引起枕大神经刺激症状。项平面软组织损害与颈前探头前移的姿势存在密切关系，下颈段深层损害的疼痛性避让开大关节突关节间隙，使损害阶段的颈脊柱段变直，需要枕颈部肌肉收缩以抬起头部，增加视觉摄取范围。颈部深层损害与内收肌、腰骶部、冈下三肌损害的脊柱平衡调节有关。冈下三肌损害与腹内、外斜肌损害后的前锯肌紧张存在拮抗关系。上颈段脊髓发出神经，沿椎管内向上入颅，分布于后颅窝硬脑膜。脊神经背根节受到炎症刺激也可引起枕后痛，受肩胛提肌影响较多。肩胛提肌损害与肩胛骨下角外旋转代偿调节有关，冈下三肌损害则充当了重要角色。

四、头顶痛

头顶痛与枕、额、颞肌同时紧张对帽状腱膜的牵拉有关，头颈关系异常时，上述肌肉牵拉增多。头颈关系异常多表现为颈前探头前移，颈部深层软组织

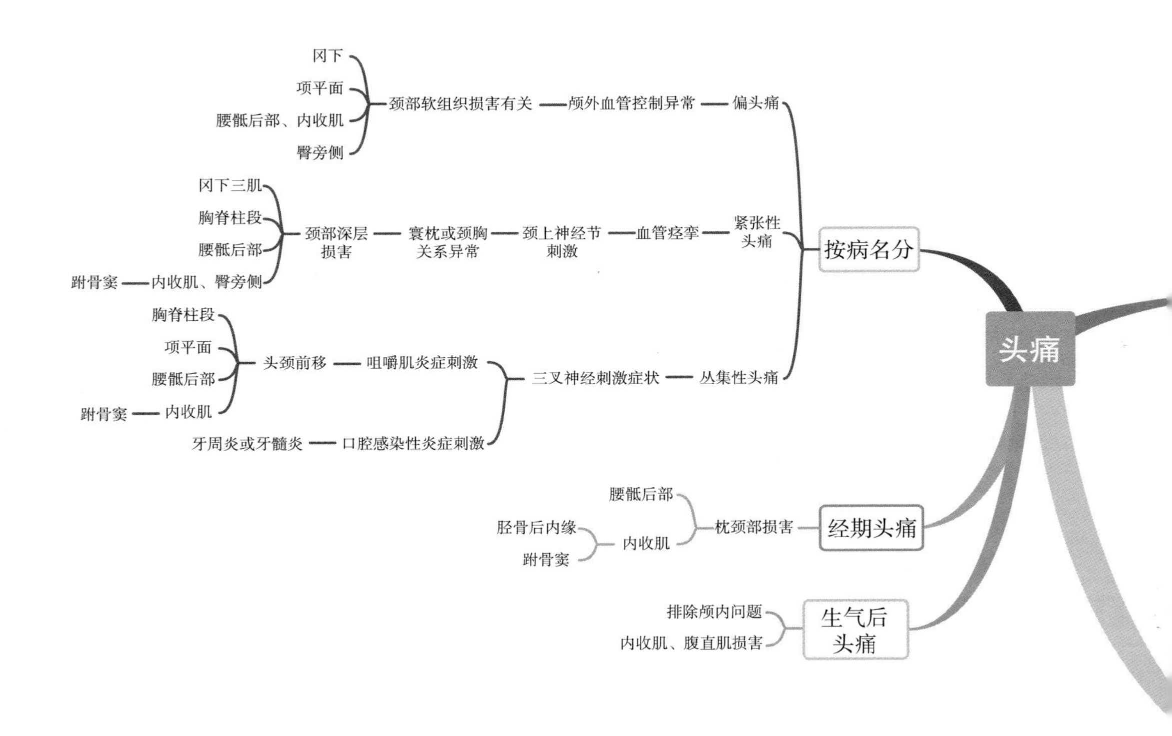
头痛
按病名分
偏头痛
颅外血管控制异常
颈部软组织损害有关
冈下
项平面
腰骶后部、内收肌
臀旁侧
紧张性头痛
血管痉挛
颈上神经节刺激
寰枕或颈胸关系异常
颈部深层损害
冈下三肌
胸脊柱段
腰骶后部
内收肌、臀旁侧
跗骨窦
丛集性头痛
三叉神经刺激症状
咀嚼肌炎症刺激
头颈前移
胸脊柱段
项平面
腰骶后部
内收肌
跗骨窦
口腔感染性炎症刺激
牙周炎或牙髓炎
经期头痛
枕颈部损害
腰骶后部
内收肌
胫骨后内缘
跗骨窦
生气后头痛
排除颅内问题
内收肌、腹直肌损害

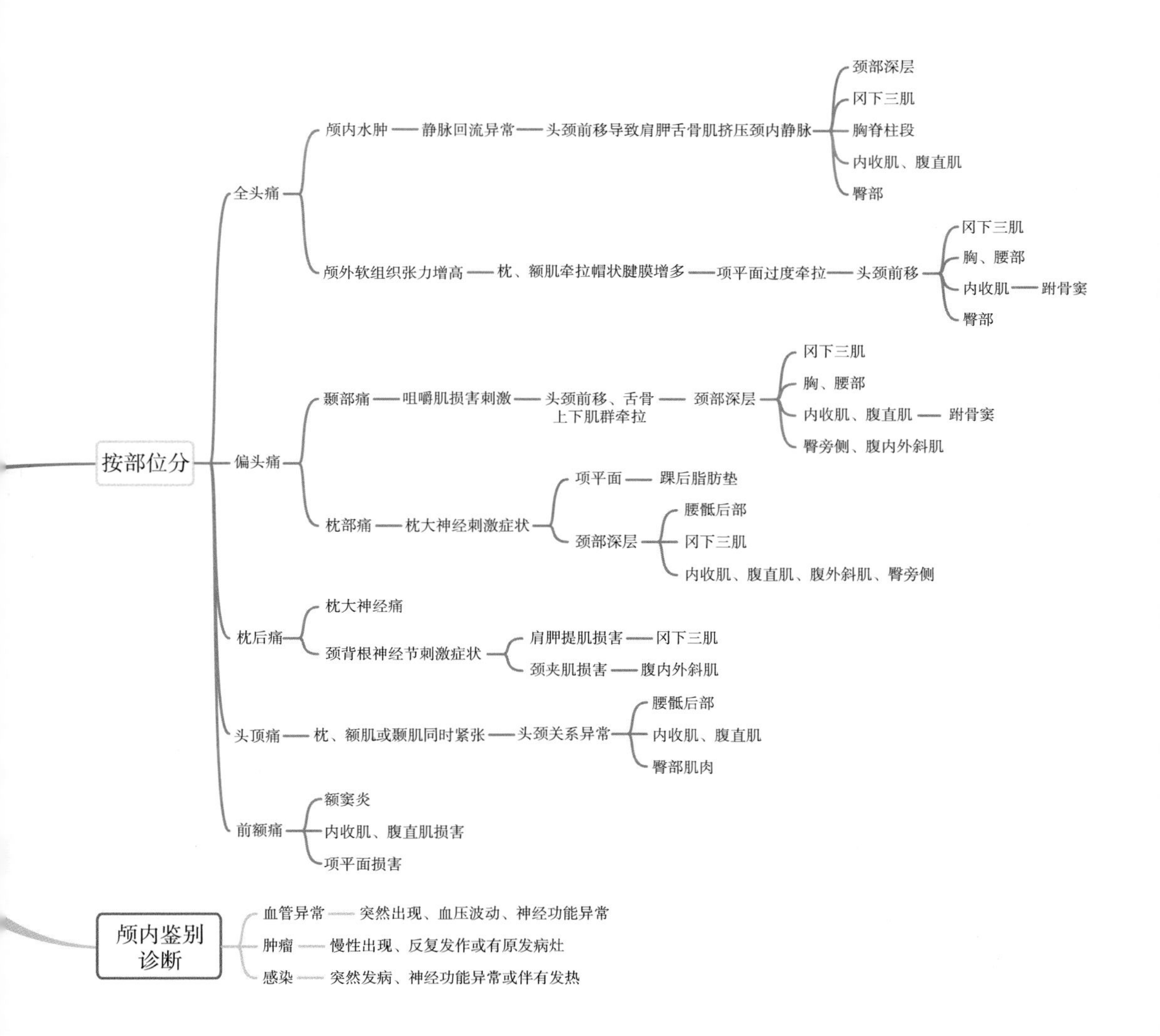

按部位分
全头痛
颅内水肿
静脉回流异常
头颈前移导致肩胛舌骨肌挤压颈内静脉
颈部深层
冈下三肌
胸脊柱段
内收肌、腹直肌
臀部
颅外软组织张力增高
枕、额肌牵拉帽状腱膜增多
项平面过度牵拉
头颈前移
冈下三肌
胸、腰部
内收肌
跗骨窦
臀部
偏头痛
颞部痛
咀嚼肌损害刺激
头颈前移、舌骨上下肌群牵拉
颈部深层
冈下三肌
胸、腰部
内收肌、腹直肌
跗骨窦
臀旁侧、腹内外斜肌
枕部痛
枕大神经刺激症状
项平面
踝后脂肪垫
颈部深层
腰骶后部
冈下三肌
内收肌、腹直肌、腹外斜肌、臀旁侧
枕后痛
枕大神经痛
颈背根神经节刺激症状
肩胛提肌损害
冈下三肌
颈夹肌损害
腹内外斜肌
头顶痛
枕、额肌或颞肌同时紧张
头颈关系异常
腰骶后部
内收肌、腹直肌
臀部肌肉
前额痛
额窦炎
内收肌、腹直肌损害
项平面损害
颅内鉴别诊断
血管异常
突然出现、血压波动、神经功能异常
肿瘤
慢性出现、反复发作或有原发病灶
感染
突然发病、神经功能异常或伴有发热

损害造成的颈脊柱段变直、反张成为头颈前移的基础。腰骶部、内收肌、腹直肌损害引起的头颈关系异常成为头顶痛的重要因素。

五、前额痛

前额痛与额窦炎、内收肌、腹直肌、项平面软组织损害有关。额窦炎可直接刺激额窦黏膜，引起前额局部痛，可伴有流涕、鼻塞、发热症状。内收肌损害的骨盆前旋转、腹直肌对胸廓下缘的牵拉都成为项平面紧张度增加的因素，项平面损害增加了额肌对帽状腱膜的竞争牵拉，额肌代偿损害对头皮神经的刺激可引起前额痛。

六、丛集性头痛

丛集性头痛的表现与三叉神经硬脑膜支的神经异常放电有关。颅内的无菌性炎症刺激或肿瘤刺激都可能导致异常放电的出现。颅外的三叉神经走行、分布区无菌性炎症刺激对神经节的反馈也是造成三叉神经硬脑膜支异常放电的重要因素。三叉神经的颅外部分与咀嚼肌毗邻，头前移颈前探的姿势使舌骨上下肌群紧张，增加咀嚼后负荷，咀嚼肌应用过度发生无菌性炎症。腰骶部、内收肌的损害引起脊柱平衡调节是造成头前移颈前探的重要因素。去掉原发部位损害可治愈此种头痛。

七、紧张性头痛

紧张性头痛与颅内动脉血管痉挛有关，颅内动脉受颈上神经节调节。颈脊柱段曲度变直或反张引起头前移颈前探，低头动作出现。枕颈部肌肉收缩，后旋头部，增加视觉摄取范围。后旋的头部使寰枕后间隙变窄，前间隙增宽牵拉颈上神经节，导致颈上神经节兴奋性增强。颈部深层软组织损害的疼痛性避让引起颈脊柱段变直或反张。冈下三肌、胸脊柱段、腰骶部、内收肌损害启动的脊柱调节是造成颈部深层软组织损害的重要因素。胸脊柱段、腰骶部为脊柱调节的一个环节，其损害与臀部软组织损害有关。内收肌和跗骨窦存在相互影响。

八、经期头痛

经期头痛与枕颈部软组织损害刺激头部神经有关。枕颈部的软组织损害多继发于腰骶部或内收肌损害。经期骨盆周围软组织收缩,存在损害的肌肉收缩时启动脊柱调节,枕颈部软组织拉力增加,对走行在其内部的神经产生刺激,出现头痛。

九、其他

引起头痛的颅内因素有血管异常、肿瘤或感染等。血管异常包括脑血管畸形、血管粥样硬化等。当出现血管破裂的颅内出血时,迅速出现头痛,并伴神经功能障碍。肿瘤常表现为慢性头痛后的突发加重,伴有神经功能异常。感染常伴有血常规或脑脊液检查的异常。这些疾病都可能迅速危及生命,需要进一步鉴别。

第二节　头　　晕

头晕可分为中枢性眩晕和周围性眩晕。

中枢性眩晕与颅内血液供应异常有关。血液供应减少的因素有动脉痉挛引起的动脉血供应不足和颈内静脉血回流不畅引起的颅内血液淤滞。颅内动脉受颈上神经节的调节,颈上神经节过度兴奋时,颅内动脉痉挛,脑缺血后反射性血压升高。颈上神经节位于 C1~2 前方,寰枕前间隙增宽或寰枢关节前方成角加大时,颈上神经节受到牵拉刺激出现兴奋性增强。尤其旋转头部时,第一颈椎横突与颈上神经节摩擦增多,刺激颈上神经节兴奋,出现一过性眩晕。如果为双侧颈上神经节牵拉刺激,则表现为持续性眩晕,甚至出现动作诱发的晕厥。颈部深层软组织损害是造成枕颈关系异常的直接因素,颈脊柱段变直或反张造成低头动作出现,为了增加视觉信息摄取,枕颈部肌肉收缩,使头后旋,增加视觉摄取范围。寰椎与颅底的平行关系破坏,寰枕前间隙开大,寰枕后间隙变小,颈上神经节贴近寰椎骨面。腰骶部、内收肌、冈下三肌损害引起的脊柱调节则对颈部深层压力存在明显影响。内收肌损害常与足踝软组织损害有关。足踝的空间对位不正常时，同侧下肢过度屈伸代偿，同侧骨盆下沉，启动脊柱调节，影响颈部深层压力。对于枕颈部的治疗能起到放松颈上神经节的作用，属于“治标”的办法，寻求原发部位的治疗才能达到“治本”。

静脉回流不畅与颈内静脉受压有关。头颈前移或颈胸前夹角增大时，肩胛舌骨肌受到牵拉。颈内静脉走行于肩胛舌骨肌下方。正常情况下，肩胛舌骨肌承担颈前筋膜张肌的角色，头颈前移或颈胸前夹角增大时，肩胛舌骨肌发挥不了张开颈前筋膜的作用。相反，对颈内静脉产生明显挤压。颅内血液循环淤滞，缺氧增多，出现眩晕。同时，机体反射性增高血压以改善颅内血液供应，出现单纯收缩压升高的情况。脊柱任何阶段的损害或腰骶部、内收肌的损害都能启动脊柱调节，导致颈胸前夹角增加。腰骶部软组织受骨盆影响，与内收肌存在相互影响关系。内收肌耻骨附着处为肝经走行部位，“诸风掉眩，皆属于肝”给诊断以重要提示。

周围性眩晕与感受器反馈异常或前庭功能异常有关。感受器反馈异常主要与枕颈部肌肉损害刺激感受器有关。不均匀的刺激产生不一致的感受器信息传递，致使中枢协调分析紊乱，出现头部力学不稳的信息分析。这种眩晕在卧位时减少了颈部肌肉的应用而减轻。站立或行走时，颈部肌肉应用增多，中枢感觉各肌肉间的收缩不协调状态，产生不稳定的信息收集，表现为头晕。

前庭功能异常与其所在的乳突窦水肿有关。乳突窦水肿与其上附着的头夹肌、胸锁乳突肌及毗邻的二腹肌有关。头夹肌受臀旁侧软组织损害引起的脊柱侧弯调节的影响。胸锁乳突肌受臀旁侧引起的脊柱侧弯调节影响，脊柱侧弯引起颈部肌肉的过度应用，胸锁乳突肌是头部侧向运动调节的重要肌肉。胸锁乳突肌受臀内侧臀大肌损害引起的脊柱水平旋转调节影响。臀大肌损害拉动同侧骨盆后倾、前旋转，启动脊柱调节，胸锁乳突肌兴奋牵拉乳突，纠正头部的被动旋转异常位置。二腹肌受脊柱矢状面调节造成的头颈关系异常影响。主要为头颈前移对二腹肌的被动牵拉。

内耳功能异常引起的眩晕也不少见，如壶腹嵴顶耳石症。此种眩晕无软组织损害特点，做耳石复位，眩晕症状即可消除。

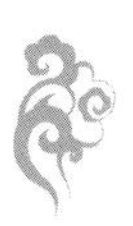

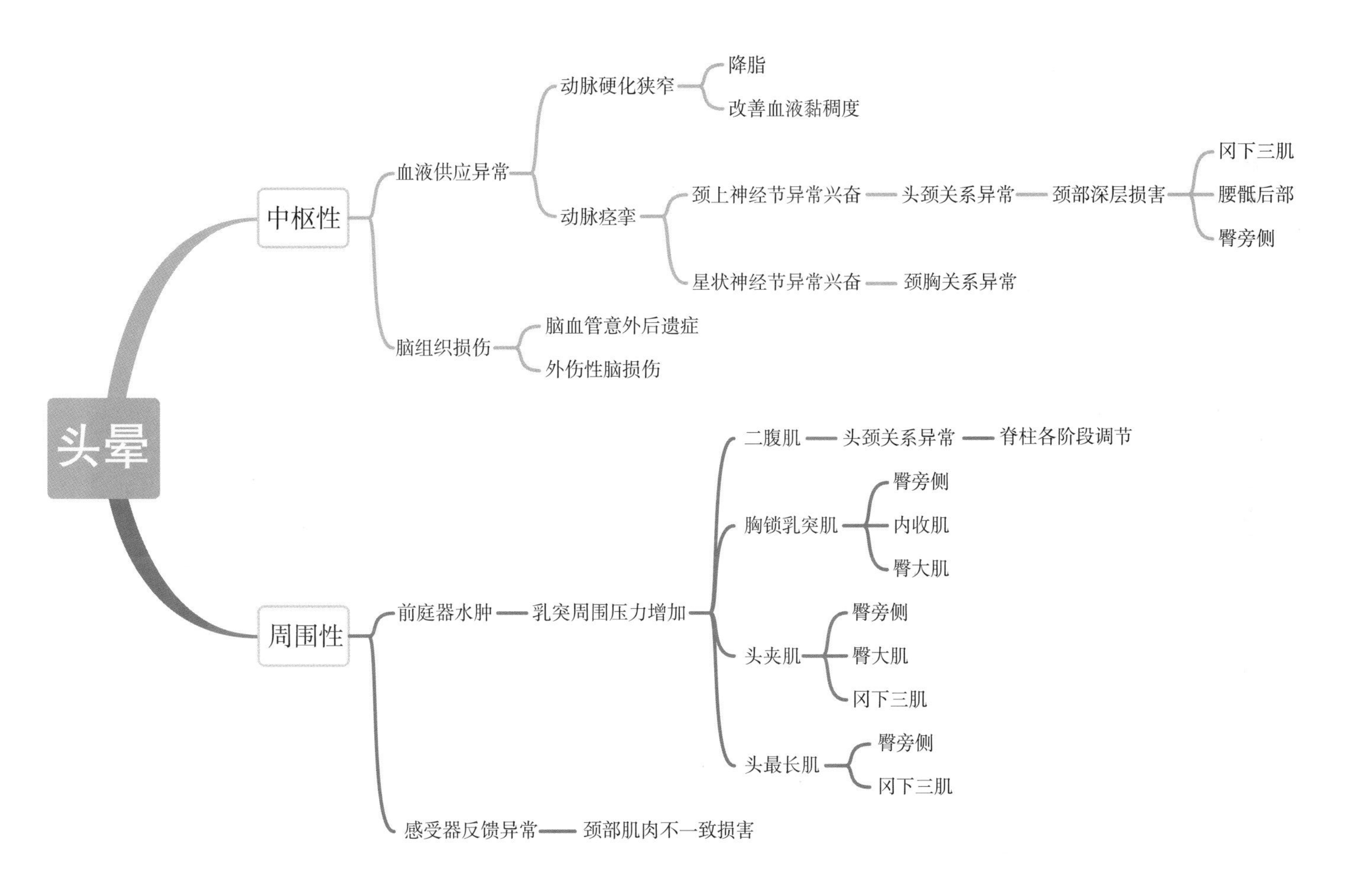
头晕
中枢性
血液供应异常
动脉硬化狭窄
降脂
改善血液黏稠度
动脉痉挛
颈上神经节异常兴奋
头颈关系异常
颈部深层损害
冈下三肌
腰骶后部
臀旁侧
星状神经节异常兴奋
颈胸关系异常
脑组织损伤
脑血管意外后遗症
外伤性脑损伤
周围性
前庭器水肿
乳突周围压力增加
二腹肌
头颈关系异常
脊柱各阶段调节
胸锁乳突肌
臀旁侧
内收肌
臀大肌
头夹肌
臀旁侧
臀大肌
冈下三肌
头最长肌
臀旁侧
冈下三肌
感受器反馈异常
颈部肌肉不一致损害

第三节　面　　瘫

面瘫分为中枢性面瘫和周围性面瘫。

中枢性面瘫不属于软组织损害范畴，后期康复可以通过软组织治疗改善症状。周围性面瘫与面神经的发出、走行、分布区域内的过度挤压有关。病毒侵犯神经可以造成面瘫，软组织水肿对神经的挤压更为常见。

面神经自膝状神经节发出，走行于颞骨乳突部的面神经管内，出茎乳孔，向前穿腮腺，分布于颜面部。面神经管为骨性管道，受乳突内压力影响。乳突窦水肿是乳突内压力升高的直接因素。乳突窦水肿与乳突周围附着的胸锁乳突肌、头夹肌、头最长肌损害后张力增高牵拉骨膜有关。

胸锁乳突肌在头侧偏和颈脊柱旋转时起到平衡调节作用。头侧偏与脊柱冠状面调节有关，臀旁侧软组织损害是引发脊柱冠状面调节的重要部位。颈脊柱的旋转与脊柱的水平面调节有关，臀内侧软组织损害是引起旋转调节的主要部位。头夹肌在头侧偏时起到脊柱冠状面调节作用，与臀旁侧软组织损害有关。头最长肌对头侧偏有脊柱冠状面调节作用，在臀旁侧软组织损害时易发生代偿。茎乳孔周围压力增高也是导致面神经受压的因素，其毗邻为二腹肌后腹，二腹肌水肿成为面瘫的又一因素。二腹肌张力增高、水肿与头前移颈前探的姿势有关。头前移颈前探时，颈前软组织被动牵拉，二腹肌张力增高。颈部深层损害是颈前探的基础。颈部深层损害的疼痛性避让引起关节突间距加大，颈脊柱段变直，颈前探出现。内收肌、腰骶部损害启动脊柱矢状面调节，造成颈部深层压力增加，是面瘫常见的原发因素之一。

头颈前移引起颈前软组织牵拉增多，颈阔肌被动拉伸，面神经走行区域压力增加，容易出现局限性面瘫。舌骨上下肌群牵拉增多，咀嚼肌咬合后负荷增加。咬肌损害，咬肌腮腺筋膜张力增加，压迫面神经，引起面瘫。此种面瘫症状较轻。针对下颌角的治疗效果很好。

有明显乳突压痛的急性面瘫以乳突部、下颌角注射效果出现最快，间隔5天左右注射1次（可用曲安奈德8mg，用生理盐水稀释至5ml，分两个部位注射），四到五次即可恢复。2个月以上慢性面瘫需要检查乳突和颈部深层压痛情况，如果没有压痛，治疗效果不理想。如果有压痛，按查体压痛分布情况治疗即可。

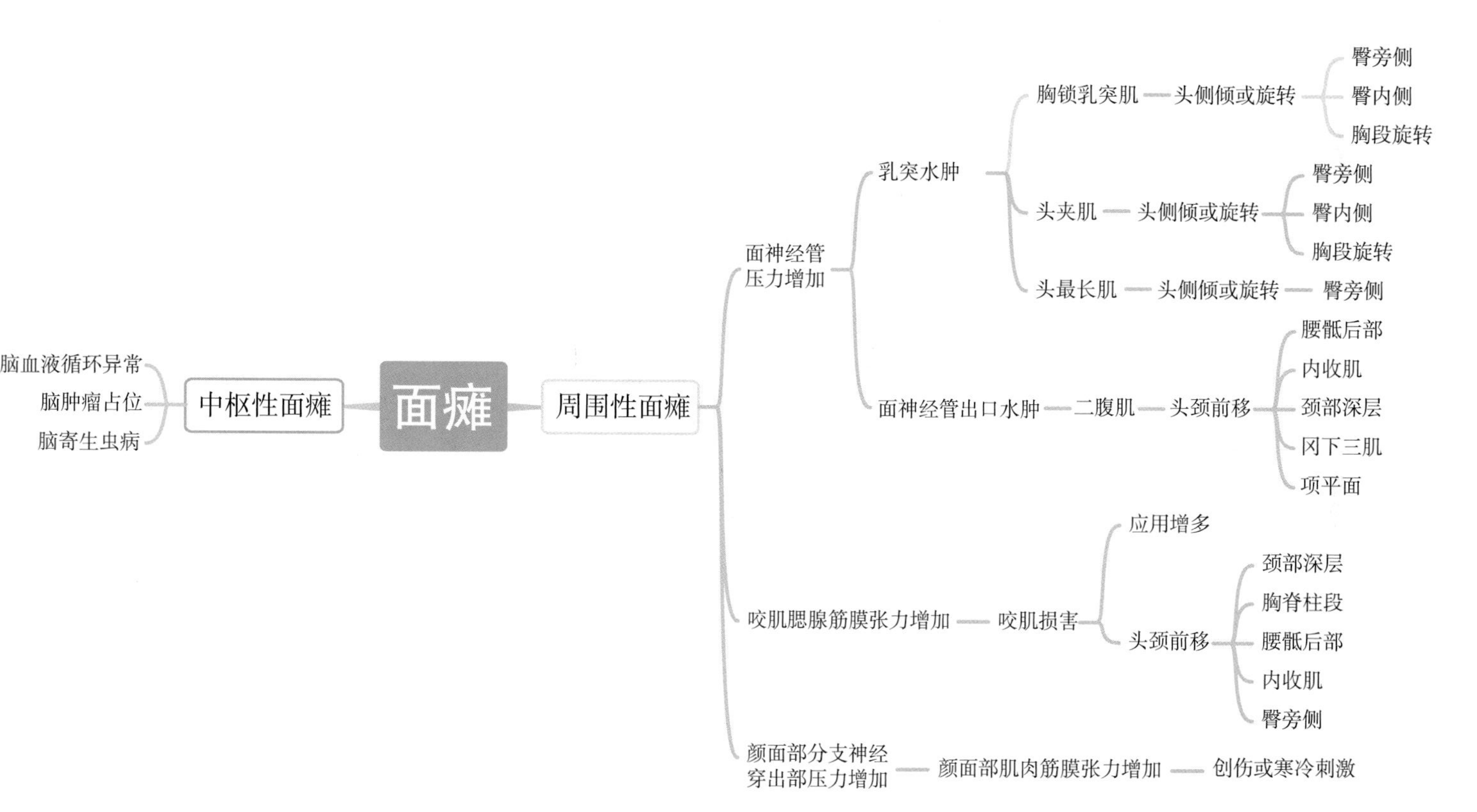

面瘫
中枢性面瘫
脑血液循环异常
脑肿瘤占位
脑寄生虫病
周围性面瘫
面神经管压力增加
乳突水肿
胸锁乳突肌
头侧倾或旋转
臀旁侧
臀内侧
胸段旋转
头夹肌
头侧倾或旋转
臀旁侧
臀内侧
胸段旋转
头最长肌
头侧倾或旋转
臀旁侧
面神经管出口水肿
二腹肌
头颈前移
腰骶后部
内收肌
颈部深层
冈下三肌
项平面
咬肌腮腺筋膜张力增加
咬肌损害
应用增多
头颈前移
颈部深层
胸脊柱段
腰骶后部
内收肌
臀旁侧
颜面部分支神经穿出部压力增加
颜面部肌肉筋膜张力增加
创伤或寒冷刺激

第四节　耳　　鸣

耳鸣是耳鼻喉科常见疾病,成因学说众多,治疗效果不显著,以软组织损害为立足点去分析并治疗,往往能取得意想不到的治疗效果。导致耳鸣的部位可以在内耳,也可以在中耳。听觉的产生是声波震动鼓膜,骨膜带动锤骨,沿听骨链传递,镫骨面连于内耳窝器,震动内耳淋巴产生微电流,通过听神经传递,产生听觉。

内耳淋巴循环功能障碍,导致耳蜗与听神经间的信息交互作用异常。内耳淋巴循环与内耳所在位置的周围环境有关,乳突窦水肿增加内耳压力,对内耳淋巴循环产生明显影响。

乳突窦水肿与骨膜张力有关,骨膜张力增高影响骨内滋养静脉回流,导致骨内压力增高,引起乳突窦水肿。

乳突窦的骨膜张力与其上附着的软组织有关,运动平衡中各种力学因素造成的乳突窦附着软组织拉力增加都可能是引起耳鸣的因素。中耳同样包被在颞骨内部,周围为有很多气室的骨质,这种特殊结构可以消除声波传递的骨传导作用,避免声波传递的骨传导与鼓膜传导的速度差,消除重听。

中耳听骨链调节声音的听阈通过对镫骨与内耳的距离调节或鼓膜张肌对骨膜的调节完成。通过镫骨肌舒缩对镫骨产生的牵拉调节镫骨面与内耳壁的距离。镫骨肌受镫骨肌神经支配,镫骨肌的放松与收紧的最大距离决定最高听阈与最低听阈。镫骨肌神经自面神经分出,面神经走行于颞骨的面神经管内,乳突窦水肿可产生对面神经的挤压和刺激。挤压镫骨肌神经出现不同程度的镫骨肌麻痹。镫骨肌神经完全麻痹后,镫骨骨面与内耳距离消失,听力丧失。镫骨肌神经受炎症刺激的异常放电,引起镫骨肌痉挛,在内耳壁上产生不同频率的颤动,使内耳淋巴液流动,出现耳鸣,听阈下移。所以乳突窦水肿是耳鸣产生的重要因素。鼓膜张肌受下颌神经支配,下颌关节压力增加,对下颌神经产生刺激,引起鼓膜张肌痉挛,带动听骨链,产生耳鸣。此种耳鸣通过挤压外耳道后的快速放开,干扰鼓膜震动,从而影响鼓膜张肌兴奋性,短暂消除耳鸣。

耳鸣软组织病因的主要矛盾集中在乳突窦水肿,乳突窦周围的肌肉附着存在异常拉力时,乳突窦水肿容易出现。乳突的肌肉附着主要涉及二腹肌、胸

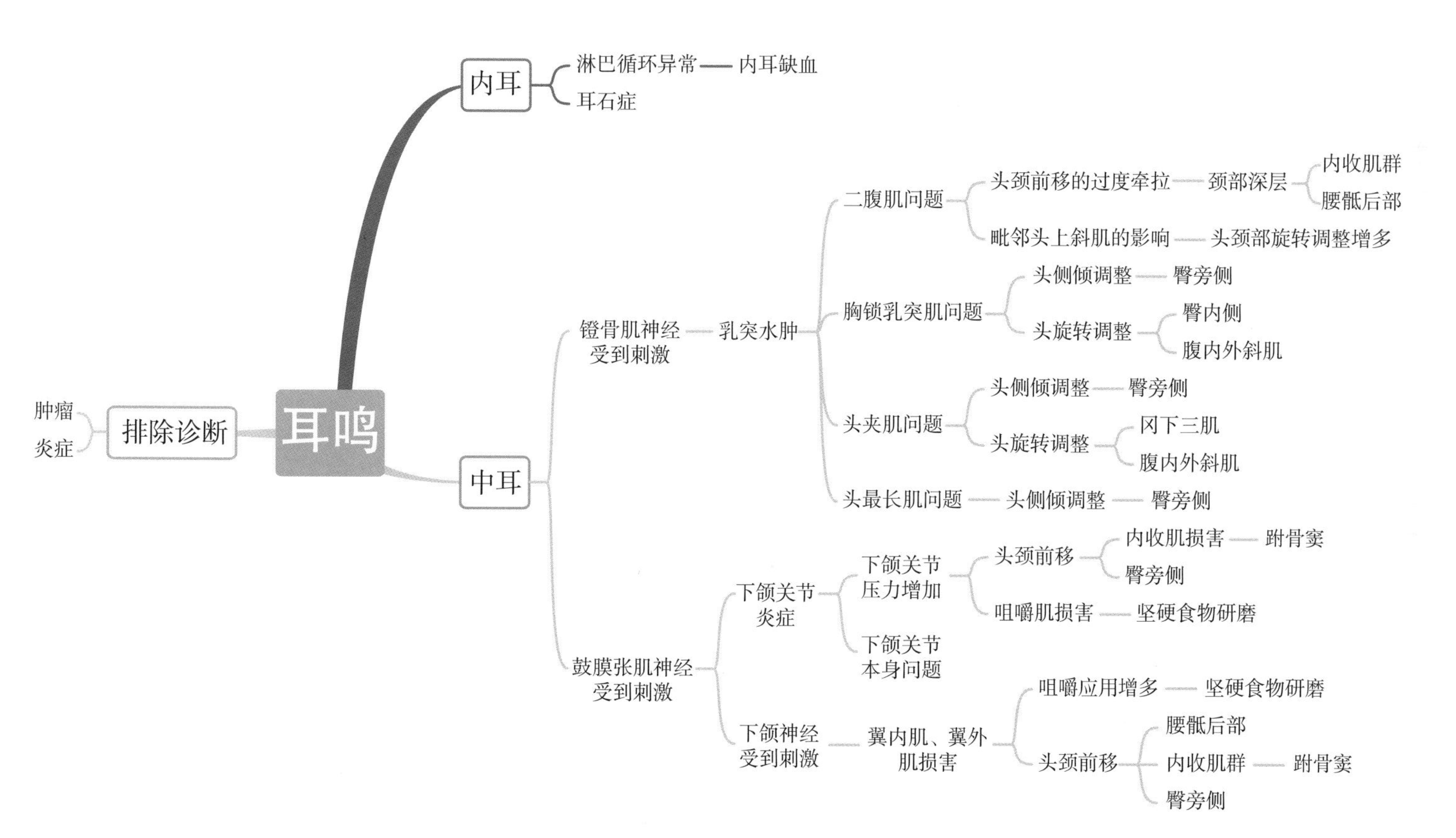
耳鸣
排除诊断
肿瘤
炎症
内耳
淋巴循环异常
内耳缺血
耳石症
中耳
镫骨肌神经受到刺激
乳突水肿
二腹肌问题
头颈前移的过度牵拉
颈部深层
内收肌群
腰骶后部
毗邻头上斜肌的影响
头颈部旋转调整增多
胸锁乳突肌问题
头侧倾调整
臀旁侧
头旋转调整
臀内侧
腹内外斜肌
头夹肌问题
头侧倾调整
臀旁侧
头旋转调整
冈下三肌
腹内外斜肌
头最长肌问题
头侧倾调整
臀旁侧
鼓膜张肌神经受到刺激
下颌关节炎症
下颌关节压力增加
头颈前移
内收肌损害
跗骨窦
臀旁侧
咀嚼肌损害
坚硬食物研磨
下颌关节本身问题
下颌神经受到刺激
翼内肌、翼外肌损害
咀嚼应用增多
坚硬食物研磨
头颈前移
腰骶后部
内收肌群
跗骨窦
臀旁侧

锁乳突肌、头夹肌和头最长肌。

二腹肌后腹附着于紧邻乳突内侧面的项平面上，过度应用时引起乳突周围软组织水肿。二腹肌应用与头颈关系异常有关，尤其是颈前探头前移时，舌骨上下肌群拉紧。颈前探头前移涉及脊柱矢状面调节，多与内收肌、腰骶后部软组织损害有关。

胸锁乳突肌上端附着于乳突及上项线外侧，对头侧偏和旋转起到纠正作用，头侧方纠正涉及脊柱的冠状面调节，与臀旁侧损害有关。臀旁侧损害引起骨盆侧倾，启动脊柱冠状面调节，增加头夹肌、胸锁乳突肌、头最长肌纠正头部位置的应用，使乳突部骨膜张力增高。

头夹肌上端附着位于胸锁乳突肌深面的乳突和项平面，对头侧偏起到纠正作用，头侧方纠正涉及脊柱冠状面调节，与臀旁侧软组织损害有关。头最长肌上端附着于乳突尖，对头侧偏起到纠正作用，涉及脊柱的冠状面调节，与臀旁侧软组织损害有关。

头旋转纠正涉及脊柱的水平面调节，与臀内侧软组织和腹内外斜肌有关。臀内侧软组织收缩引起骨盆同侧向前旋转，腹内外斜肌更是躯干旋转的重要动力。当这些部位出现损害时，骨盆的空间位置发生改变，头部的反向纠正增加了乳突附着肌肉的过度应用，形成乳突窦水肿的基础。

鼓膜张肌神经源于下颌神经，在下颌神经的发出、走行、分出部位受到刺激时，都会刺激鼓膜张肌神经产生耳鸣。翼内肌、翼外肌损害与咀嚼肌过度应用有关，涉及头颈前移因素和咀嚼习惯问题。下颌关节炎症直接刺激鼓膜张肌神经，与下颌关节过度应用有关。上颈段软组织损害刺激脊神经后支引起副神经兴奋，胸锁乳突肌张力增加，使下颌胸锁乳突肌悬吊韧带下后牵拉增多，出现下颌关节后侧研磨，出现下颌关节慢性损害。另外，头颈前移因素也是引起下颌关节压力增加的因素。在听宫、听会、耳门处针刺刺激降低鼓膜张肌异常兴奋，对这种耳鸣是有效果的。同时颈部治疗也会起作用。

第五节　三叉神经痛

三叉神经痛成因按解剖部位可分为中枢性、神经节内、神经纤维走行区内三种。

中枢性因素导致三叉神经痛表现为持续加重的三支疼痛，多为中枢神经

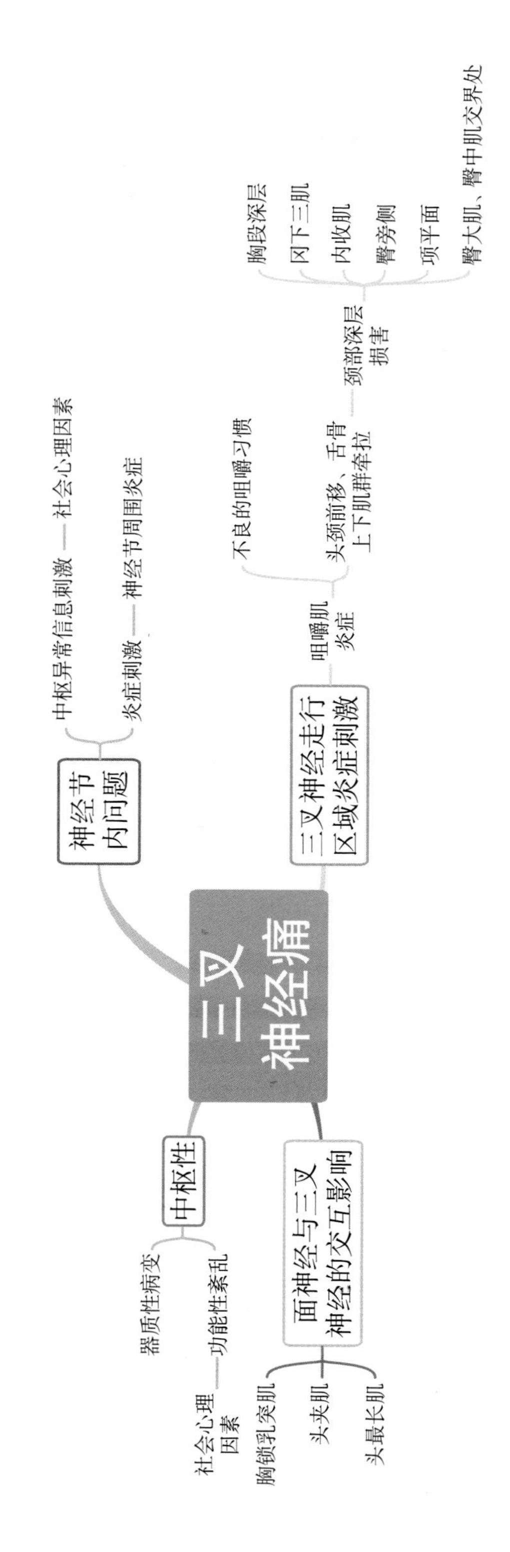

三叉神经痛
神经节内问题
中枢异常信息刺激
社会心理因素
炎症刺激
神经节周围炎症
三叉神经走行区域炎症刺激
咀嚼肌炎症
不良的咀嚼习惯
头颈前移、舌骨上下肌群牵拉
颈部深层损害
胸段深层
冈下三肌
内收肌
臀旁侧
项平面
臀大肌、臀中肌交界处
中枢性
器质性病变
功能性紊乱
社会心理因素
面神经与三叉神经的交互影响
胸锁乳突肌
头夹肌
头最长肌

系统存在器质性病变对三叉神经核产生了直接刺激，如脑内肿瘤、动脉畸形、动脉炎等。也可能存在中枢功能性紊乱的因素，如长期不良情绪的刺激，造成中枢神经系统对伤害刺激的敏感度增高，形成伤害性感受，出现自发的三叉神经痛。

三叉神经节内功能紊乱源于中枢刺激或周围传入神经的刺激，使神经节敏感并产生记忆。中枢刺激与持续不良情绪有关。周围性刺激与三叉神经分布区域内软组织炎症刺激感觉神经末梢有关，持续刺激产生疼痛感知的不良记忆。触发条件存在时，三叉神经痛出现。如三叉神经的部分感觉纤维感知咀嚼相关肌群的损害，即可产生三叉神经分布区的疼痛感觉泛化现象。

三叉神经走行毗邻翼内肌、翼外肌、颞肌。这些肌肉与咀嚼动作有关。不良的咀嚼习惯会造成咀嚼肌的损伤，刺激三叉神经，出现疼痛。舌骨上下肌群收缩时可下拉下颌，有利于张口动作。舌骨上下肌群的紧张增加咬合咀嚼后负荷，造成咀嚼肌损害。舌骨上下肌群紧张与头前移颈前探有关，头前移、颈前探使颈前部软组织被动拉伸，舌骨上下肌群随之拉紧。头前移、颈前探的出现与颈深层软组织损害有关。颈部深层软组织损害的疼痛性避让会开大关节突关节间隙，颈脊柱曲度消失或出现颈椎反张，变直或反张的颈椎引导头部向前，并出现低头动作。头部后旋增加视觉信息摄取，拉长颈前软组织。颈部深层软组织损害受脊柱平衡调节影响，项平面、冈下三肌、腰骶部、臀大肌臀中肌交界处、内收肌损害均可通过脊柱调节引起颈部深层软组织损害。项平面损害使枕颈部肌肉收缩减少，以减少炎症部位的刺激，需要下颈段增加后伸角度以维持头部正常的位置。下颈段压力增加，研磨增多，出现软组织损害。冈下三肌损害启动肩部调节，斜方肌、肩胛提肌兴奋、紧张，增加颈部深层压力，关节突关节研磨增多，出现软组织损害。腰骶部、臀大肌臀中肌交界处软组织、内收肌损害，影响骨盆空间位置，启动脊柱调节，造成颈部深层压力加大，出现软组织损害。内收肌损害与跗骨窦损害存在相互影响。内收肌损害引起行走过程中下肢内收增加，足踝落地时，外踝压力增加，跗骨窦反复挤压，发生无菌性炎症。跗骨窦损害引起距骨后移、内旋，带动下肢内旋，牵拉内收肌，造成内收肌损害。

第六节　颈　　痛

颈痛按症状可分为前屈痛、后伸痛、侧弯痛、旋转痛和功能不受限的自觉痛。各种动作性疼痛可以单独出现也可合并出现，与头颈部肌肉的功能有密

切关系。

一、颈部前屈痛

颈部前屈痛涉及椎管内神经受到的挤压和椎管外颈浅层软组织的牵拉。椎管内神经受到挤压的颈前屈痛伴有上肢麻或全身麻电感。当炎症消退后，颈前屈时只有上肢麻或全身麻电感，此时的挤压部位多位于位置性椎间盘突出的节段。颈椎间盘的后纤维环出现破损，对髓核的限制能力减弱，但没有达到完全无限制的程度。颈前屈增加椎体间前方的压力，使髓核后移顶压脊髓，出现症状。通过放松颈脊柱段的限制性结构，减少颈前屈时椎体间的压力，能明显改善临床症状。限制性结构包括棘上韧带、棘间韧带和关节囊韧带。

颈浅层软组织损害在颈前屈被动牵拉时的疼痛明显，与项平面、冈下三肌、胸段软组织损害有关。项平面本身是颈浅层软组织附着的部位，无菌性炎症存在时，牵拉刺激诱发疼痛，主要表现为上颈段或枕颈部疼痛。冈下三肌损害引起肩部调节，上斜方肌、中斜方肌、菱形肌处于持续兴奋状态，无菌性炎症存在时，受到牵拉诱发疼痛出现，主要表现为下颈段疼痛。胸段软组织损害影响头夹肌、头半棘肌功能，这些头颈后伸肌群存在炎症时，被动牵拉出现疼痛，主要表现为颈胸交界疼痛或上胸段疼痛。

二、颈部后伸痛

颈部后伸痛涉及椎管内和颈深层软组织损害。椎管内炎症在后伸头颈时，椎管内空间缩小，压力增加，刺激脊髓或神经根，引起疼痛。炎症所在部位在椎间孔附近时，疼痛多伴有上肢放射症状。

颈部深层软组织损害在颈部后伸关节突关节相互挤压时出现疼痛，与胸段、腰骶部、内收肌、臀部软组织损害的平衡调节有关。以上部位的软组织损害均可启动脊柱调节，导致颈部深层压力增高，出现颈部后伸痛。内收肌损害与跗骨窦损害有密切关系。跗骨窦损害的疼痛性避让引起距骨后移、内旋，带动下肢内旋，牵拉内收，引起一系列的调节。很多临床病例显示，跗骨窦的治疗对颈部疼痛有显著效果。

三、颈部侧弯痛

颈部侧弯痛涉及椎管内和单侧颈深层软组织损害。颈部侧弯时，颈椎管内或关节突关节受到挤压刺激，均会引起无菌性炎症的诱发表达。单侧椎管内软组织损害发生在椎间孔偏外侧位置时，颈后伸痛不明显，侧弯时产生明显挤压，出现颈部侧弯痛伴有上肢放射。强刺激推拿不能缓解疼痛症状。关节突周围的注射治疗效果出现快，可用曲安奈德 8mg，生理盐水 5ml，在压痛明显的关节突上注射即可，单纯针刺往往需要很长时间。

单侧椎管外颈部深层软组织损害引起的颈部侧弯痛可通过强刺激推拿缓解，多与单侧的内收肌、臀旁侧、冈下三肌损害有关。上述部位均可启动脊柱冠状面调节，造成单侧颈部深层压力增加，出现软组织损害。

四、颈部旋转痛

颈部旋转痛涉及关节突关节的相对滑动，与关节囊、关节囊周围韧带和附着于关节突周围的多裂肌、回旋肌有关。关节突相对离开侧的关节囊、关节囊韧带和附着于关节突周围的多裂肌、回旋肌受到牵拉。关节突相对靠近侧的关节囊、关节囊韧带受到挤压，同时伴随多裂肌、回旋肌的主动收缩刺激。

颈部旋转是躯干旋转的一个环节，在脊柱调节的水平旋转中起到重要作用。当腹内、外斜肌的旋转功能异常时，颈部旋转代偿增多，出现颈部旋转痛。而腹内外斜肌张力增高与骨盆周围的臀大肌、臀中肌后束、内收肌等具有骨盆旋转作用的肌肉张力有关，需要进一步的传导痛检查才能确定。

五、颈部自觉痛

颈部活动不受影响的自觉痛与颈部肌肉代偿兴奋有关，持续的代偿兴奋可引起代谢产物堆积，出现自觉痛。冈下三肌、颈部深层软组织、腰骶部软组织、内收肌损害均可引起颈部肌肉代偿的疲劳状态。冈下三肌损害在肩部活动时牵拉肩胛骨向外运动增多，启动肩部调节，引起斜方肌、菱形肌、肩胛提肌代偿兴奋。颈深层软组织损害的疼痛性避让使颈部曲度消失变直，甚至反张。头部的空间位置会随之前旋、出现低头姿势。头颈后伸的大肌肉收缩会挤压

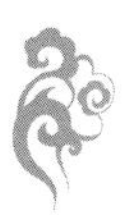

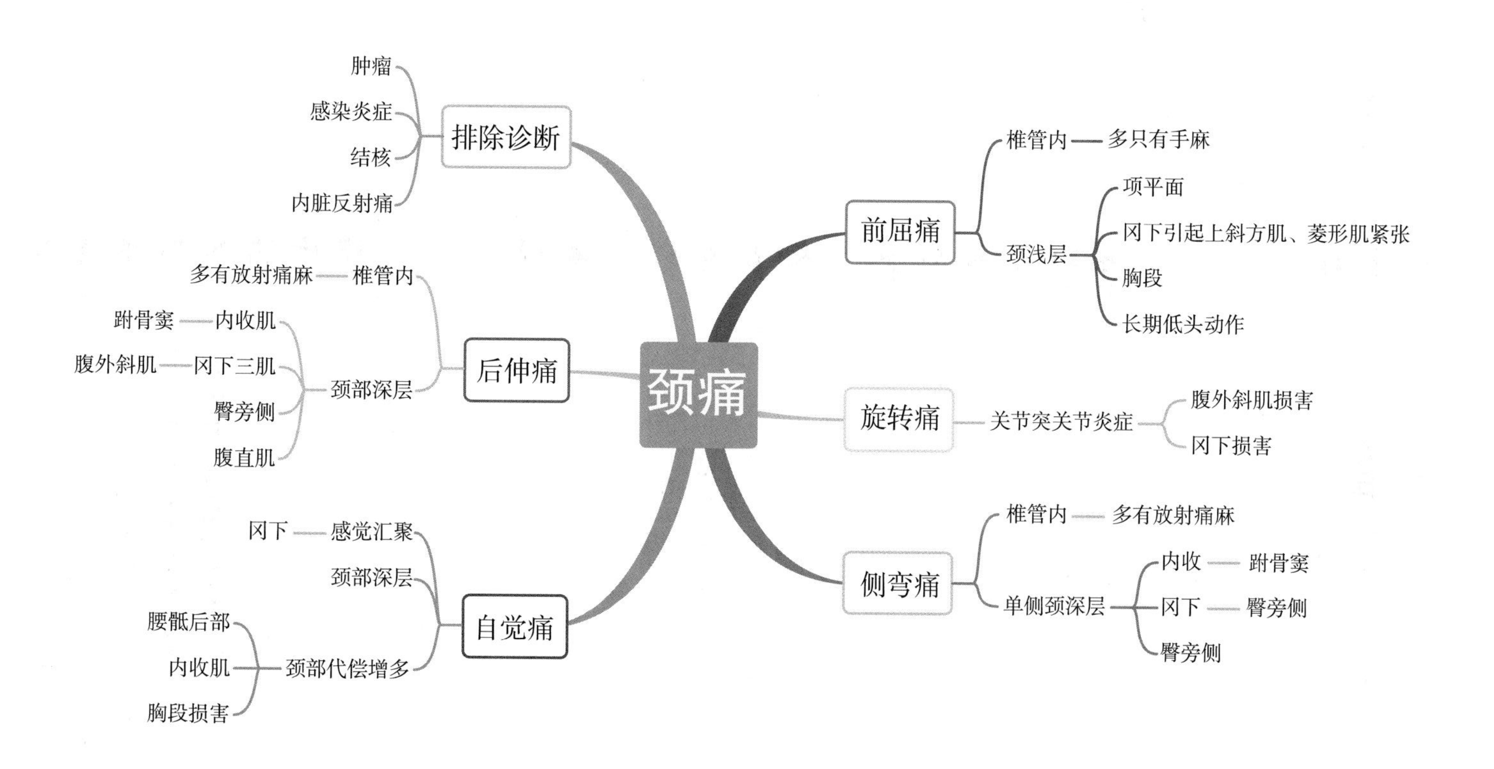
颈痛
前屈痛
椎管内
多只有手麻
颈浅层
项平面
冈下引起上斜方肌、菱形肌紧张
胸段
长期低头动作
旋转痛
关节突关节炎症
腹外斜肌损害
冈下损害
侧弯痛
椎管内
多有放射痛麻
单侧颈深层
内收
跗骨窦
冈下
臀旁侧
臀旁侧
排除诊断
肿瘤
感染炎症
结核
内脏反射痛
后伸痛
椎管内
多有放射痛麻
颈部深层
内收肌
跗骨窦
冈下三肌
腹外斜肌
臀旁侧
腹直肌
自觉痛
感觉汇聚
冈下
颈部深层
颈部代偿增多
腰骶后部
内收肌
胸段损害

颈部深层，出现疼痛。枕颈部后伸小肌肉兴奋代偿，使头后旋，增加视觉信息摄取。长时间兴奋，出现枕颈部自觉疼痛。腰骶后部、内收肌损害影响骨盆空间位置，启动脊柱调节，引起颈部后伸肌群代偿，出现自觉痛。内收肌损害与跗骨窦损害存在相互影响。

第七节　肩　　痛

肩痛分为两种，有功能障碍和无功能障碍的肩痛。有功能障碍的肩痛说明存在肩关节周围软组织的紧张因素或肌腱断裂。

限制性结构的关节囊粘连、韧带肥厚缩短和动力性结构的肩关节周围肌肉痉挛或黏弹性紧张都是肩关节主动、被动功能障碍的重要因素，单纯的肩关节囊粘连，只存在主动或被动肩关节活动功能不良。有无菌性炎症时会出现活动的疼痛。韧带肥厚缩短与关节囊粘连具有同样的临床表现，只是更难恢复，在臂丛神经阻滞后的肩关节松解中，成为复发率较高的因素。肩关节周围的肌肉痉挛表现为明显疼痛，去掉引起肌肉痉挛的因素，能迅速改善肩部活动功能，并使疼痛消失，是伴有肩关节功能障碍的肩痛中最好治疗的一种。肩关节周围肌肉的黏弹性紧张，起病缓慢，病史较长，逐渐出现肩关节功能障碍，平时疼痛不太强烈，存在明显诱发因素时，突然出现疼痛加重。治疗效果出现较慢，往往需要冈下软组织的多次治疗。

肩关节动力不足，分为神经支配功能障碍和肌肉动力功能障碍。神经支配功能障碍往往无肩部疼痛。中枢性损伤的肩关节完全不能运动，而腋神经的部分损伤往往出现肩外展功能障碍，但前伸高举功能正常。肌肉动力功能障碍多存在肌腱断裂，如冈上肌腱断裂，主动外展功能减弱，增加三角肌的应用，引发肩外侧痛，被动抬肩不受限。

肩关节囊粘连及肩关节周围韧带张力增高与关节囊内压力增高、创伤和免疫因素有关。关节囊内压力增高，摩擦增多造成关节腔内积液和无菌性炎症出现，刺激关节囊及周围韧带。创伤可以直接造成关节囊及周围结构的损伤。风湿、类风湿肩关节炎也是肩关节疼痛伴功能障碍的重要因素。肩关节周围肌肉的紧张则是软组织损害性肩痛的最常见因素。

肩关节周围肌肉的紧张与颈部深层软组织、背阔肌、前锯肌损害有关。颈部深层软组织损害直接或间接刺激神经引起肩部肌肉痉挛，限制肩关节功能。

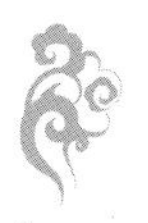

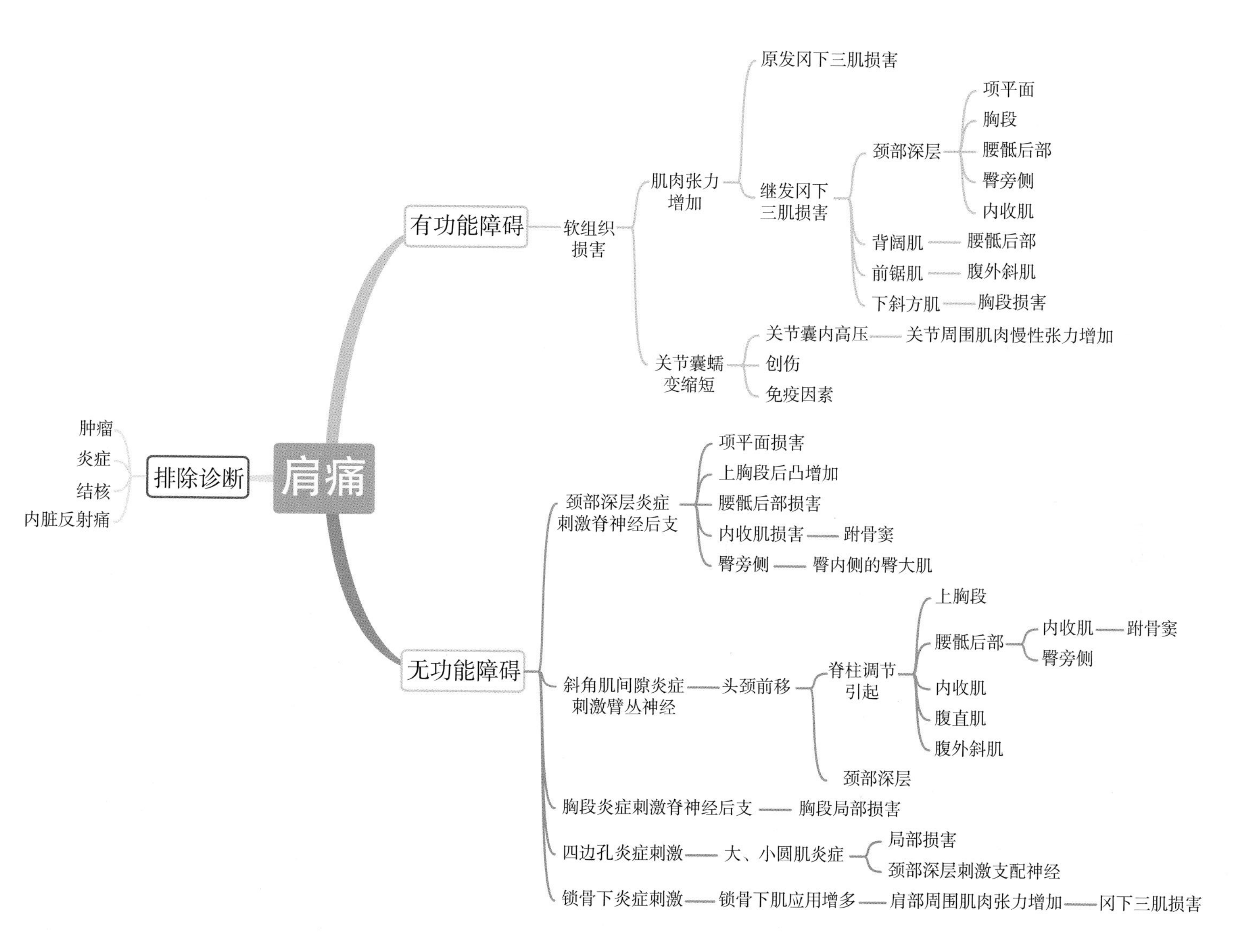

肩痛
有功能障碍
软组织损害
肌肉张力增加
原发冈下三肌损害
继发冈下三肌损害
颈部深层
项平面
胸段
腰骶后部
臀旁侧
内收肌
背阔肌——腰骶后部
前锯肌——腹外斜肌
下斜方肌——胸段损害
关节囊蠕变缩短
关节囊内高压——关节周围肌肉慢性张力增加
创伤
免疫因素
无功能障碍
颈部深层炎症刺激脊神经后支
项平面损害
上胸段后凸增加
腰骶后部损害
内收肌损害——跗骨窦
臀旁侧——臀内侧的臀大肌
斜角肌间隙炎症刺激臂丛神经——头颈前移
脊柱调节引起
上胸段
腰骶后部
内收肌——跗骨窦
臀旁侧
内收肌
腹直肌
腹外斜肌
颈部深层
胸段炎症刺激脊神经后支——胸段局部损害
四边孔炎症刺激——大、小圆肌炎症
局部损害
颈部深层刺激支配神经
锁骨下炎症刺激——锁骨下肌应用增多——肩部周围肌肉张力增加——冈下三肌损害
排除诊断
肿瘤
炎症
结核
内脏反射痛

颈部深层软组织损害与项平面、胸段、腰骶后部、臀旁软组织损害有关。上述部位的软组织损害均可启动脊柱调节，造成颈部深层压力增加，出现继发性炎症。背阔肌紧张与腰骶后部肌肉影响胸腰筋膜有关，胸腰筋膜受肿胀的竖脊肌刺激，出现蠕变缩短，牵拉兴奋背阔肌，启动肩部调节。前锯肌与冈下肌共同维护肩胛骨内侧缘与胸壁间的适度对合关系。前锯肌紧张引起冈下肌兴奋性增加，启动肩部调节。前锯肌紧张与腹外斜肌紧张竞争胸侧壁，腹外斜肌与内收肌、臀旁侧软组织共同维护髂嵴的正常位置，内收肌或臀旁侧软组织损害引起腹外斜肌张力增高。

无功能障碍的肩痛与肩部分布的感觉神经敏感度增高有关，主要涉及颈部深层软组织和前、中斜角肌间隙的炎症刺激。颈深层的软组织损害与项平面、腰骶部、臀旁侧、内收肌损害的平衡调节有关。斜角肌的无菌性炎症与腹直肌下拉胸廓前缘的悬吊胸廓负荷增加有关。腹直肌张力增加与内收肌耻骨结节附着处损害竞争耻骨空间位置有关。内收肌损害与跗骨窦间存在互相影响。跗骨窦损害的疼痛避让引起距骨后移、内旋，带动下肢内旋转，导致内收肌牵拉增多。这种远端传导引起的肩痛通过跗骨窦的治疗就可以治愈。如果中间传导环节出现继发软组织损害了，则所有损害部位均需治疗。

第八节　手　　麻

手麻按症状可以分为全手麻、单神经分布区麻和指尖麻。只麻不痛说明神经受到压迫刺激，而非无菌性炎症刺激。

全手麻按引起手麻的部位可以分为椎管内压迫、前中斜角肌间隙压迫、锁骨下压迫和喙突下压迫。

椎管内占位或广泛椎管狭窄对臂丛神经发出部位挤压，出现全手麻。这种全手麻的患者颈椎挤压试验阳性。单节段颈椎间盘突出不会引起全手麻，往往是局限的手麻。椎间盘稳定性下降造成的颈椎管动作性狭窄还可能出现低头手麻的情况。当颈椎间盘的后方纤维环屏障作用减弱时，低头动作挤压髓核后移，突出于椎体间隙以外，压迫颈髓出现手麻及全身麻的情况。中立位时，髓核的前方挤压作用减弱，髓核回归正常位置，手麻消失。这种情况可以通过放松颈脊柱段后方限制性结构的方法使低头时椎体前方的压力下降而消除症状。

前中斜角肌间隙卡压臂丛神经穿出部分引起全手麻，与前中斜角肌张力增高有关。前中斜角肌在辅助呼吸的同时，更重要的作用是和胸锁乳突肌一起悬吊胸廓前缘。造成前中斜角肌悬吊负荷增加的因素都可能成为卡压臂丛神经的病因。向心性肥胖对腹直肌的刺激，使其对胸廓下缘牵拉增多，腹直肌的原发损害成为手麻的重要发病因素。内收肌耻骨附着处损害引起的骨盆前旋转，启动脊柱矢状面调节，造成颈前探头前移，胸锁乳突肌起止点距离缩短，前中斜角肌成为悬吊胸廓前缘的主要肌肉，对臂丛神经的卡压增多，出现手麻。这种手麻易发生于夜间，将双手举过头顶，通过胸大肌对胸壁的牵拉，减少前中斜角肌的应用，手麻会减轻或消失。

锁骨下压迫与锁骨远端向后下方移动有关。锁骨远端通过肩锁关节连接肩胛骨，肩外侧的下后移动直接带动锁骨移动。下斜方肌对肩胛冈的内下牵拉，带动锁骨移动，胸脊柱段下斜方肌附着处损害成为引起手麻的重要原因，尤其是T5~6上下力学集中的部位。背阔肌牵拉肱骨，带动肩外侧移动。背阔肌通过胸腰筋膜连接于腰骶后部。腰骶部软组织损害可以引起手麻的出现。通常表现为骑车时手麻。这种手麻因锁骨下静脉的挤压，常伴有手肿的出现。

喙突下方的压迫与胸小肌紧张牵拉喙突下移有关，胸小肌紧张多与冈下三肌损害造成的肩胛骨外旋转增多有关。胸小肌连接喙突，向下内牵拉喙突以减少肩胛骨的外旋、上移。冈下三肌损害时，胸小肌持续紧张，下内牵拉喙突，导致喙突下移，压迫喙突下走行的臂丛神经和血管，出现手麻和手胀。临床中出现上肢高举，手麻加重的情况。

单神经分布区麻分为尺神经分布区、桡神经分布区、正中神经分布区和肌皮神经分布区麻。

尺神经分布区麻的卡压部位在前臂屈肌总腱与尺骨之间、肱骨内髁尺神经沟或颈椎间孔尺神经出口处。椎间孔神经出口处的挤压与颈深层压力增加有关。尺神经沟处狭窄与此处尺神经周围软组织水肿有关，多为尺神经牵拉运动增多造成。前臂屈肌总腱张力增高与前臂旋前应用过度有关，前臂旋前应用增多受冈下三肌损害影响，冈下三肌损害可原发，也可继发于颈部深层软组织损害刺激脊神经后支的同根反馈引起的冈下三肌痉挛。颈部深层软组织损害可继发于腰骶部或内收肌损害引起的脊柱调节。腰骶部或内收肌损害直接或间接引起脊柱段矢状面曲度改变，导致颈部深层压力增加。

桡神经分布区麻的卡压部位在肘外侧旋后肌与前臂伸肌总腱穿行处，旋后肌和前臂伸肌总腱的紧张与冈下三肌损害引起的前臂旋后调节有关。冈下

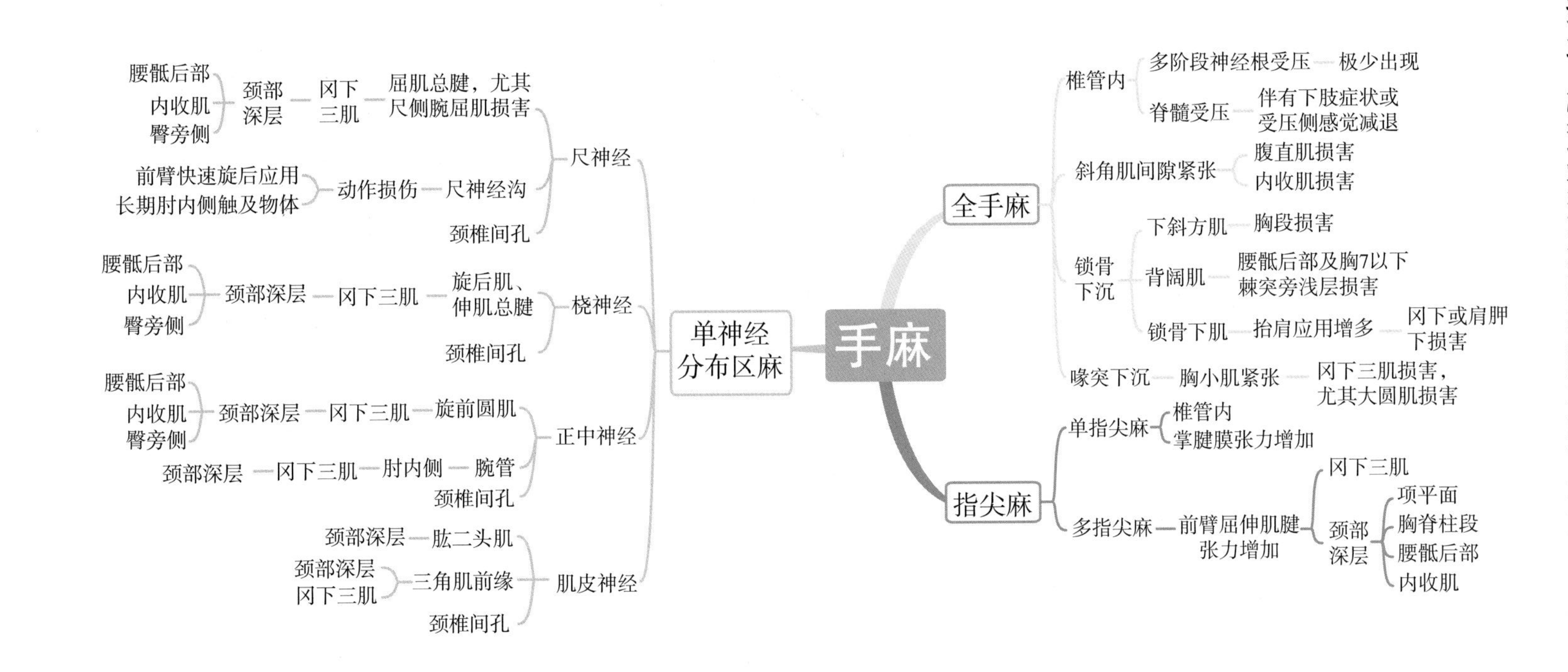
手麻
全手麻
椎管内
多阶段神经根受压
极少出现
脊髓受压
伴有下肢症状或受压侧感觉减退
斜角肌间隙紧张
腹直肌损害
内收肌损害
锁骨下沉
下斜方肌
胸段损害
背阔肌
腰骶后部及胸7以下棘突旁浅层损害
锁骨下肌
抬肩应用增多
冈下或肩胛下损害
喙突下沉
胸小肌紧张
冈下三肌损害，尤其大圆肌损害
指尖麻
单指尖麻
椎管内
掌腱膜张力增加
多指尖麻
前臂屈伸肌腱张力增加
冈下三肌
颈部深层
项平面
胸脊柱段
腰骶后部
内收肌
单神经分布区麻
尺神经
屈肌总腱，尤其尺侧腕屈肌损害
冈下三肌
颈部深层
腰骶后部
内收肌
臀旁侧
尺神经沟
动作损伤
前臂快速旋后应用
长期肘内侧触及物体
颈椎间孔
桡神经
旋后肌、伸肌总腱
冈下三肌
颈部深层
腰骶后部
内收肌
臀旁侧
颈椎间孔
正中神经
旋前圆肌
冈下三肌
颈部深层
腰骶后部
内收肌
臀旁侧
腕管
肘内侧
冈下三肌
颈部深层
颈椎间孔
肌皮神经
肱二头肌
颈部深层
三角肌前缘
颈部深层
冈下三肌
颈椎间孔

三肌损害可原发,也可继发于颈深层软组织损害。颈深层软组织损害与腰骶部、内收肌引起的脊柱调节有关。

正中神经分布区麻与旋前圆肌、腕管卡压有关。正中神经的深支穿旋前圆肌中间向前臂深部走行,支配前臂深层屈肌,与九条肌腱共同穿腕管后分布于手掌桡侧。旋前圆肌紧张直接挤压正中神经出现手正中神经分布区麻。旋前圆肌紧张与冈下三肌损害引起的前臂旋前过度应用有关。冈下三肌损害引起肱骨旋外的前臂旋前代偿。腕管卡压与指屈肌腱张力增高有关。指屈肌腱张力增高,相互摩擦引起肌腱间滑囊水肿,腕管压力增加,挤压正中神经。指屈肌腱张力增高与冈下三肌损害引起的前臂旋前应用有关。旋前圆肌无菌性炎症刺激正中神经,引起其支配的指屈肌张力增高。冈下三肌损害可原发,也可继发于颈深层软组织损害,颈深层软组织损害与腰骶部或内收肌损害引起的脊柱调节有关。肌皮神经穿肱二头肌后移行为前臂内侧皮神经,其卡压与肱二头肌张力增高有关。肱二头肌损害与冈下三肌损害引起的肱骨旋转有关,旋转的肱骨增加肱二头肌长头的摩擦,易出现损害。同样与颈部深层软组织损害刺激臂丛神经引起的支配区域肌肉紧张有关。

指尖麻不符合神经分布特点,由手指尖端神经末梢压力增高引起,与指屈肌腱、伸肌腱拉力增高有关,这种拉力增高源于前臂屈肌总腱与伸肌总腱的张力增高。肘内、外侧的软组织应用过度与冈下三肌损害的机械肌肉调节或颈部深层肌的神经肌肉调节有关。颈部深层的软组织损害可源于腰骶部、内收肌损害启动的脊柱调节。

第九节　肘内、外痛

肘内、外侧痛的产生机制分为两种,一种为机械肌肉调节引起的疼痛,另一种为神经肌肉调节引起的疼痛。

肘内、外痛可因前臂的过度应用而原发于局部,也可因前臂的代偿应用而继发。机械肌肉调节涉及单纯力学传递的代偿,与肱骨的旋转功能有关。当肱骨的旋转功能障碍时,手的功能位缺失,需要前臂的过度旋转进行补充,附着在肘内、外侧具有旋转功能的肌肉会因过度应用而劳损,出现肘内外侧疼痛。影响肱骨旋转的肌肉均在肱骨上段有附着。如冈下三肌、肩胛下肌、背阔肌及胸大肌均在肱骨近端附着。冈下三肌及肩胛下肌在维持盂肱关节稳定性的同时，对上肢运动起到良好的旋转补充。当上肢自然下垂时，固定肱骨的前臂旋转只有 175°的旋转范围，而肱骨参与的上肢旋转范围可扩大到 360°。维持盂肱关节稳定并参与外旋转及后伸动作的冈下肌、小圆肌因长期拮抗肩胛下肌、大圆肌、背阔肌、胸大肌而容易出现原发性损害，引发肱骨内旋肌群的拮抗。

轻微的冈下三肌损害不会产生上肢功能异常，当其支配的神经处于紧张状态时，使肌肉持续兴奋收缩，会加剧冈下三肌损害的速度，颈部深层损害存在这一特点。颈部深层软组织损害刺激脊神经后支，产生同神经根反馈，或直接刺激臂丛神经出现其支配区肌肉敏感度增高，肌肉痉挛。这种调节方式有神经肌肉调节的参与。

颈深层软组织损害可原发于局部，也可继发于腰骶后部或内收肌损害引起的脊柱调节。腰骶后部软组织损害与臀部软组织损害往往存在传导关系。臀部软组织损害后，骨盆的正常位置受到影响，需要腰骶后部的软组织纠正因骨盆空间位置改变而出现的重心偏移。内收肌损害与跗骨窦损害有互相影响。跗骨窦损害的的疼痛避让引起距骨的后移和内旋转，距骨的运动伴随小腿，乃至大腿的内旋转。大腿内旋转牵拉内收肌群，导致内收肌群持续紧张，发生软组织损害。跗骨窦损害可能源于不经意的足踝扭伤。

胸大肌的紧张多继发于冈下肌、小圆肌损害的肱骨外旋，属于继发紧张部位。冈下肌的紧张同时受腹外斜肌及胸段附着的斜方肌影响。腹外斜肌与前锯肌存在胸侧壁上下调节关系，而前锯肌与冈下肌竞争肩胛骨内侧缘，当腹外斜肌损害时，冈下肌会出现平衡调节中的紧张状态。胸段附着斜方肌的牵拉使冈下三肌在上肢运动过程中牵拉增多，增加冈下三肌损害的机会。

另外，腰骶部软组织损害可以引起背阔肌的紧张度增高，背阔肌紧张导致肱骨内旋转增加，从而启动肱骨旋转调节，使参与肱骨外旋转的肌肉兴奋及肘部附着肌肉的代偿应用。

神经肌肉调节涉及神经或神经元参与的平衡调节，主要表现为肘内、外侧主诉疼痛，但按压时没有明显的压痛。多源于颈部深层软组织损害对神经根的直接刺激。颈部深层软组织损害与胸腰段脊柱调节有关。胸段或腰段的脊柱发生矢状面、冠状面或水平面的位置变化都可能出现头部的空间位置改变，出现颈部深层压力增加，发生颈部深层软组织损害，需要颈部的对应平衡调节。

脊柱调节的发生与腰骶部、内收肌及臀大、臀中肌交界处损害有关。上述

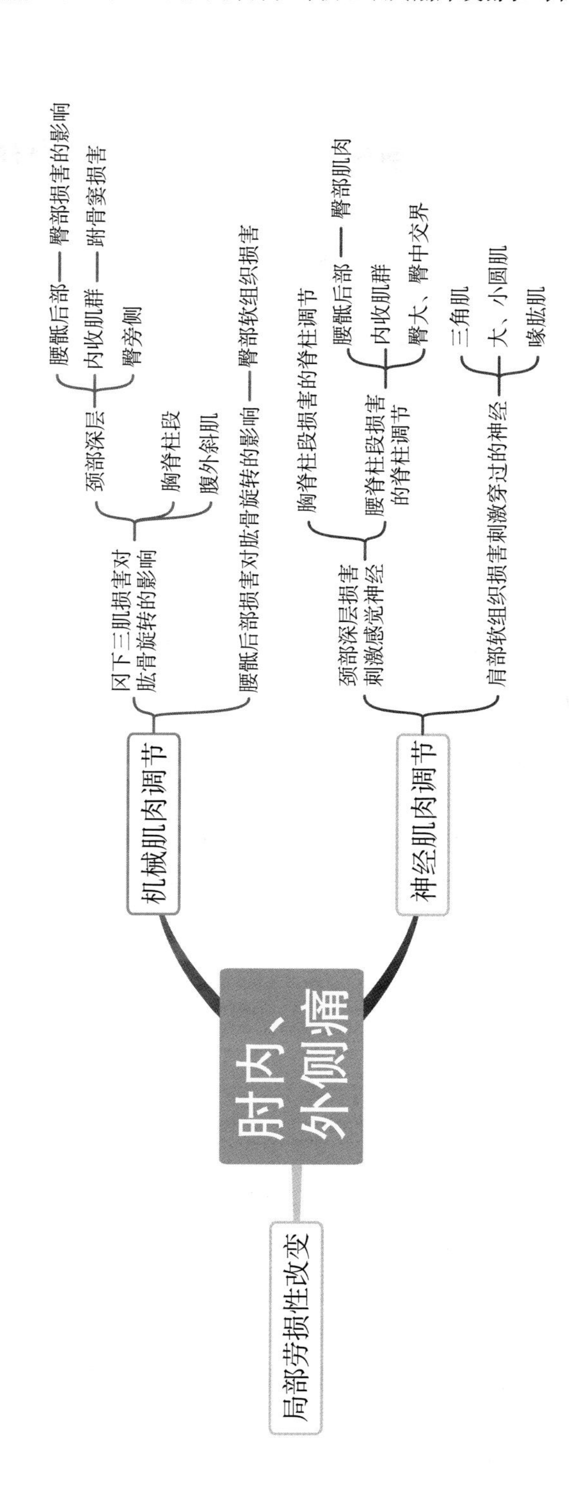
肘内、外侧痛
局部劳损性改变
机械肌肉调节
冈下三肌损害对肱骨旋转的影响
颈部深层
腰骶后部——臀部损害的影响
内收肌群——跗骨窦损害
臀旁侧
胸脊柱段
腹外斜肌
腰骶后部损害对肱骨旋转的影响——臀部软组织损害
神经肌肉调节
颈部深层损害刺激感觉神经
胸脊柱段损害的脊柱调节
腰脊柱段损害的脊柱调节
腰骶后部——臀部肌肉
内收肌群
臀大、臀中交界
肩部软组织损害刺激穿过的神经
三角肌
大、小圆肌
喙肱肌

部位引起的骨盆空间位置改变都会导致脊柱曲度改变，纠正躯干及头部重心的偏移。内收肌损害与跗骨窦损害存在互相影响。臀大、臀中肌交界处深层损害的疼痛性避让使浅层软组织——臀大肌弱化，骨盆前旋转增加，躯干重心前移，启动脊柱矢状面调节，出现颈部深层软组织损害。

第十节　背　　痛

背痛涉及范围比较广泛，有上背痛和下背痛。背痛可以原发于胸脊柱段局部软组织损害，也可因其他部分软组织损害继发代偿而来。代偿损害的背痛一般表现为棘上痛、棘间痛及背部两侧弥漫性疼痛。通常与代偿损害的机制有关。棘上韧带和棘间韧带是限制胸脊柱段向后曲度的限制性结构，胸脊柱段两侧的浅层肌是限制胸脊柱段曲度加大的动力性结构。当胸脊柱段在脊柱调节中代偿了其他脊柱段的曲度改变，出现胸脊柱段曲度加大时，限制性结构被动牵拉、动力性结构主动收缩维持胸脊柱段的稳定性，均会因失代偿而产生疼痛。至于曲度增加的节段，则与损害部位产生的平衡调节有关。另外，神经分布区的反射性疼痛也是背痛的重要成因。

一、上背痛

上背痛的发病部位包括颈椎、冈下三肌、腰骶部深层、内收肌、腹直肌。

腹直肌的损害牵拉胸廓下缘的剑突和肋弓，引起胸廓前方下移，胸段棘上韧带、棘间韧带、竖脊肌牵拉增多，出现背痛。腹直肌损害可单独发生，也可因与损害的内收肌竞争耻骨联合上缘而继发。

颈部深层损害影响脊神经后支，同根反射引起颈部神经背部分布区疼痛，如肩胛背神经分布区疼痛。在颈深层压痛处强力按压，背痛消失。颈部深层损害引起颈脊柱段变直，上胸段代偿后凸，同样可以造成上胸段疼痛。

冈下三肌损害，延展性下降，上肢外展运动时，肩胛骨外移增多，引起大、小菱形肌控制肩胸关系的紧张代偿，损害后出现上胸段肩胛间区疼痛。

腰骶部深层损害的疼痛性避让，需要腰脊柱段变直，释放深层压力以减轻无菌性炎症刺激。变直的腰脊柱段使躯干上部重心前移，骨盆向后旋转纠正躯干上部重心前移，上胸段成为肩以上重力传递的剪力点，韧带和肌肉的过度

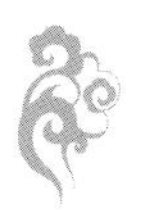

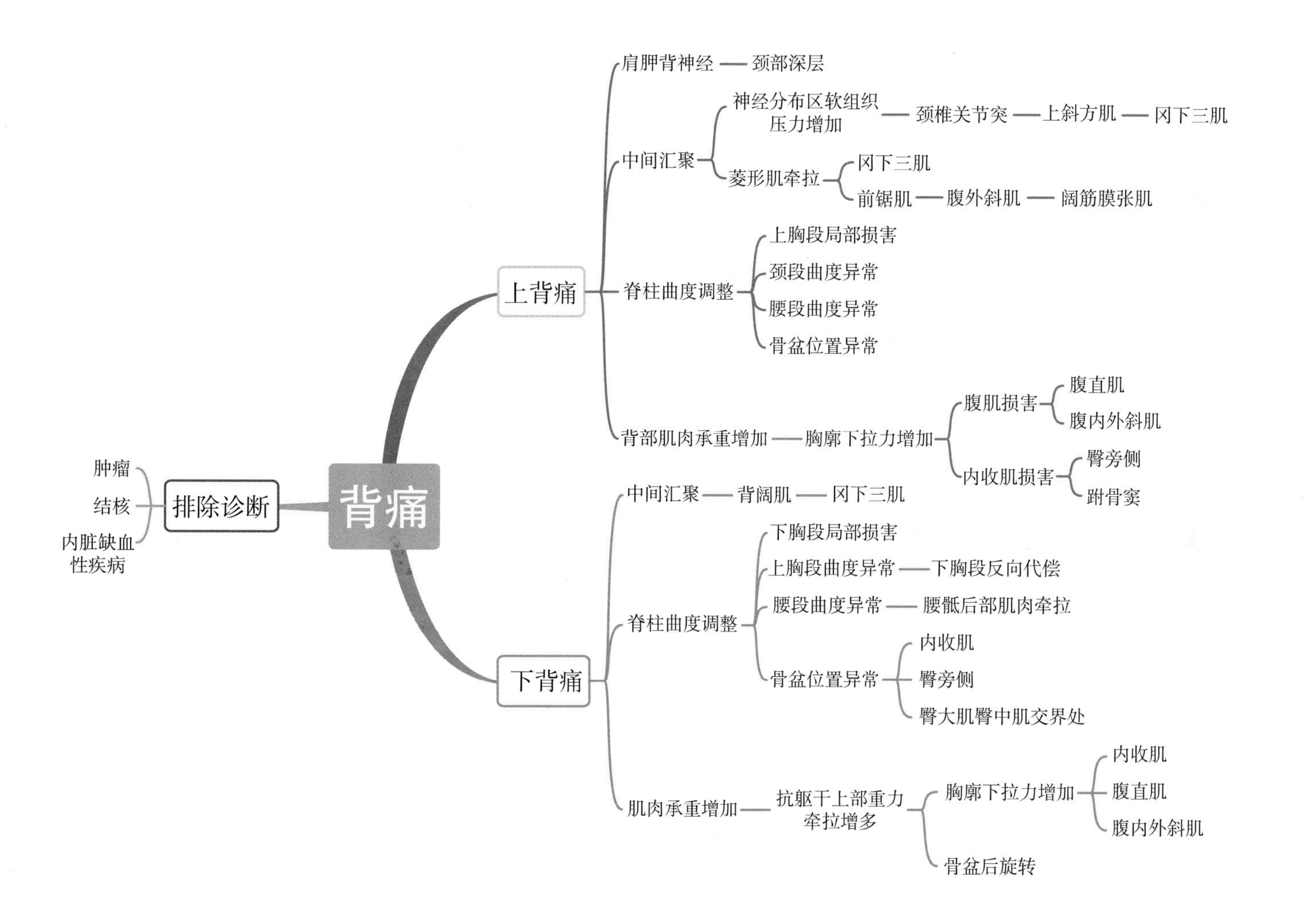
背痛
上背痛
肩胛背神经
颈部深层
中间汇聚
神经分布区软组织压力增加
颈椎关节突
上斜方肌
冈下三肌
菱形肌牵拉
冈下三肌
前锯肌
腹外斜肌
阔筋膜张肌
脊柱曲度调整
上胸段局部损害
颈段曲度异常
腰段曲度异常
骨盆位置异常
背部肌肉承重增加
胸廓下拉力增加
腹肌损害
腹直肌
腹内外斜肌
内收肌损害
臀旁侧
跗骨窦
下背痛
中间汇聚
背阔肌
冈下三肌
脊柱曲度调整
下胸段局部损害
上胸段曲度异常
下胸段反向代偿
腰段曲度异常
腰骶后部肌肉牵拉
骨盆位置异常
内收肌
臀旁侧
臀大肌臀中肌交界处
肌肉承重增加
抗躯干上部重力牵拉增多
胸廓下拉力增加
内收肌
腹直肌
腹内外斜肌
骨盆后旋转
排除诊断
肿瘤
结核
内脏缺血性疾病

应用，容易造成上背痛。

内收肌损害引起站立位骨盆前旋转，牵拉腹外斜肌连带的前锯肌，造成前锯肌与菱形肌对肩胛骨内侧缘的竞争，出现菱形肌分布的上背痛，同时可伴随出现肋胁满胀、疼痛。

腹直肌损害牵拉胸廓前缘，在向心性肥胖和腰部浅层肌肉张力过高的情况下，胸腰段的可屈曲范围缩小，因胸廓前方的下拉力使上胸段动力性结构应用过度，出现上背痛。

二、下背痛

下背痛的发病部位包括冈下三肌、腰骶后部、内收肌。冈下三肌损害引起背阔肌对肱骨的平衡调节，肩外侧发生旋转，因背阔肌与胸腰筋膜连接，其旋转的部位最易发生在胸腰段，损害后出现下背痛或伴腰际痛。腰骶后部损害导致腰曲加大，胸脊柱段的平衡调节部位容易出现在下胸段，引起下背痛。内收肌损害导致骨盆前旋转，牵拉腹直肌引起胸廓前缘下沉，支点易出现于T11、T12，日久出现下背痛。

第十一节　习惯性腰扭伤

习惯性腰扭伤即所谓闪腰，为关节突关节相对扭转嵌顿，产生异常应力，引起软组织水肿，刺激游离神经末梢，出现疼痛。经常发生于弯腰动作时，可因凉冷因素的刺激诱发，也可无任何诱因情况下发生。多数患者视之为常事，外用膏药、热敷、理疗或口服药物后很快缓解。不过有些患者每扭伤一次后都会比前一次症状加重。正骨治疗多利用斜搬手法去掉嵌顿状态，使疼痛症状消失。扭转严重时，可在腰痛之外出现炎性软组织刺激神经根的神经分布区症状。

习惯性腰扭伤与连接腰脊柱的臀部位置异常或胸段位置异常有关。这种位置异常源于其骨骼附着的肌肉张力不均。骨盆周围附着的斜向走行的肌肉张力异常时，弯腰的动作会加剧骨盆的侧向旋转，尤其是弯腰同时伴有旋转的动作。骨盆的侧向旋转引发腰脊柱段的反向旋转代偿时，腰椎关节突关节之间的旋转剪切力增加。关节突关节超出正常的可移动范围，发生急性腰椎关节扭伤。

骨盆周围附着的斜行肌肉有腹内外斜肌、臀大肌上束、臀中肌后束和内收

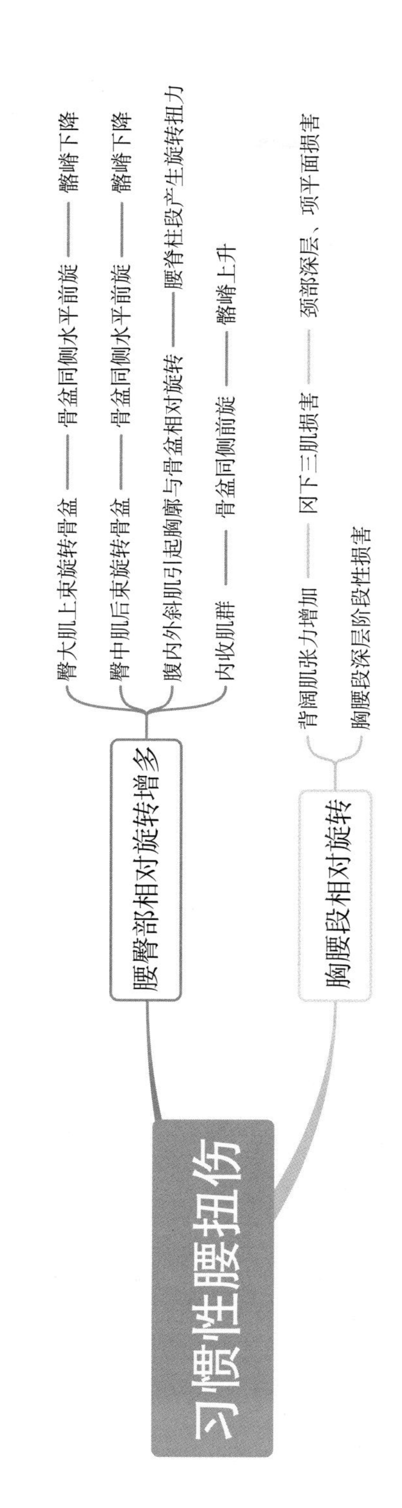
习惯性腰扭伤
腰臀部相对旋转增多
臀大肌上束旋转骨盆
骨盆同侧水平前旋
髂嵴下降
臀中肌后束旋转骨盆
骨盆同侧水平前旋
髂嵴下降
腹内外斜肌引起胸廓与骨盆相对旋转
腰脊柱段产生旋转扭力
内收肌群
骨盆同侧前旋
髂嵴上升
胸腰段相对旋转
背阔肌张力增加
冈下三肌损害
颈部深层、项平面损害
胸腰段深层阶段性损害

肌。腹内外斜肌影响上腰段,而上腰段的可旋转范围很大,不容易发生旋转扭伤。臀大肌上束、臀中肌后束及内收肌影响骨盆与腰椎的连接处,即对下腰段产生明显影响。下腰段的关节可旋转范围很小,容易发生旋转扭伤,所以扭伤的部位多位于L4、L5或L5、S1的关节突关节。胸腰段的扭转还会受到背阔肌的影响,弯腰单手持物动作时的扭伤与此有关。背阔肌的紧张源于冈下三肌损害对肱骨旋转的平衡调节。冈下肌、小圆肌张力增高使肱骨外旋转力增加,背阔肌兴奋拮抗肱骨外旋力的代偿增多。冈下三肌紧张与颈部深层软组织损害有关。颈部深层软组织刺激脊神经后支或对神经根的直接刺激,引起其支配肌肉的痉挛。存在冈下三肌潜在损害时,迅速扩大损害作用,出现冈下三肌张力增高。

第十二节 腰 痛

腰痛成因复杂,可因结核、肿瘤、布鲁氏菌病而发病,腹主动脉夹层动脉瘤也可表现为腰痛的症状,出现最多的是软组织损害引起的腰痛。不同部位的软组织损害引起的腰痛常表现为不同的腰痛症状。腰痛症状包括睡下腰痛、晨起腰痛、久坐腰痛、久站腰痛、抱物痛、侧弯痛、直腿弯腰痛、直腿伸腰痛、弯腰时痛、弯腰久痛和翻身痛。

一、睡下腰痛

睡下腰痛与胸腰段深层软组织损害有关,刚睡下时,后突的脊柱因重力作用逐渐变直,关节突关节相对滑动,造成关节突关节周围的软组织压力增高,刺激神经末梢出现疼痛。

胸段深层软组织损害表现为背痛,胸腰段软组织损害表现为腰痛。胸腰段软组织损害可继发于腰骶后部、冈下三肌及内收肌损害。

腰骶后部软组织紧张度增高造成腰部曲度加大,胸腰段作为曲度转折点,增加了软组织的应用,容易发生软组织损害。

冈下三肌引发的背阔肌调节造成肩外侧向后下方旋转,旋转支点位于胸腰段,造成胸腰段软组织过度应用而损害。

内收肌损害引起腹直肌牵拉胸廓,胸廓向前下移动的支点在胸腰段,造成

胸腰段后侧软组织的过度牵张，发生损害。

二、晨起腰痛

晨起腰痛困扰很多人的睡眠状态，严重时表现为后半夜腰痛，需要起床活动后方可缓解，这与腰部深层的限制性结构损害有关。腰部深层的限制性结构为关节突关节周围的韧带组织。

正常情况下，韧带能限制关节在一定范围内运动。当韧带发生损害出现黏弹性紧张时，韧带增厚、缩短，使关节突关节的活动范围缩小。

清醒状态下的腰部活动因疼痛性避让而被其他部位的过度运动代偿，深睡眠状态下的代偿机制没有发挥作用，腰脊柱放松变直，牵拉深层的关节突周围韧带，刺激游离神经末梢，出现疼痛。起床活动后，腰脊柱段周围肌肉开始工作，腰部深层的关节突关节周围韧带恢复原有位置，疼痛消失。

腰部深层软组织损害与腰脊柱段曲度加大有关。腰脊柱段曲度加大造成关节突关节研磨增多，关节腔积液，牵拉关节囊韧带，出现关节囊韧带损害。腰骶后部、内收肌、臀旁侧、冈下三肌的损害均可导致腰脊柱段曲度加大，这些部位也是晨起腰痛需要关注的地方。

三、久坐腰痛

久坐腰痛与久坐时肌肉做功的变化有关。一般情况下，坐正常高度的腰痛与腰骶后部、臀中臀小交界处软组织损害有关，如坐椅子时腰痛。坐低位腰痛与腰骶后部、内收肌损害有关，如坐沙发或小板凳时腰痛。

坐正常高度时，竖脊肌因长期控制躯干上部位置而持续做功，存在软组织损害时会出现腰痛。竖脊肌牵拉脊柱产生脊柱矢状面调节，出现腰背痛。正常高度坐位屈髋 90°，臀中肌的转子尖附着肌束发生扭转，处于被动拉长状态。当存在软组织损害时，骨盆后旋转代偿，腰脊柱相对前屈加大，竖脊肌牵拉增多导致腰痛。扭曲最多的是臀中肌的中、前束。臀中肌下方的臀小肌损害时，臀中肌的牵拉挤压臀小肌会出现臀腿痛，为了避让这一疼痛的出现，臀中肌放松使骨盆前旋，腰部深层压力增加，引发腰部深层疼痛。

腰部深层软组织损害的疼痛避让使竖脊肌放松造成腰脊柱后凸缓解疼痛。坐低位时，竖脊肌、内收肌、臀中肌前束处于被动拉长状态。腰部深层关节突关节相对离开。竖脊肌损害、关节突关节周围韧带损害均可引发腰痛。臀中肌前束损害可增加腰痛出现的机会。内收肌损害在坐低位站起时不能有效收缩，骨盆的前固定缺失，竖脊肌需要更多做功完成站起动作，出现坐位站起时不能迅速伸直腰脊柱的疼痛表现。

四、久站腰痛

久站腰痛与腰部深层软组织受腰脊柱曲度加大挤压有关。站立位时，正常腰脊柱曲度的躯干重力在椎体上传递。当腰脊柱曲度加大时，躯干的重力传递移向关节突关节。关节突关节受到持续高压刺激，局部无菌性炎症出现，即可发生久站腰痛。腰部深层损害的刺激源于腰脊柱站立位时曲度加大，与腰骶后部、内收肌、臀旁侧及臀大臀中交界处深层软组织损害有关。在站立手工劳动多的工作中，冈下三肌损害也是腰脊柱曲度加大的重要因素，继而涉及颈部深层和项平面损害。

腰骶后部损害，竖脊肌牵拉胸腰段引起腰脊柱曲度加大。内收肌损害牵拉骨盆前缘，使骨盆发生前旋转，竖脊肌代偿紧张纠正躯干重心，腰脊柱曲度加大。臀旁侧损害的屈髋作用同样引起站立位骨盆前旋转，竖脊肌代偿紧张纠正躯干重心，腰脊柱曲度加大。臀大肌臀中肌交界处深层软组织损害引起浅层肌肉放松，释放深层压力，骨盆后旋控制力减弱，骨盆前旋。冈下三肌损害引起背阔肌的肱骨旋转平衡代偿，牵拉胸腰筋膜后叶，引起腰脊柱曲度加大，竖脊肌内部压力增加。这种腰痛以酸痛为主。

五、抱物痛

抱物痛即在躯干前部增加重量时出现的腰痛，如抱孩子。产生疼痛的部位有腰骶后部和腰部深层。并且腰骶后部软组织张力增高会造成腰部深层的软组织损害。正常情况下，躯干前部增加重量后，躯干会向后移动来平衡这部分重量对腰部的影响，使重力仍然通过腰椎椎体。当腹外斜肌出现软组织损害时，躯干上部后伸受到限制，此时需要竖脊肌付出更多的拉力维持躯干上部的稳定，出现竖脊肌腰骶后部附着处的损害，产生疼痛。腹外斜肌的紧张与冈下三肌存在互相影响，冈下三肌损害也是可以引起抱物痛的。冈下三肌损害引起前锯肌拮抗，维持肩胛骨内侧缘与胸壁的正常对位关系。前锯肌与腹外

斜肌拮抗竞争胸廓侧方,引起躯干上部重心后移受限。

六、翻身痛

翻身痛是影响患者睡眠的重要因素,正常人每晚要翻身很多次来改变长期受压部位的组织缺血状态。翻身功能障碍患者经常会出现压疮就是血液循环功能异常引起。翻身痛涉及旋转躯干的肌肉,包括多裂肌、回旋肌、腹内外斜肌、臀大肌、竖脊肌和内收肌等。多裂肌、回旋肌跨越的距离较短,属于精细旋转应用的肌肉。在大肌肉劳损后会被过度应用。

翻身动作涉及躯干各部位的相对旋转,翻身痛一般表现为腰痛为主和臀腿痛为主两种情况。当竖脊肌或腹内外斜肌出现软组织损害后,腰部的旋转动作由多裂肌、回旋肌代偿。小肌肉带动大躯体,迅速出现失代偿,劳损后的疼痛在所难免。臀大肌或内收肌损害影响下肢的旋转动作,翻身时臀深部肌肉的代偿势必导致梨状肌水肿,发生无菌性炎症,对坐骨神经的刺激增加,出现臀腿痛。

七、弯腰痛

弯腰久了腰痛是很多人存在的问题,弯腰动作涉及腰臀部所有肌肉对骨盆和腰部的平衡调节。任何一部分损害后,其他部分代偿时,腰痛都会出现。腰骶后部、臀部、内收肌都可能是弯腰久腰痛的发病部位。

弯腰时腰痛与弯腰时牵拉的软组织不同有关,弯腰的角度反映病变部位。弯腰动作涉及骨盆前旋转和腰部向前弯曲,自始至终都存在竖脊肌的牵拉,所以,腰骶后部软组织损害在整个弯腰动作中持续存在,并限制弯腰程度。竖脊肌损害时,弯腰痛表现为弯腰全程痛。竖脊肌与内收肌存在躯干上部矢状面平衡关系,内收肌损害导致的竖脊肌过度应用也会表现为弯腰全过程的疼痛。如果是单侧损害,弯腰过程中的腰部侧弯旋转会伴随出现。骨盆的向前旋转与臀部肌肉和内收肌控制力有关,从直立到向前弯曲 30°时,臀大肌控制骨盆向前旋转的速度和角度。腘绳肌协同控制骨盆的向前旋转,如果臀大肌受深层损害的臀中肌抑制,则会表现出腘绳肌兴奋代偿状态,出现大腿后侧掉紧或伴疼痛。骨盆向前旋转 30°~70°时臀后部的臀中肌由后向前逐渐拉紧控制骨盆向前旋转的速度和角度。存在软组织损害时,需要腰脊柱段,

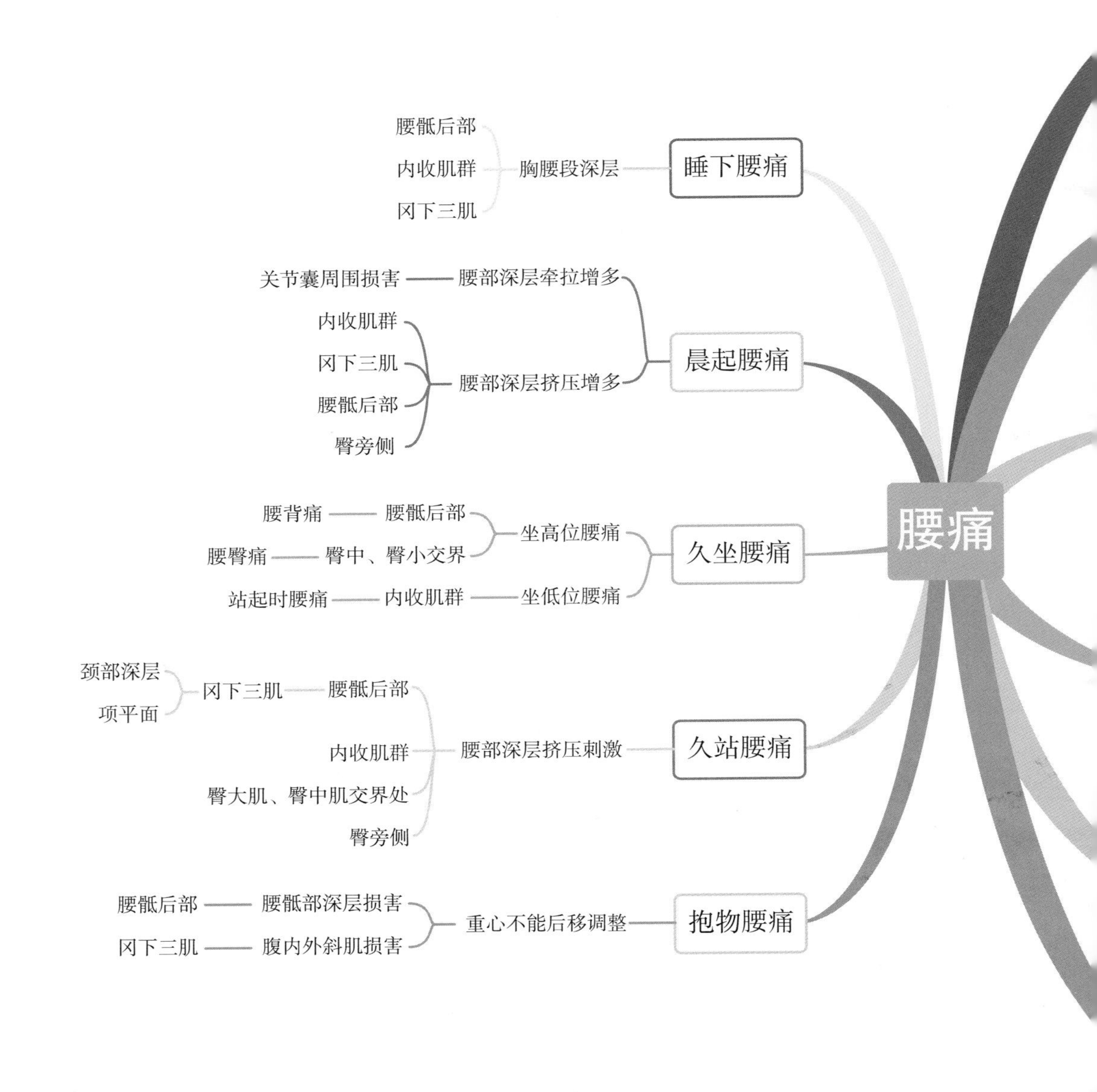
腰痛
睡下腰痛
胸腰段深层
腰骶后部
内收肌群
冈下三肌
晨起腰痛
腰部深层牵拉增多
关节囊周围损害
腰部深层挤压增多
内收肌群
冈下三肌
腰骶后部
臀旁侧
久坐腰痛
坐高位腰痛
腰骶后部
腰背痛
臀中、臀小交界
腰臀痛
坐低位腰痛
内收肌群
站起时腰痛
久站腰痛
腰部深层挤压刺激
腰骶后部
冈下三肌
颈部深层
项平面
内收肌群
臀大肌、臀中肌交界处
臀旁侧
抱物腰痛
重心不能后移调整
腰骶部深层损害
腰骶后部
腹内外斜肌损害
冈下三肌

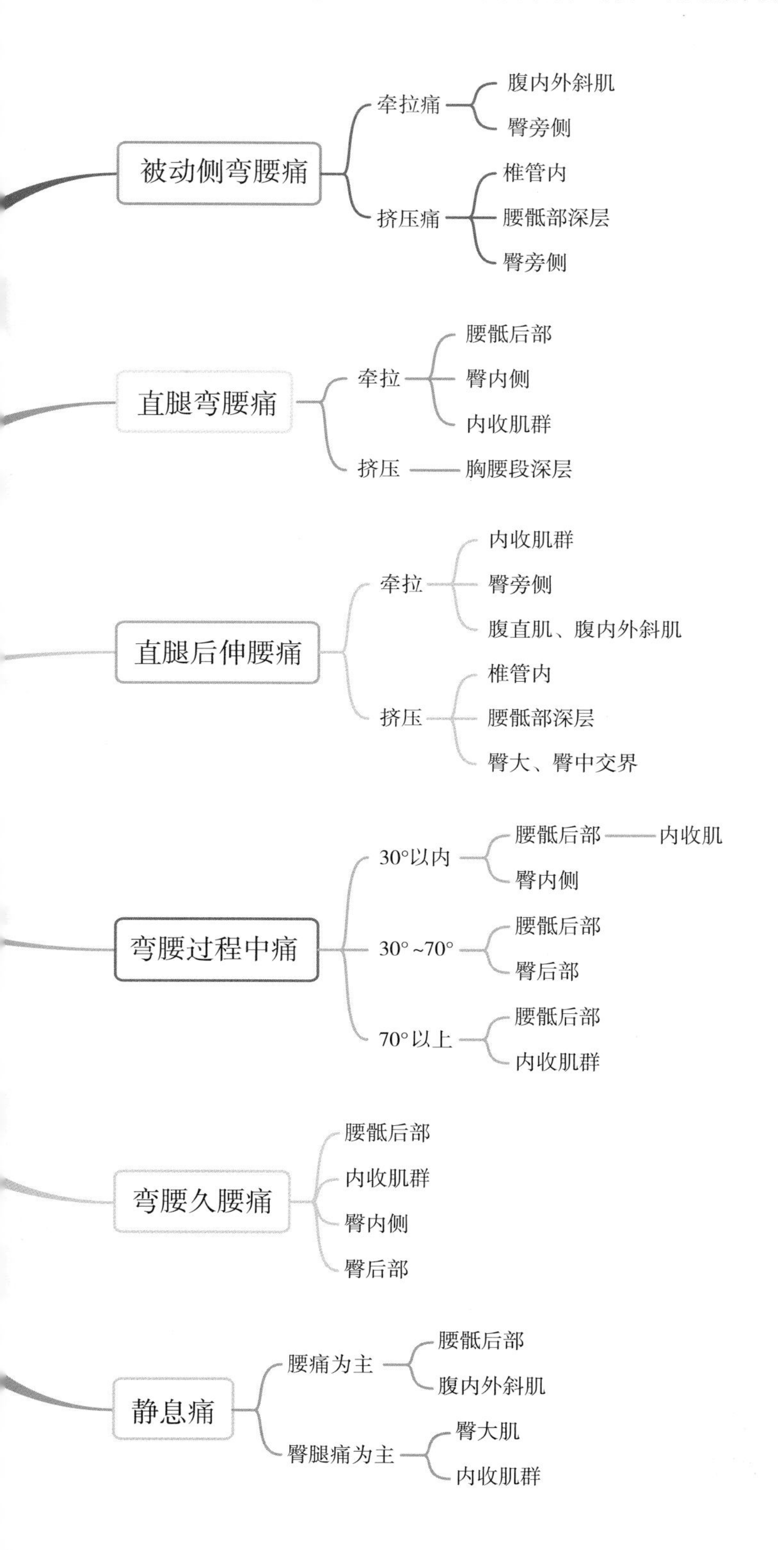
被动侧弯腰痛
牵拉痛
腹内外斜肌
臀旁侧
挤压痛
椎管内
腰骶部深层
臀旁侧
直腿弯腰痛
牵拉
腰骶后部
臀内侧
内收肌群
挤压
胸腰段深层
直腿后伸腰痛
牵拉
内收肌群
臀旁侧
腹直肌、腹内外斜肌
挤压
椎管内
腰骶部深层
臀大、臀中交界
弯腰过程中痛
30°以内
腰骶后部
内收肌
臀内侧
30° ~70°
腰骶后部
臀后部
70°以上
腰骶后部
内收肌群
弯腰久腰痛
腰骶后部
内收肌群
臀内侧
臀后部
静息痛
腰痛为主
腰骶后部
腹内外斜肌
臀腿痛为主
臀大肌
内收肌群

乃至胸脊柱段肌肉过度收缩代偿，出现腰痛或腰背痛。骨盆向前旋转70°~90°时，臀大肌、臀中肌、腘绳肌力臂减小，内收肌的耻骨结节附着点移动到股骨形成的平面以后，逐渐发挥控制骨盆向前旋转的作用。存在损害时，对骨盆的控制能力下降，需要竖脊肌过度做功，出现腰痛。不同角度的牵拉产生不同角度的疼痛。

八、腰部运动检查时疼痛

直腿后伸动作为检查动作，涉及腰部后伸和骨盆后旋转。在后伸动作中，牵拉或挤压的软组织存在软组织损害时，都可能产生后伸腰痛。内收肌、臀旁侧和腹外斜肌是受到牵拉的。椎管内软组织、腰部深层、臀大臀中肌交界处深层是受到挤压的。这些部位的损害均可引起直腿伸腰痛。

直腿弯腰作为检查动作，涉及腰部前屈和骨盆前旋转。在弯腰动作中，牵拉或挤压的软组织存在软组织损害时，都可能产生弯腰痛。胸腰段深层的挤压，腰骶后部、臀内侧的牵拉同时受内收肌损害的影响。这些部位的损害均可引起直腿弯腰痛。

腰部侧弯痛是腰部检查动作之一，采取被动侧弯的方式，减少肌肉主动收缩时产生的牵拉性刺激。腰部侧弯涉及弯曲侧的软组织挤压和对侧的软组织牵拉。弯曲侧的臀旁侧、腰部深层、椎管内软组织受到挤压。臀旁侧损害的软组织受到挤压出现臀腿痛。腰部深层及椎管内的损害软组织受到挤压均出现腰痛或伴臀腿放射痛。对侧的腹内外斜肌和臀旁侧受到牵拉，损害的腹内外斜肌受到牵拉表现为骨盆边缘以上的疼痛，损害的臀旁侧软组织受到牵拉表现为骨盆边缘以下的疼痛。

第十三节　腰椎管狭窄

腰椎管狭窄症表现为行走时的间歇性跛行，弯腰休息后缓解。腰椎管狭窄的成因分为骨性腰椎管狭窄和软组织性腰椎管狭窄。腰椎管为腰椎各椎骨连接形成的骨性管道，其前方为椎体与椎间盘形成的连续结构，后方为椎板和黄韧带连接的椎板间隙，形成可移动的半开放空间，这个半开放空间受脊柱段曲度的影响，存在空间容积可变性。

当腰脊柱段向前曲度增大时,椎板相对移动,椎板间隙变小,关节突相互闭合,椎间孔直径变小,椎管容积减小,即出现腰椎管腔生理性狭窄。如果椎管内的软组织水肿、增生,占有空间加大,椎管腔生理性狭窄就变成了病理性狭窄。弯腰开大椎间隙正好能缓解狭窄后的椎管内神经挤压症状。

当腰脊柱段向前曲度变小或向后反张时,椎板间隙变大,关节突相对离开,椎间孔直径变大,椎管容积增大,即出现椎管腔的生理性扩张。如果是为了减少机体的不舒适感觉,就变成了病理性代偿。机体通过改变脊柱段的曲度调整椎管内压力。

腰椎管狭窄分为骨性狭窄和软组织性狭窄。骨性狭窄为骨组织相对空间距离变小形成的狭窄,存在关节突关节周围骨质增生、黄韧带和关节突关节周围韧带的钙化。硬性空间增加造成的神经通过空间变小是无缓和余地的,患者会出现持续的下肢麻、木,行走时明显加重,而炎症刺激神经的疼痛表现则相对较少。骨性狭窄的形成与椎间盘变性压缩及椎间孔周围骨质增生有关。椎间距变小源于纤维环的破损,纤维环的破损与纤维环持续受到异常压力影响造成纤维环缺乏营养后坏死有关。纤维环异常压力与腰部软组织力学不均有关,早期的启动因素应属软组织损害。一旦骨性狭窄出现,就需要扩大椎间孔直径、破坏椎管闭合空间或拉开椎体间距的方法治疗。

软组织性狭窄为腰脊柱段周围空间力学异常引起的症状,坐、卧、休息时可无任何症状,一旦行走即出现间歇性跛行,并以下肢疼痛为主要表现,麻、木为伴随症状。适当弯腰或坐、卧休息片刻即可消除症状。软性狭窄的形成与腰脊柱曲度加大有关,没有椎间孔周围的骨质增生或骨质增生的程度较轻,改变腰脊柱的曲度后,椎管容积可迅速扩大,炎性软组织与神经距离加大,疼痛消失。腰椎曲度加大可源于腰骶后部、内收肌或臀旁侧的软组织损害,这些部位的软组织损害造成骨盆前旋转,启动脊柱段的平衡调节,腰曲增加。行走早期,机体通过健康肌肉代偿来维持腰椎曲度,行走一段时间后,代偿肌肉疲劳,腰脊柱曲度加大,椎管狭窄症状出现。休息时开大椎体间软性空间,症状立即消失。

随着腰部深层软组织损害的加重,关节突周围韧带代偿性增厚,腰部曲度不能得到适度变化,行走时重力作用使腰脊柱曲度进一步增加,导致腰椎管狭窄症状的出现。此时,临床症状近似骨性腰椎管狭窄。

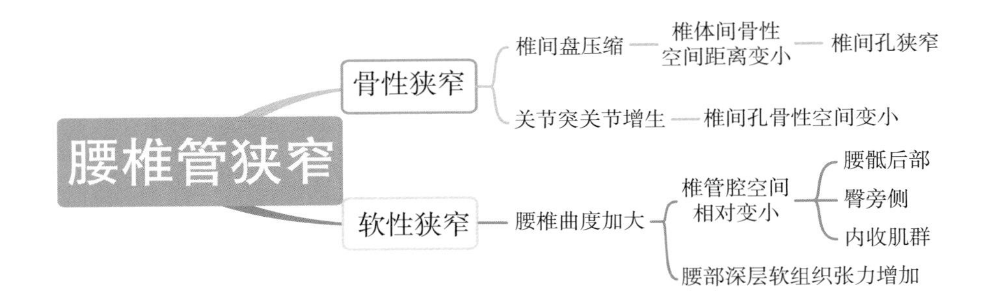

第十四节　坐骨神经痛

坐骨神经痛为沿坐骨神经走行区域的疼痛，产生疼痛有两类原因，一类为椎管内神经鞘膜外软组织无菌性炎症刺激神经产生的疼痛；另一类为椎管外坐骨神经发出走行区域的神经鞘膜外无菌性炎症刺激神经产生的疼痛。

椎管内鞘膜外软组织无菌性炎症刺激神经产生的疼痛，因神经的可活动度小而表现为较剧烈的坐骨神经走行区域疼痛，常伴有腰痛或腰部向大腿后侧的放射性疼痛。直腿抬高试验有明显的坐骨神经牵拉感。有时会出现自腘窝至小腿后、足跟的疼痛。通过增加椎管容积或消除椎管内软组织无菌性炎症的办法，可以消除坐骨神经疼痛症状。

椎管外坐骨神经发出走行区域的无菌性炎症刺激神经产生的疼痛，因神经的可活动度大而表现得不太剧烈。一般考虑四个部位的无菌性炎症影响坐骨神经。

(1) 椎间孔周围的软组织无菌性炎症刺激。关节突叩击时，出现坐骨神经走行区域的放射性疼痛。此处炎症的形成与竖脊肌紧张造成的关节突关节压力增高有关。腰曲加大使腰脊柱的承重结构后移，增加了关节突关节的挤压和磨损，产生无菌性炎症。针对竖脊肌的放松是行之有效的方法。

(2) 腰骶干走行于 L4、L5 横突与腰大肌之间，当竖脊肌紧张时，腰脊柱段曲度明显加大，增加横突与腰大肌之间的挤压和运动时的摩擦，形成无菌性炎症后，刺激神经产生疼痛。

(3) 梨状肌下孔及梨状肌内是绝大部分坐骨神经通过的部位，当此处肌肉张力增高并出现无菌性炎症时，会刺激坐骨神经出现坐骨神经痛。梨状肌下孔由梨状肌下缘与上孖肌上缘构成，这两块肌肉同属髋关节后侧的动力性保

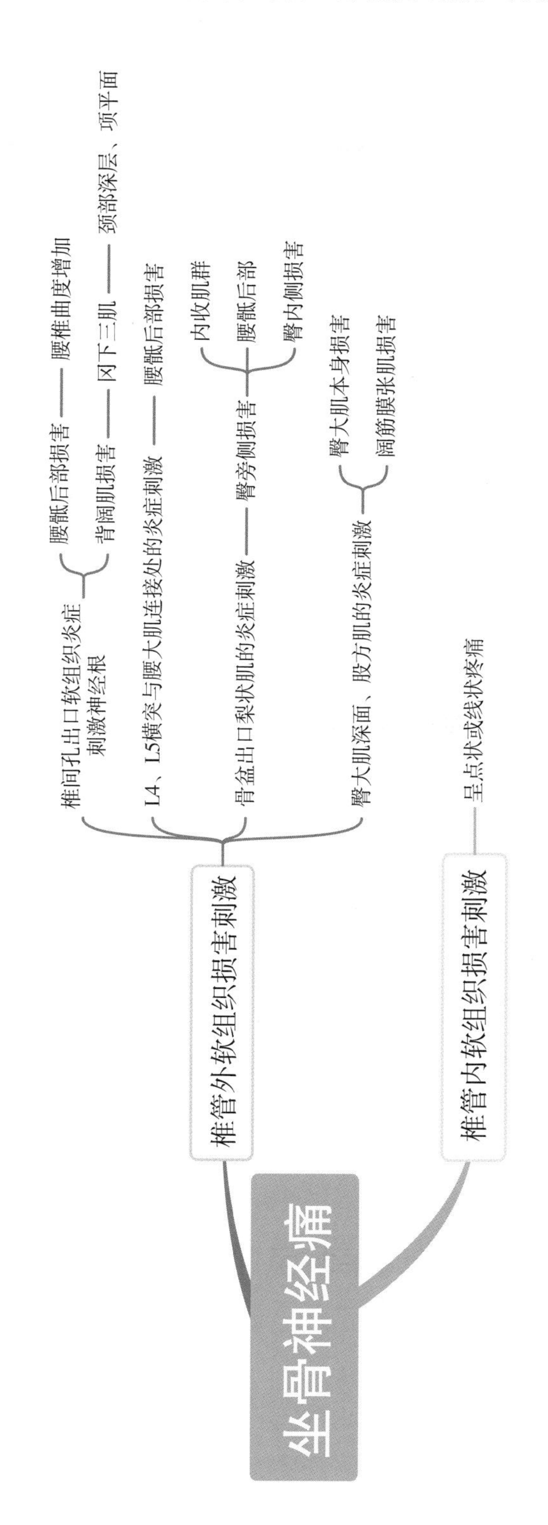
坐骨神经痛
椎管外软组织损害刺激
椎间孔出口软组织炎症刺激神经根
腰骶后部损害
腰椎曲度增加
背阔肌损害
冈下三肌
颈部深层、项平面
L4、L5横突与腰大肌连接处的炎症刺激
腰骶后部损害
骨盆出口梨状肌的炎症刺激
臀旁侧损害
内收肌群
腰骶后部
臀内侧损害
臀大肌深面、股方肌的炎症刺激
臀大肌本身损害
阔筋膜张肌损害
椎管内软组织损害刺激
呈点状或线状疼痛

护性结构,受臀旁侧的臀小肌影响较大。臀旁侧的臀小肌张力增高时,髋关节屈曲内旋,增加股骨头动脉与髋臼窝侧壁的挤压机会,臀深六小肌的兴奋拮抗可以明显改变这种状态。臀旁侧软组织损害是引起坐骨神经痛的原发部位之一,而内收肌与腰骶后部肌肉又是引起臀旁损害的重要部位,内收肌、腰骶后部的治疗对此类坐骨神经痛是有效的。

(4) 坐骨神经下行于臀大肌与股方肌之间,臀大肌损害直接刺激坐骨神经也会引起坐骨神经走行区域疼痛。臀大肌与阔筋膜张肌共同连接于髂胫束,存在骨盆前后平衡关系,阔筋膜张肌的损害同样可以引起坐骨神经痛。并且,阔筋膜张肌可增加屈髋力量使股方肌牵拉增多,加重坐骨神经刺激症状。

第十五节 大腿根疼痛

大腿根疼痛涉及髋关节囊内和囊外问题。

髋关节囊内问题有股骨头坏死和髋关节炎。股骨头坏死临床多表现为大腿根疼痛和顽固的膝关节疼痛。膝关节疼痛与股骨头坏死的炎症反应刺激关节囊壁,影响毗邻的髂股韧带有关。髂股韧带受无菌性炎症刺激蠕变缩短、变硬,骨盆与股骨的前方夹角变小,骨盆前旋转,躯干重心前移,屈膝纠正重心,持续膝关节压力增加,摩擦增多,出现炎症疼痛。髋关节炎症刺激髂腰肌及其内侧的股管,波及股神经或刺激股直肌肌腱引起股直肌兴奋,髌股关节压力增高,发生炎症,出现膝痛。股骨头坏死患者多有屈膝屈髋分腿试验阳性,影像检查为确诊依据。

髋关节关节炎多因关节扭伤引起,急性发病,髋关节前囊按压疼痛明显。慢性髋关节囊积液与关节周围肌肉紧张度高、关节腔内压力增高有关。髋关节周围软组织损害张力增高,使髋关节关节面压力增加,摩擦力增加,反馈引起髋关节滑液分泌增多。由于关节周围软组织张力增高,穿行于软组织中的血管、神经受压,以静脉受压影响明显,静脉回流障碍,滑液吸收减少,出现髋关节积液。

髋关节囊外问题分为肌肉平衡调节引起和神经分布区的反射症状两种。影响内收肌平衡调节的部位有跗骨窦、臀旁侧、臀后侧、腹直肌。

跗骨窦损害的疼痛性避让使小腿前内侧倾斜伴旋转,股骨随之内旋转,长、短收肌受到牵拉,失代偿时产生疼痛。

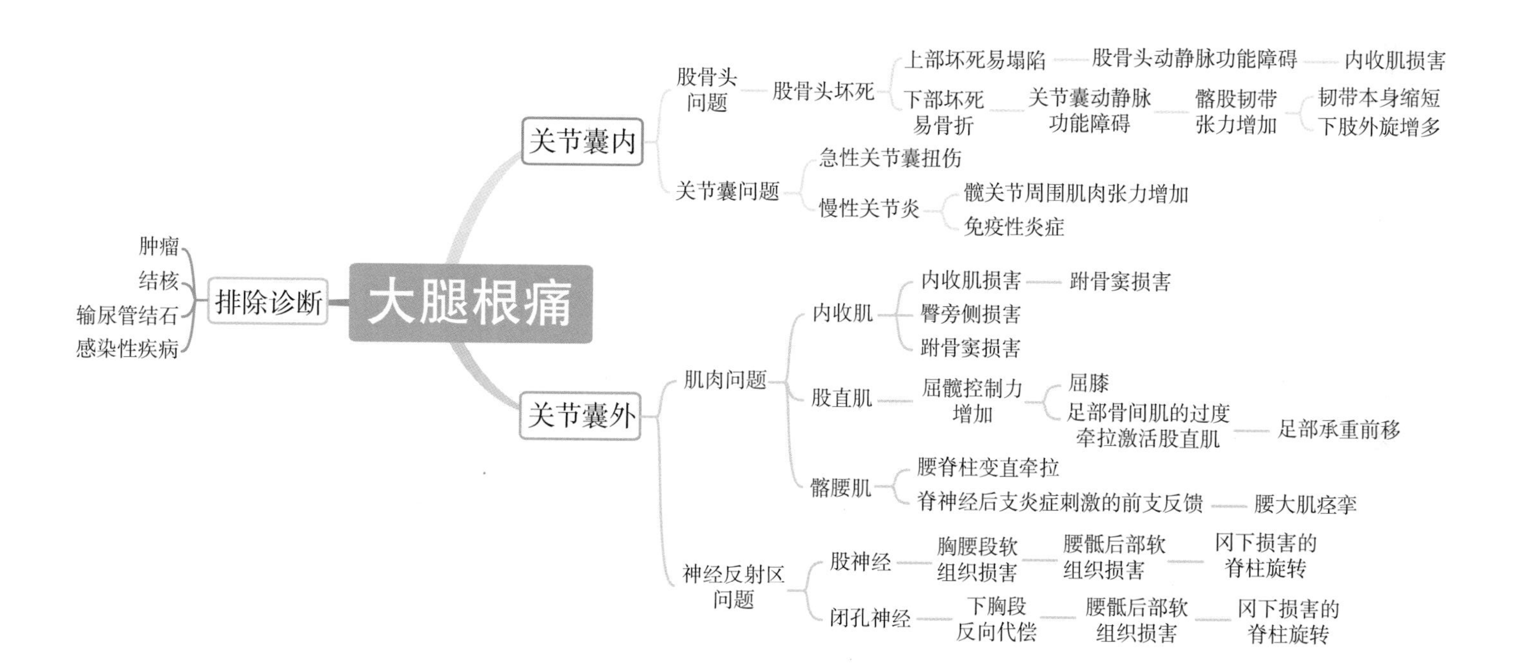

大腿根痛
关节囊内
股骨头问题
股骨头坏死
上部坏死易塌陷
股骨头动静脉功能障碍
内收肌损害
下部坏死易骨折
关节囊动静脉功能障碍
髂股韧带张力增加
韧带本身缩短
下肢外旋增多
关节囊问题
急性关节囊扭伤
慢性关节炎
髋关节周围肌肉张力增加
免疫性炎症
关节囊外
肌肉问题
内收肌
内收肌损害
跗骨窦损害
臀旁侧损害
跗骨窦损害
股直肌
屈髋控制力增加
屈膝
足部骨间肌的过度牵拉激活股直肌
足部承重前移
髂腰肌
腰脊柱变直牵拉
脊神经后支炎症刺激的前支反馈
腰大肌痉挛
神经反射区问题
股神经
胸腰段软组织损害
腰骶后部软组织损害
冈下损害的脊柱旋转
闭孔神经
下胸段反向代偿
腰骶后部软组织损害
冈下损害的脊柱旋转
排除诊断
肿瘤
结核
输尿管结石
感染性疾病

臀旁侧软组织有外展下肢作用，损害时下肢外展趋势增加，内收肌代偿牵拉，维持大腿内外侧平衡关系，失代偿后出现疼痛。

臀后侧软组织损害的髋外展、后伸趋势增强与内收肌产生以髋关节为中点的髋内收、前屈平衡调节关系。失代偿时产生大腿根部不同部位的疼痛。

腹直肌对耻骨联合向上的牵拉与长、短收肌形成拮抗关系，当出现损害或紧张度增高时，内收肌持续代偿，产生疼痛。腹直肌紧张可能源于与竖脊肌紧张对躯干的牵拉对抗，也可能与向心性肥胖的腹肌紧张有关。

神经分布区的反射症状涉及闭孔神经和股神经大腿根部的分布，这两条神经的发出、走行及分布区域的炎症刺激均可引起大腿根疼痛。两条神经起于腰丛，走行与腰大肌毗邻。胸腰段的软组织损害刺激脊神经后支引起的同神经元反射，或胸腰段深层损害引起的腰椎后间隙加大刺激脊神经前支，均可出现大腿根疼痛。

胸腰段软组织损害与腰骶后部、内收肌和冈下三肌损害有关。腰骶后部损害直接牵拉胸腰段脊柱，造成胸腰段深层压力增加，关节突关节相对滑动摩擦力增加，发生软组织损害。内收肌损害导致骨盆前旋转，同样引起脊柱段的矢状面调节，竖脊肌兴奋牵拉胸腰段，造成胸腰段深层压力增加，关节突关节相对滑动摩擦力增加，发生软组织损害。冈下三肌损害牵拉肱骨外旋转，引起背阔肌兴奋内旋肱骨，维持肱骨正常位置，导致肩外侧向后下移动，躯干上部随肩外侧移动而发生旋转。T10 以下的胸椎连接浮肋，易于旋转，旋转后的关节突压力明显增加，关节突关节相对滑动摩擦力增多，发生软组织损害。

腰大肌为脊柱冠状面的重要稳定肌肉，由于其附着于脊柱侧前方，同时有牵拉椎体前移的腰脊柱矢状面曲度稳定作用。当腰部深层或椎管内出现软组织损害时，需要降低腰部深层或椎管内压力而使腰脊柱变直或反张，腰大肌被动牵拉增多，出现无菌性炎症。刺激股神经及闭孔神经引起大腿根疼痛。

第十六节　会　阴　痛

会阴痛全称会阴神经痛，一般认为是神经病理性疼痛，属于神经系统在伤害记忆后的自发痛。但在很多患者的软组织治疗过程中，会阴神经痛被无意间治好了，说明这部分会阴神经痛与软组织损害有关。神经属于感知疼痛部分，所以将神经隐去，称会阴痛。

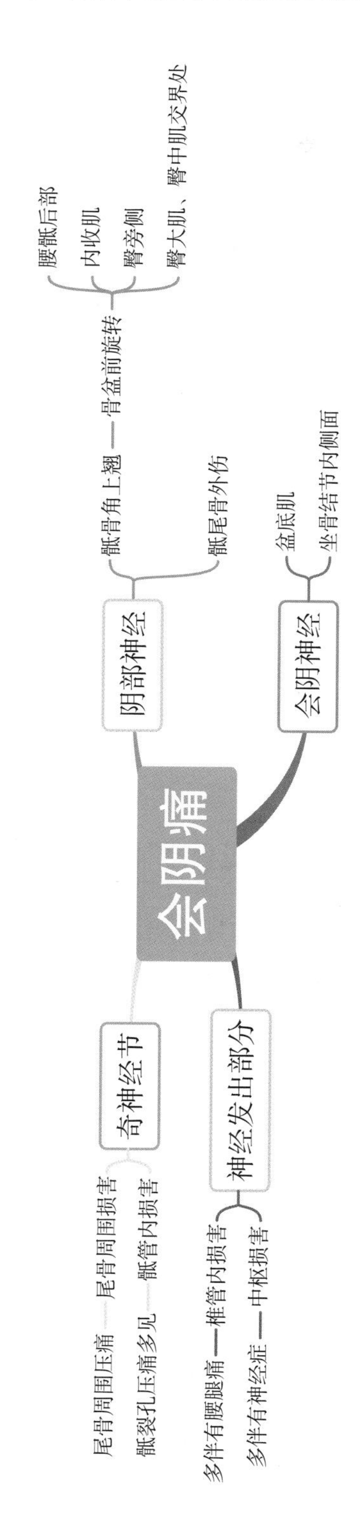
会阴痛
阴部神经
骶骨角上翘——骨盆前旋转
腰骶后部
内收肌
臀旁侧
臀大肌、臀中肌交界处
骶尾骨外伤
会阴神经
盆底肌
坐骨结节内侧面
奇神经节
尾骨周围压痛——尾骨周围损害
骶裂孔压痛多见——骶管内损害
神经发出部分
多伴有腰腿痛——椎管内损害
多伴有神经症——中枢损害

会阴痛与会阴神经的发出、走行、分布区域的软组织损害刺激神经造成敏感有关。会阴神经源于阴部神经，自椎管内发出，受奇神经节影响。奇神经节功能异常与骶管内及尾骨周围软组织损害刺激有关，奇神经节对伤害刺激的记忆及反馈可引起会阴阵发疼痛的感觉，同时伴有盆腔内的异常感受。骨盆后旋转使盆底肌成为承托盆腔脏器的真正底部，盆底肌的筋膜连接汇聚于骶尾段，持续牵拉，引发无菌性炎症，刺激骶尾部的脊神经前支或奇神经节，产生会阴痛。

阴部神经自骶段发出，骶管内及腰椎管内的软组织损害也是造成会阴神经痛的原因，此时常合并腰骶部疼痛。阴部神经出骨盆后走行于骶结节韧带与骶棘韧带之间，这两条韧带稳定骶骨角位置，辅助骶髂关节前、后韧带维持骶髂关节稳定性。骶骨角上翘对韧带的持续牵拉可诱发无菌性炎症出现。骶骨角上翘与骨盆前旋转有关，骨盆前旋转带动骶骨，使骶骨上缘承受的站立垂直剪切力明显增加。骶骨形成了以骶髂关节为支点的跷跷板，一面是躯干重力，另一面是韧带拉力，韧带长期处于过度的被动牵拉状态。

骨盆前旋转与内收肌、臀旁侧、腰骶后部、臀大臀中交界处深层软组织损害有关。内收肌、臀旁侧臀小肌对骨盆前方的向下牵拉、腰骶后部对骨盆后缘的向上牵拉、臀大肌臀中肌交界处深层的臀中肌损害抑制臀大肌收缩均会引起骨盆前旋转。

会阴神经走行于坐骨结节内侧的会阴神经管内，盆底肌损害的炎症刺激及坐骨结节内侧的会阴神经管本身的炎症均可引起会阴神经刺激后的疼痛。

第十七节　痛　　经

痛经又称原发性痛经，为妇科常见病。在软组织疼痛性疾病的治疗中，经常遇到痛经被无意间治愈的情况。子宫内膜下螺旋动脉的弹性回缩引起子宫内膜剥脱而月经来潮。子宫的收缩同时存在骨盆周围软组织内血管的收缩。当存在骨盆周围软组织损害时，血管收缩造成软组织内缺氧加重，代谢产物堆积，刺激游离神经末梢，诱发疼痛出现。所以，原发性痛经与软组织损害间存在密切联系。

痛经一般表现为经期小腹痛或腰痛。小腹痛为主要表现的痛经，与内收肌或耻骨联合上缘损害有关。月经来潮时，损害肌肉内的血管弹性回缩，缺氧

加重，内收肌或耻骨联合上缘的腹直肌附着处无菌性炎症刺激游离神经末梢，出现小腹疼痛。

耻骨联合上缘损害可原发，也可继发于腹内外斜肌损害。腹内外斜肌损害后，躯干前部的运动控制主要由腹直肌完成，增加了腹直肌收缩应用。为腹直肌附着的耻骨联合上缘损害埋下伏笔。

腰痛为主要表现的痛经，与腰骶后部或腰部深层软组织损害有关。腰骶后部软组织损害可原发，也可继发于冈下三肌损害引起的背阔肌紧张牵拉胸腰筋膜后叶对竖脊肌的影响，或继发于颈部深层损害后头前移的腰骶部平衡调节。腰部深层软组织损害可原发于局部，也可继发于冈下三肌损害后背阔肌紧张对腰部深层肌的压力影响。

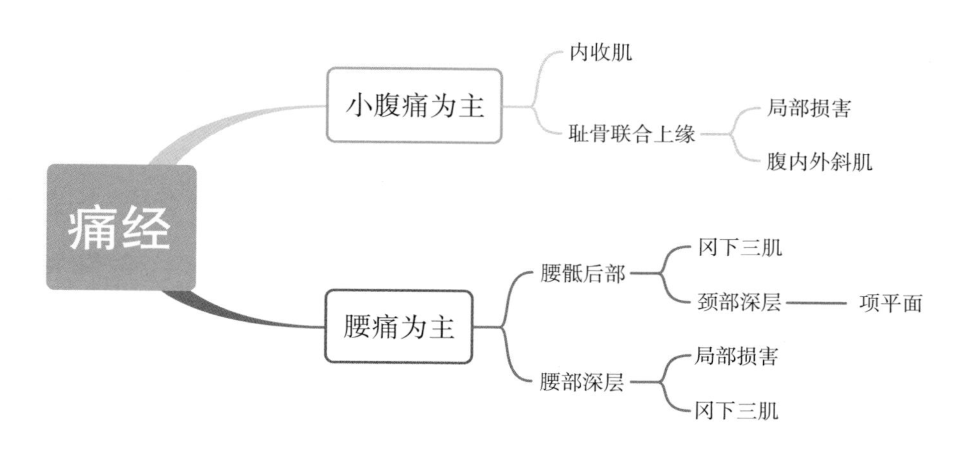

第十八节 下肢奇冷

下肢奇冷感属于本体感觉异常，尤其是颈交感链的星状神经节和腹腔交感神经节功能异常时，会出现下肢温度感觉异常。当相应阶段的交感神经节受到牵拉刺激时，其所感知的相应区域会表现为寒冷感，即使穿厚的御寒衣物也不能解决寒冷的感觉，因为这种寒冷是从组织深层表现出来的。

交感神经链位于脊柱侧前方的椎体两侧，由结缔组织连接于邻近椎体。当椎体前凸形成的脊柱曲度加大时，对于前外侧毗邻的交感神经链产生牵拉作用。牵拉造成交感神经节兴奋性增高时，即出现相应感知阶段的凉冷感觉。严重患者即使双腿骑坐在电暖气上也不能减轻这种感觉。只有不断地进行下肢运动，才能通过意识支配下的神经系统代偿自主神经系统的异常。

星状神经节为颈下神经节与胸1神经节会合形成的多角形神经节，一般位于C7与T1之间。当颈胸段脊柱前凸程度加大时，星状神经节受到牵拉。一般情况下，颈胸段脊柱呈平直状态，出现前凸曲度多为颈部深层软组织损害后颈脊柱段变直的代偿表现。颈部深层软组织损害，刺激游离神经末梢，引起颈脊柱段变直，头前移、低头。需要仰头并增加变直脊柱两侧的脊柱曲度来纠正头部的重心位置。头颈前间隙的增宽，牵拉颈上神经节。颈胸前夹角的加大，牵拉星状神经节。

颈部深层的软组织损害可为局部原发，也可因冈下三肌损害造成的上斜方肌紧张、肩胛提肌紧张导致颈部深层压力增加而继发。还可因腰骶后部软组织损害引起的脊柱矢状面调节而继发。

腰交感神经节的牵拉源于腰脊柱曲度的加大及前凸的椎间盘引起的椎体间钙化物刺激。尤其腰骶角的加大是下肢冷感出现的重要因素。腰脊柱段曲度加大或腰骶角加大主要原因是竖脊肌缩短，腰骶后部软组织的原发性损害或屈髋作用的内收肌损害造成的竖脊肌继发性紧张都会使竖脊肌缩短。竖脊肌缩短牵拉腰脊柱段，使腰脊柱段曲度加大。臀部软组织损害引起骨盆的空间位置改变，骨盆空间位置改变直接影响躯干重心位置，需要竖脊肌做功纠正，出现竖脊肌持续性紧张。内收肌对骨盆前旋转的影响，导致竖脊肌持续性紧张。内收肌损害也可继发于跗骨窦软组织损害。跗骨窦损害的疼痛避让引起距骨后移、内旋，小腿随之内旋前倾，股骨内旋拉紧内收肌，造成内收肌持续紧张而出现损害。

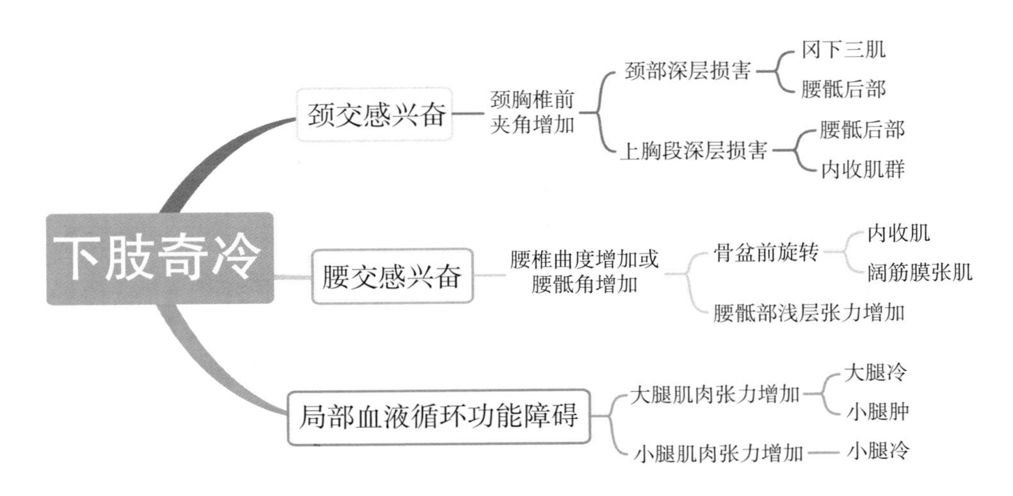

第十九节　下肢静脉曲张

下肢静脉曲张不是以疼痛为主诉的疾病，不过却是在软组织损害基础上形成的。下肢静脉分为深静脉和浅静脉，以及深浅静脉之间的交通静脉和下肢肌肉的静脉。下肢肌肉的有规律收缩是静脉血向心流动的动力。肌肉松弛时浅静脉血流向深静脉。皮下表浅静脉血液由小隐静脉、大隐静脉收集。小隐静脉走行于小腿外侧，向上注入腘静脉。大隐静脉走行于小腿内侧、大腿内侧，并向上注入股静脉。大腿的静脉内有静脉瓣，静脉瓣的作用与心瓣膜功能相似，使血液产生单向流动。当静脉瓣膜功能异常或深静脉回流不畅时，浅静脉的代偿回流增多，使浅静脉持续充盈，超过代偿能力时，由于重力作用，出现下肢静脉曲张。

静脉瓣膜功能较差，抗血流压力不足时，发生深静脉向浅静脉的反流，属于先天因素易患因素。深静脉回流不畅对其产生了后天影响。深静脉回流受下肢肌肉压力影响，下肢肌肉压力增高，深静脉内压力会随之增高，浅静脉向深静脉的血液流动减少或发生深静脉向浅静脉的反流，浅静脉即处于高压力状态。下肢剧烈运动后的浅静脉都是怒张状态的。一般情况下，深静脉回流不畅与血管外部挤压有关，血管的外部挤压可能来源于占位病变，如肌肉、骨骼肿瘤或盆腔内肿瘤的挤压。盆腔内占位的挤压出现静脉曲张会波及大腿根部，而下肢软组织损害引起的静脉曲张不会超过大腿中段。静脉更多挤压来源于软组织的张力增高，持续的下肢软组织紧张会增加深静脉内压力，影响静脉回流。

下肢软组织张力增高可分为小腿深层软组织张力增高和大腿深层软组织张力增高。导致小腿深层软组织张力增高的直接因素有髌下脂肪垫损害、踝后脂肪垫损害和跗骨窦脂肪垫损害，以上部位的损害均会使站立位小腿前倾，小腿后侧肌肉持续性紧张，小腿浅静脉代偿扩张，所以静脉曲张出现在小腿不过膝。导致大腿深层软组织张力增高的直接因素为大腿深层收肌管紧张。大腿深层收肌管是股深静脉通过的结构，由短收肌、长收肌和大收肌前束构成。股深静脉自腘静脉向上穿收肌裂孔走行于大收肌与长收肌之间，经长收肌与短收肌间隙后，向上注入股静脉。当长收肌、短收肌张力增高时，大收肌张力随之增高，使股深静脉处于持续高压状态。浅静脉代偿回流，失代偿时，出现

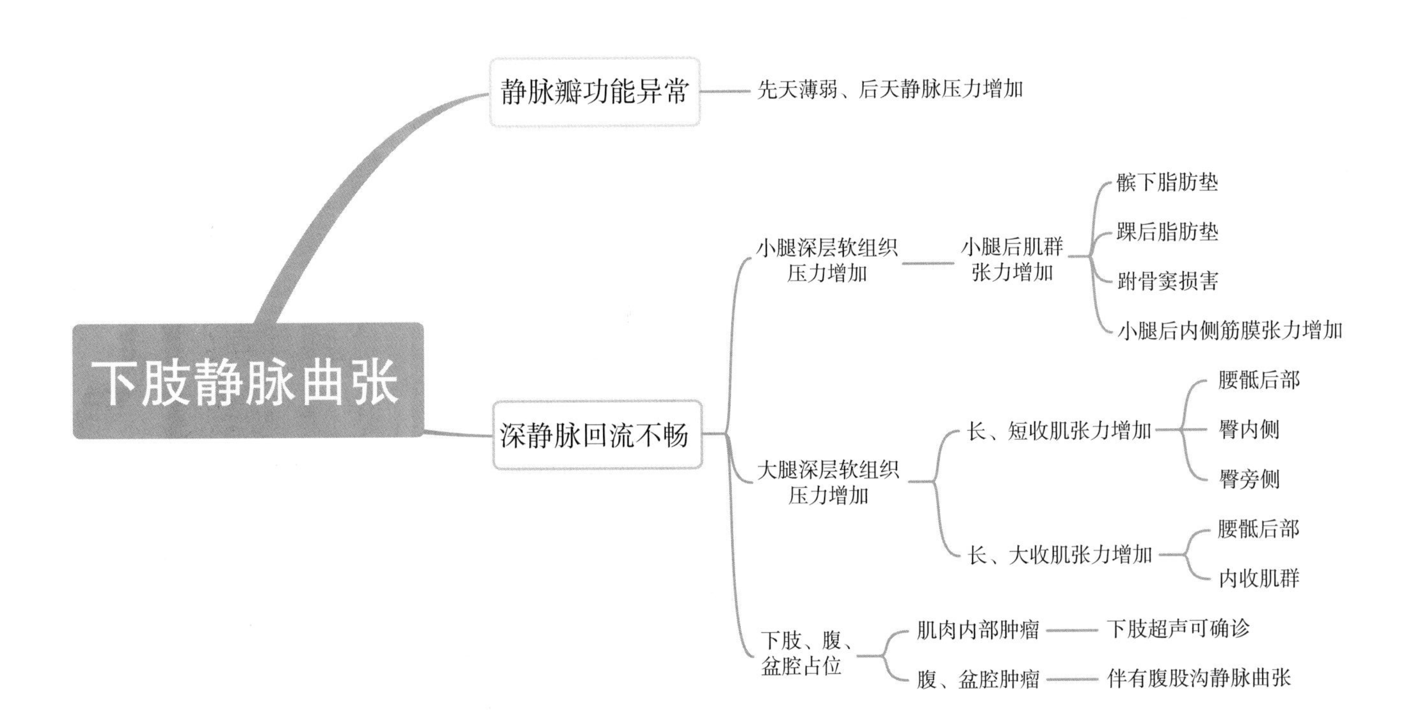
下肢静脉曲张
静脉瓣功能异常
先天薄弱、后天静脉压力增加
深静脉回流不畅
小腿深层软组织压力增加
小腿后肌群张力增加
髌下脂肪垫
踝后脂肪垫
跗骨窦损害
小腿后内侧筋膜张力增加
大腿深层软组织压力增加
长、短收肌张力增加
腰骶后部
臀内侧
臀旁侧
长、大收肌张力增加
腰骶后部
内收肌群
下肢、腹、盆腔占位
肌肉内部肿瘤
下肢超声可确诊
腹、盆腔肿瘤
伴有腹股沟静脉曲张

静脉曲张。长、短收肌的紧张与臀内侧的臀大肌、臀旁侧或腰骶后部软组织损害的平衡调节有关。这种静脉曲张表现为大腿中段以下的静脉曲张。而整条腿的静脉曲张则与腹腔对静脉的影响有关,常伴下腹壁静脉曲张。

第二十节　膝　　痛

膝痛按其主诉部位可分为内侧痛、外侧痛、前侧痛、后侧痛、全膝痛、鹅足痛和伴功能障碍的膝痛。

一、膝内侧痛

膝内侧痛表现为膝内侧副韧带痛、胫股间隙痛和髌股间隙痛。内膝眼痛应属膝内侧痛范围。

(一) 副韧带疼痛

副韧带疼痛在急性姿势性损伤患者中是很常见的,一般有明显的膝关节外翻拉伤史。另外一种为慢性膝关节内侧副韧带牵拉损伤,在跗骨窦损害出现跗骨窦高压后,因疼痛性避让作用使小腿前内侧倾斜,胫股内侧关节间隙被动拉开,膝关节内侧副韧带拉长,长期的牵拉造成内侧副韧带损伤。

膝关节内侧为隐神经分布区,隐神经在发出、走行及分布区域内受到无菌性炎症刺激会在膝内侧形成主诉痛。隐神经来源的股神经由 L2~4 神经根发出,受胸腰段软组织影响明显。当胸腰段深层软组织损害时,开大脊柱后侧椎间隙,使椎体前方压力增加,可以直接刺激神经根或通过对脊神经后支的刺激引起同根神经反射,出现其感觉分布区的主诉疼痛。胸腰段深层的软组织损害可继发于腰骶部软组织损害引起的脊柱矢状面调节,也可继发于冈下三肌损害引起的胸腰段旋转调节。

冈下三肌损害导致的背阔肌紧张对肩外侧产生后下方牵拉,出现肩部水平旋转,而旋转的发生部位多位于胸腰段,对胸腰段深层软组织产生牵拉刺激,继而出现无菌性炎症。冈下三肌的紧张度增加与颈部深层软组织损害诱发臂丛神经支配区域的肌肉痉挛有关。

颈部深层损害往往继发于颈部浅层肌肉张力增加或项平面软组织附着处

损害的下颈段后伸代偿。

股神经穿腰大肌外侧缘后，走行腰大肌前方，腰大肌损害刺激股神经可以引起膝内侧疼痛。腰大肌损害多继发于腰部深层损害。股神经出骨盆后走行于股管内，受内收肌影响。当内收肌损害时，可刺激股神经引起膝内侧主诉痛。内收肌损害与腰骶部损害存在相互影响。

继续下行的股神经发出隐神经，走行于缝匠肌深面，向下穿收肌管。收肌管为股内侧肌、大收肌后束及两者间的筋膜形成的管道。当内收肌损害时，因耻骨结节与坐骨结节间的平衡调节导致大收肌紧张，出现无菌性炎症后，刺激隐神经，出现膝内侧主诉痛。

隐神经在膝内侧发出关节囊支，分布于内膝眼周围和鹅足肌腱处，隐神经的刺激同样可出现内膝眼痛或鹅足肌腱痛。

（二）胫股关节间隙痛

胫股关节间隙痛直接因素为胫股关节内侧间隙压力增加，研磨增多，导致无菌性炎症出现。连接骨盆与下肢之间的肌肉在自然站立位时表现出下肢的外旋转趋势。当骨盆与下肢的连接肌肉损害时，下肢外旋增多，前足支撑范围减小。髂股韧带拉紧，骨盆前旋转，躯干重心前移，出现站立不稳的情况。膝关节屈曲纠正前移的躯干重心，同时外旋的下肢使膝关节外翻角控制力下降，出现膝关节内翻。这种膝关节外旋转、内翻的平衡调节导致膝内侧压力增加。涉及的肌肉包括腰骶部、臀部与大腿根部肌肉。

胫股间隙同样为隐神经分布区，隐神经的发出、走行、分布区域的无菌性炎症均可引起膝关节胫骨间隙痛。

（三）髌骨间隙痛

髌骨间隙痛与髌股关节内侧间隙摩擦增多有关，下肢外旋转使髌骨受力的合力方向内移，这是造成髌股间隙痛的重要力学变化。骨盆周围与下肢连接的肌肉同时紧张时会引起下肢外旋。股直肌上端附着于髂前下棘，随着下肢外旋，髌骨受力逐渐偏向内侧，在膝关节屈伸活动时，髌骨与股骨内髁关节面摩擦增多，出现软组织损害时，表现为髌股内侧间隙痛。为了减少髌骨内侧间隙研磨刺激，股外侧肌持续兴奋纠正髌骨运动轨迹，出现劳损后，使髌骨向外运动增多，产生髌骨移位。此种变化主要涉及腰骶、臀部及内收肌的损害。

二、膝外侧痛

膝外侧痛表现为胫股关节外侧间隙痛和髂胫束痛。胫股关节外侧间隙痛为膝关节外侧承受重力增加引起的疼痛，与膝关节外翻后重力线向膝关节外侧移动有关。膝关节外翻的直接因素为跗骨窦损害，跗骨窦损害引起的疼痛性避让使胫骨前内侧倾斜并伴有内旋转，造成膝关节内侧间隙增宽，外翻角加大。另外，髂胫束的紧张牵拉是其附着处疼痛的重要因素，髂胫束紧张与臀旁侧、臀内侧及内收肌群损害有关。

三、膝前侧痛

膝前侧痛主要涉及髌骨下区域，髌下脂肪垫损害是导致这一区域疼痛的主要原因。原发性髌下脂肪垫损害可因工作、生活习惯及日常不良姿势产生，占髌下脂肪垫损害疼痛总数的1/5。继发性髌下脂肪垫损害则占有绝大部分的比例。

继发性髌下脂肪垫损害多源于内收肌、臀旁侧及腰骶后部的软组织损害。当内收肌、臀旁侧或腰骶后部软组织出现慢性损害时，骨盆的空间位置会发生变化，出现骨盆向前旋转。早期的膝部平衡调节为膝关节超伸展位，对髌下脂肪垫的挤压增多，易发髌下脂肪垫继发性损害。后期髌下脂肪垫肿胀，则表现为屈膝调节的方式。

膝前侧神经分布为隐神经和股外侧皮神经分布区，隐神经或股外侧皮神经的发出、走行、分布区域的软组织无菌性炎症都可能刺激相应神经出现膝前侧痛。隐神经与胸腰段、腰骶后部、腰大肌、收肌管处软组织炎症有关。

胸腰段受冈下三肌和腰骶后部软组织张力影响，冈下三肌损害的背阔肌紧张引起脊柱旋转调节或腰骶后部竖脊肌损害的直接牵拉，都成为胸腰段软组织损害的直接因素。

冈下三肌受颈部深层软组织损害影响，颈部深层软组织损害刺激脊神经后支，引起前支支配区肌肉兴奋性增高，诱发劳损出现。颈部深层软组织损害可能受项平面软组织损害或颈部后伸肌群张力增高影响。

股外侧皮神经穿阔筋膜张肌前侧筋膜，分布于大腿前外侧皮下。臀旁侧软组织损害对于此处筋膜张力存在明显影响。胸腰段的发出部分同样影响股

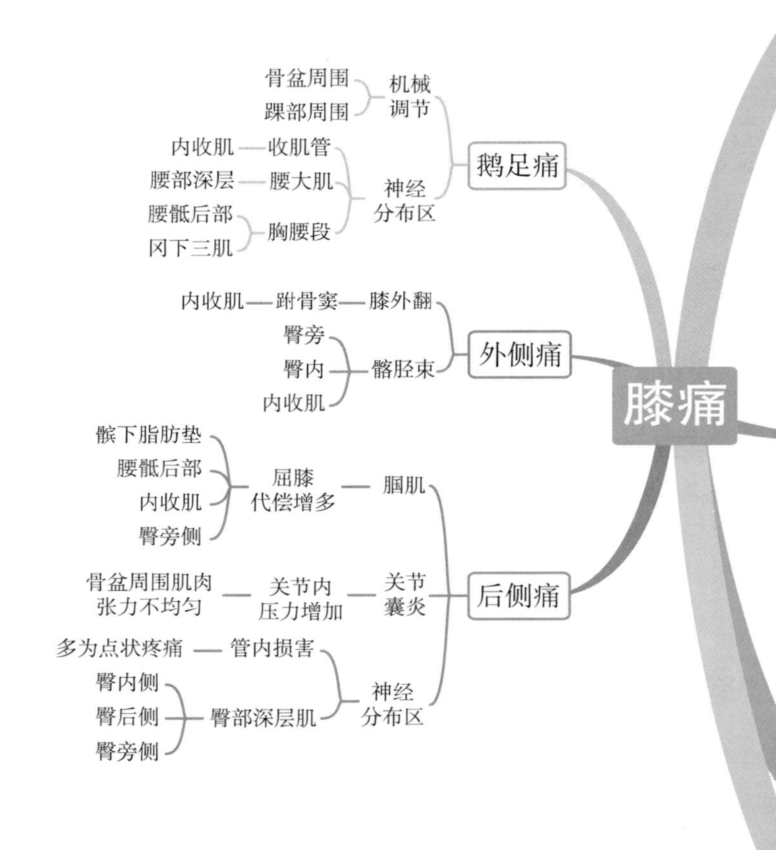
膝痛
鹅足痛
机械
调节
骨盆周围
踝部周围
神经
分布区
内收肌
收肌管
腰部深层
腰大肌
腰骶后部
冈下三肌
胸腰段
外侧痛
膝外翻
内收肌
跗骨窦
髂胫束
臀旁
臀内
内收肌
后侧痛
腘肌
屈膝
代偿增多
髌下脂肪垫
腰骶后部
内收肌
臀旁侧
关节
囊炎
关节内
压力增加
骨盆周围肌肉
张力不均匀
神经
分布区
管内损害
多为点状疼痛
臀部深层肌
臀内侧
臀后侧
臀旁侧

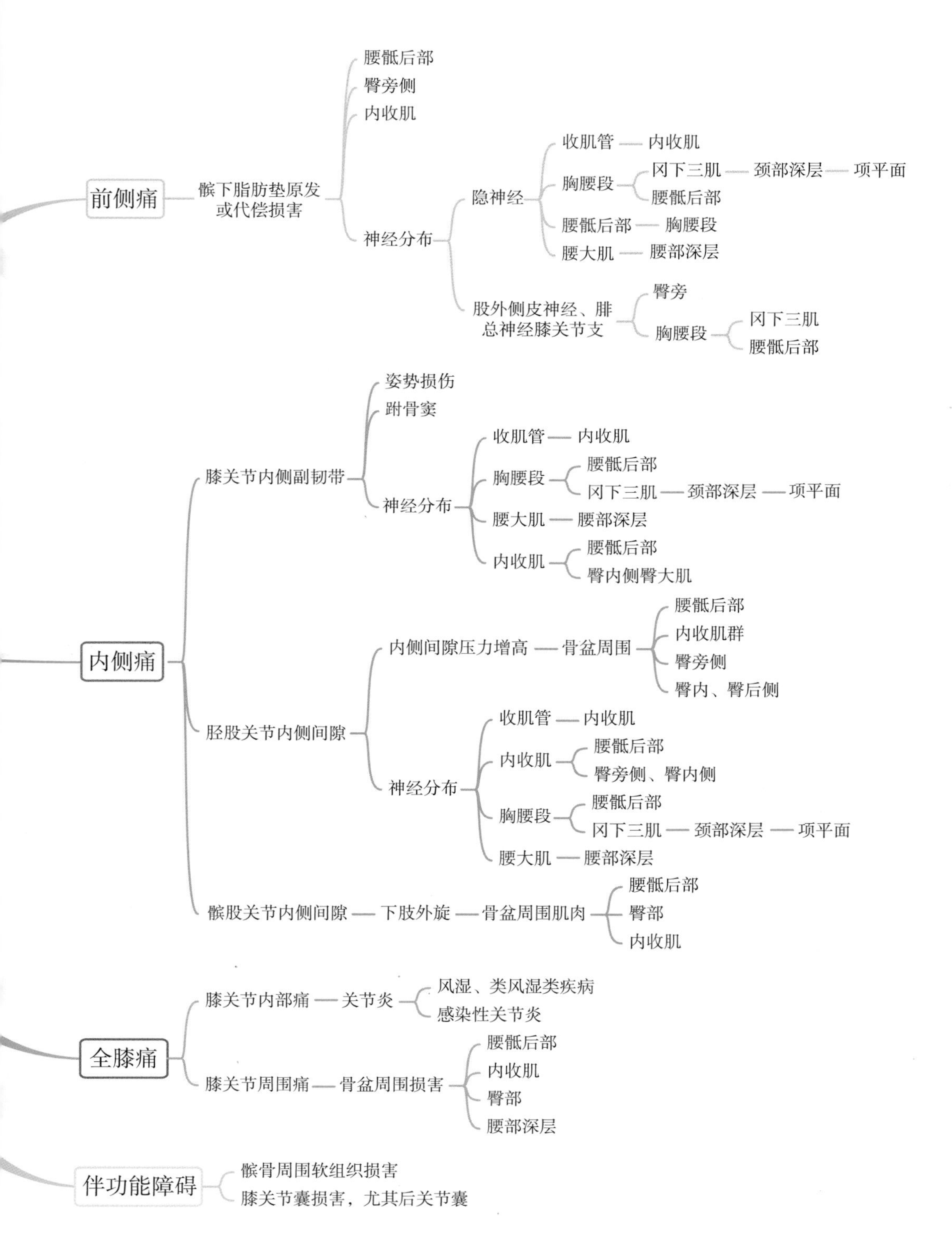
前侧痛
髌下脂肪垫原发或代偿损害
腰骶后部
臀旁侧
内收肌
神经分布
隐神经
收肌管
内收肌
胸腰段
冈下三肌
颈部深层
项平面
腰骶后部
腰骶后部
胸腰段
腰大肌
腰部深层
股外侧皮神经、腓总神经膝关节支
臀旁
胸腰段
冈下三肌
腰骶后部
内侧痛
膝关节内侧副韧带
姿势损伤
跗骨窦
神经分布
收肌管
内收肌
胸腰段
腰骶后部
冈下三肌
颈部深层
项平面
腰大肌
腰部深层
内收肌
腰骶后部
臀内侧臀大肌
胫股关节内侧间隙
内侧间隙压力增高
骨盆周围
腰骶后部
内收肌群
臀旁侧
臀内、臀后侧
神经分布
收肌管
内收肌
内收肌
腰骶后部
臀旁侧、臀内侧
胸腰段
腰骶后部
冈下三肌
颈部深层
项平面
腰大肌
腰部深层
髌股关节内侧间隙
下肢外旋
骨盆周围肌肉
腰骶后部
臀部
内收肌
全膝痛
膝关节内部痛
关节炎
风湿、类风湿类疾病
感染性关节炎
膝关节周围痛
骨盆周围损害
腰骶后部
内收肌
臀部
腰部深层
伴功能障碍
髌骨周围软组织损害
膝关节囊损害，尤其后关节囊

外侧皮神经的状态。而胸腰段软组织损害又可能继发于冈下三肌、腰骶后部及更远的部位。

四、膝后侧痛

膝后侧痛以腘窝痛为主要表现，股二头肌肌腱处疼痛、半膜肌肌腱处疼痛也属于膝后侧痛范围。腘肌的持续收缩与膝关节长期处于屈曲状态有关，劳损后出现腘窝痛。膝关节屈曲与髌下脂肪垫、腰骶后部、内收肌、臀旁侧软组织损害有关。

髌下脂肪垫损害的疼痛性避让使膝关节屈曲以减小脂肪垫挤压机会。微屈膝的下肢承重，增加腘肌的紧张劳损。腰骶后部、内收肌、臀旁侧软组织损害的骨盆前旋转，导致躯干上部重心前移，启动屈膝代偿的平衡调节后，腘肌也是持续兴奋状态的。

膝关节后关节囊的炎症表现为蹲膝时膝后侧痛，常常需要将手放在腘窝后方才能缓解蹲膝时的疼痛。这种关节囊的无菌性炎症与关节腔内压力增高有关，关节腔内压力增加，关节面摩擦力增加，滑液分泌增多，被动牵拉关节囊附着部分，引起无菌性炎症。关节腔压力增高与膝关节周围的肌肉紧张度增高有关，腰骶后部、内收肌、臀旁侧的软组织损害无疑成为最常见的致痛因素。

膝后侧为胫神经分布区，胫神经在发出、走行、分布区域受到无菌性炎症刺激均可引起膝后侧痛。椎管内软组织损害的刺激、坐骨神经梨状肌下孔的炎症刺激都可能造成膝后侧痛。梨状肌下孔的软组织损害常继发于臀旁侧、臀内侧或臀后侧的软组织损害。臀旁侧的臀小肌损害牵拉股骨大转子与臀深六小肌形成拮抗关系。臀内侧的臀大肌及臀后侧的臀中肌后束收缩无力，均可导致臀深六小肌的代偿紧张。

五、全膝痛

全膝痛属于较模糊的主诉描述，分为膝关节内疼痛和膝关节周围汇聚疼痛。膝关节内疼痛多存在膝关节炎，与风湿、类风湿或感染因素有关。常伴有化验室检查的阳性结果，如类风湿因子阳性、抗链“O”滴度升高、白细胞升高、C 反应蛋白升高等。膝关节周围的疼痛汇聚涉及骨盆周围的软组织损害对膝关节周围软组织的力学影响，与腰骶后部、臀部及大腿根部软组织损害有关。

六、鹅足痛

鹅足痛分为机械肌肉调节与神经分布区致痛。机械肌肉调节与鹅足腱连接肌肉过度调节骨盆和胫骨间的空间位置有关。当两者间的空间位置异常时，鹅足腱连接的肌肉即发挥它的调整作用。骨盆周围附着的肌肉及踝关节周围的软组织发生损害引起的骨盆与胫骨间空间位置的影响，都对鹅足腱连接的肌肉产生负荷影响。过度应用的鹅足腱出现无菌性炎症后，刺激游离神经末梢，出现鹅足痛。此种疼痛伴随局部压痛出现。

鹅足属隐神经分布区，其发出、走行、分布区域的软组织无菌性炎症刺激均可导致鹅足痛。胸腰段、腰大肌、收肌管成为刺激隐神经的重要部位。收肌管损害可继发于内收肌损害。腰大肌损害可继发于腰部深层软组织损害。胸腰段损害可继发于腰骶后部或冈下三肌损害。这些部位损害也可能为继发，需要逐级查找上源软组织损害部位。

七、伴有膝关节功能障碍的膝痛

伴有膝关节屈伸功能障碍的膝关节疼痛存在髌骨周围或膝关节后关节囊的损害。髌骨周围韧带的代偿紧张导致其强化增厚，延展性下降。髌骨的正常移动受到限制，膝关节屈曲功能减弱。膝关节后关节囊的炎症刺激周围的肌肉或炎症导致关节囊粘连都会限制膝关节的伸直。膝关节前后的病理变化产生互相影响。另外，小腿后肌群的张力增加及股四头肌的慢性损害均为膝关节屈伸功能障碍的动力限制原因。腓肠肌的紧张，造成屈膝增多，对于胫骨后内侧缘及腓骨后缘的治疗，成为放松小腿后肌群的重要治疗部位。股四头肌附着处的治疗也成为改善膝关节功能的重要治疗部位。

第二十一节　跟　底　痛

跟底痛为常见性疾病，多数患者以跟底前侧痛为主诉就诊，少数患者表现为跟底内侧痛、跟底外侧痛或跟底后侧痛。每个部分的成因不完全相同，存在着机体重心偏移的平衡调节和神经分布区的感觉过敏。

跟底前侧痛多伴随跟底骨质增生，与机体重心前移造成的单足前足承重增多有关。涉及小腿前倾、骨盆前旋、胸曲加大和头前移动作的影响。这些部位的骨关节空间结构的改变，引起单足承重重心前移，使足底纵弓及横弓的维持结构过度应用。尤其跖腱膜限制作用的应用，不仅牵拉其附着的跟骨产生骨质增生，而且使附着处软组织水肿，出现无菌性炎症刺激性疼痛。

一、小腿前倾

小腿前倾与跗骨窦脂肪、踝后脂肪垫、髌下脂肪垫损害有关。

跗骨窦损害引起的疼痛性避让，距骨向后移动、踝内翻使跗骨窦既有空间增加，又能减少承重，出现小腿前内侧倾斜，在跖腱膜拉紧的同时，足底方肌牵拉趾长屈肌腱应用增多，跟底痛多发生在足跟前内侧或足心部位。

踝后脂肪垫损害引起的疼痛性避让，出现踝轻度背屈以增加踝后脂肪垫所占空间，小腿正前方倾斜，前足承重分力增加，跖腱膜牵拉增多，附着处出现无菌性炎症水肿，刺激游离神经末梢，表现以足跟正前方疼痛显著。

髌下脂肪垫损害引起疼痛性避让，站立位或行走过程中膝关节微屈承重增加，导致躯干重心轻度后移，踝背屈以纠正膝关节微屈引起的躯干重心后移，出现与踝后脂肪垫损害相同症状。

这些部位损害的共同特点都是走路后减轻。脂肪垫为人体运动的力学缓冲部分。在运动过程中，反复的缓冲应用使水肿的脂肪垫内的水被逐渐挤压出去，脂肪垫恢复原有大小，运动中的骨骼位置恢复正常，足底承重的异常分力消失，疼痛缓解。如出现无规律的持续疼痛，则可能存在跟骨内水肿高压的情况。

二、骨盆前旋

骨盆前旋与内收肌、臀旁侧、腰骶后部软组织损害有关。上述部位损害造成站立位或行走过程中骨盆前旋，双侧的内收肌或臀旁侧损害表现为双侧足跟痛，单侧损害则以单侧足跟痛为主要表现。腰骶后部软组织损害，腰椎曲度加大，骨盆前旋转，躯干重心改变，屈膝纠正重心，足底重心前移，跟底痛出现。单纯骨盆前旋造成的重心改变引发的足跟痛表现为运动后加重，休息后减轻。休息后，未发生损害的肌肉收缩拮抗损害的肌肉，使人体重心稳定，不会出现过多前足承重情况。运动后，肌肉逐渐疲劳，不能拮抗损害的肌肉，人体重心

发生改变，前足承重增多，足跟痛出现。

三、胸椎曲度加大与头前移

胸脊柱段深层软组织损害刺激游离神经末梢，关节突关节的关节面相对离开，导致胸脊柱段曲度增加，胸以上重心前移，对于足底筋膜同样有牵拉作用，只是所分重力不太多，这种跟痛往往较轻。

颈部深层损害刺激游离神经末梢，关节突关节关节面相对离开，导致头前移，可通过胸椎代偿或直接引起足跟痛。头前移作为单独引起跟底痛的因素，与头部拥有一定重量有关。项平面损害引起的头不能正常仰起加大了前足的抗重力作用。颈部深层损害间接引起了头前移的动作。另外，头颈部软组织损害引起运动中头部平衡纠正功能障碍，足踝调节纠正平衡增多，足跟痛出现。冈下三肌损害或上胸段软组织损害可能是颈部深层损害的潜在因素。

四、神经分布区过敏

跟底内侧痛与外踝、跗骨窦损害及隐神经敏感有关。外踝因扭伤或运动模式的改变出现累积伤，出现疼痛性避让，足跟内侧压力增高，出现跟底内侧痛。

在内收肌存在损害时，走路的下肢内收动作增加，外踝冲击地面增多。跗骨窦损害与外踝损害存在相同的致痛因素。隐神经敏感源于隐神经的发出、走行、分布区域的软组织损害刺激及同根神经受到刺激的反射。隐神经源于股神经，自 L1、L2 发出，走行毗邻腰大肌，下行穿收肌管，分布于足踝内侧，为感觉神经。胸腰段软组织损害的直接刺激及脊神经后支的同根反射可引起跟底内侧痛。

胸腰段软组织损害与腰骶后部及冈下三肌损害有关。腰骶后部软组织损害，竖脊肌的最近牵拉部位为胸腰段，出现胸腰段附着处软组织损害。

冈下三肌损害引起背阔肌的肩部平衡代偿，背阔肌牵拉肩外侧使肩外侧向后下移动，产生躯干相对旋转。由于背阔肌连接胸腰筋膜，其旋转部位发生于胸腰段，产生胸腰段关节突研磨增多，发生炎症，刺激脊神经后支，反馈引起隐神经分布区疼痛。

腰大肌损害与不良姿势及腰部深层损害有关。腰部深层损害的疼痛避让使腰脊柱段曲度变直，牵拉腰大肌增多，出现腰大肌损害。腰部深层损害与骨

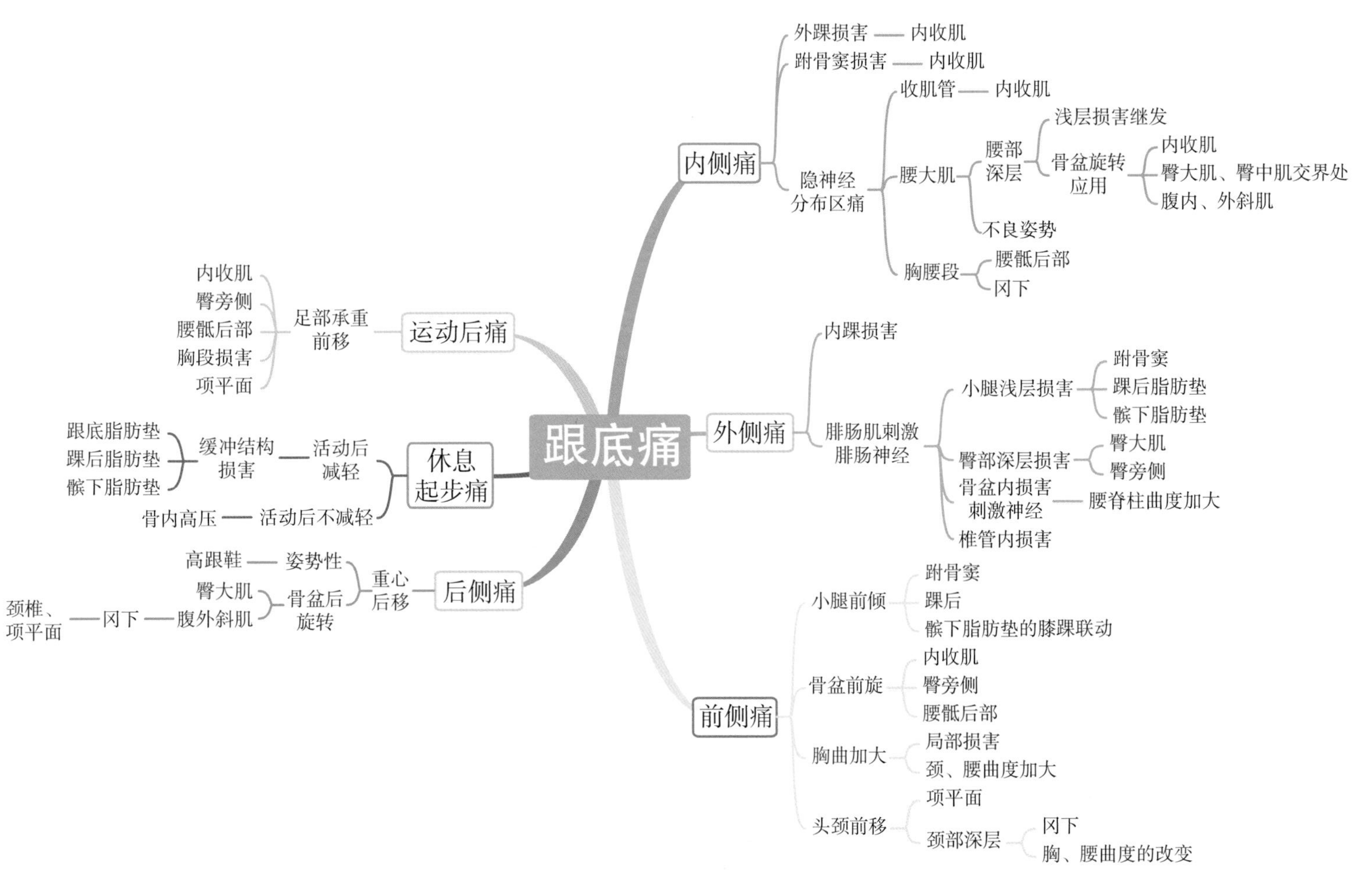
跟底痛
内侧痛
外踝损害——内收肌
跗骨窦损害——内收肌
隐神经分布区痛
收肌管——内收肌
腰大肌
腰部深层
浅层损害继发
骨盆旋转应用
内收肌
臀大肌、臀中肌交界处
腹内、外斜肌
不良姿势
胸腰段
腰骶后部
冈下
外侧痛
内踝损害
腓肠肌刺激腓肠神经
小腿浅层损害
跗骨窦
踝后脂肪垫
髌下脂肪垫
臀部深层损害
臀大肌
臀旁侧
骨盆内损害
刺激神经
腰脊柱曲度加大
椎管内损害
前侧痛
小腿前倾
跗骨窦
踝后
髌下脂肪垫的膝踝联动
骨盆前旋
内收肌
臀旁侧
腰骶后部
胸曲加大
局部损害
颈、腰曲度加大
头颈前移
项平面
颈部深层
冈下
胸、腰曲度的改变
运动后痛
足部承重前移
内收肌
臀旁侧
腰骶后部
胸段损害
项平面
休息起步痛
活动后减轻
缓冲结构损害
跟底脂肪垫
踝后脂肪垫
髌下脂肪垫
活动后不减轻
骨内高压
后侧痛
重心后移
姿势性
高跟鞋
骨盆后旋转
臀大肌
腹外斜肌
冈下
颈椎、项平面

盆前旋及腰骶后部浅层损害有关。

骨盆前旋转与臀大臀中交界深层、内收肌损害有关。臀大臀中交界深层损害引起浅层肌避让放松，臀大肌放松，控制骨盆力量减弱，骨盆前旋转。内收肌损害直接引起骨盆前旋转。大收肌后束收缩拮抗骨盆前旋，收肌管损害多继发于内收肌损害的平衡调节。

跟底外侧痛与内踝损害及腓肠神经敏感有关。腓肠神经源于腓总神经发出的腓肠内侧皮神经和胫神经发出的腓肠外侧皮神经会合而成，分布于小腿后侧，下行穿小腿下方筋膜分布于足跟后外侧及外踝。小腿浅层、臀深层、骨盆内及椎管内软组织损害刺激神经均可造成腓肠神经敏感。小腿浅层损害与跗骨窦脂肪、踝后脂肪垫、髌下脂肪垫损害的小腿前倾有关。小腿三头肌控制踝背屈的应用劳损及小腿后侧筋膜被动牵拉刺激腓肠神经。臀深层损害与臀大肌及臀旁侧软组织损害有关。臀深层损害刺激坐骨神经，引起臀腿、足跟痛。盆腔内软组织损害与腰脊柱曲度增加有关，曲度增加造成 L5 横突与腰大肌对腰骶干的压力增加。

跟底后侧痛与躯干重心后移有关。重心后移可以是姿势性的，如穿高跟鞋引起的重心前移的过度纠正。多数重心后移与骨盆后旋转有关，涉及臀大肌、腹外斜肌对骨盆的作用。腹外斜肌与前锯肌在侧肋部形成锁扣连接，前锯肌与冈下肌有肩胛骨内侧缘的平衡调节关系。冈下肌因颈深层损害而紧张，长期紧张出现损害。颈深层损害与头颈后伸肌群的张力增高有关。项平面损害时，头不能良好地后伸，下颈段后伸代偿，出现下颈段深层压力增加。

第二十二节 前 足 痛

前足痛涉及前足局部损伤、姿势性损伤和单足承重重心前移引起的力学异常性损害。局部损伤有明显的外伤史。如锐器刺伤、挤压伤等后遗软组织炎症。姿势性损伤与穿高跟鞋有关。穿高跟鞋抬高足跟，使前足长期处于过伸位，造成前足底部软组织牵拉增多而劳损。

一、单足承重重心前移

重心前内侧移时，足底内侧纵弓压力增高，大趾承受力学冲击增多，出现大趾痛。前足在行走过程中滚动弹起时，大趾独立承受过多的前足滚动压力，使大趾远端外移，引起踇外翻。腓骨长、短肌收缩可使足跖屈、外翻，控制小腿姿势，减少重心内移引起的足内侧压力增加，持续收缩产生代谢产物堆积，刺激游离神经末梢，出现小腿外侧痛。

重心正前方移动时，站立位或行走站立相前足承重分力增加，力学冲击增多，出现二、三跖趾痛。前足足底皮肤的反复力学冲击，真皮层增生活跃，皮肤角质层增厚，出现足底胼胝。如果力作用的足部结构集中在很小范围，形成点状力学冲击，出现足底鸡眼。

重心前外侧移时，足底外侧纵弓压力增加，跟骰韧带牵拉增多，发生炎症，出现骰骨痛；小脚趾承重增加，前足横弓变平增宽，不能适应正常鞋前方宽度，小脚趾受到异常挤压，出现小脚趾鸡眼。

二、引起重心前移的因素

引起前足痛的单足承重重心前移因素有小腿重心前移、骨盆以上重心前移和胸以上重心前移。

小腿重心前移与跗骨窦脂肪、踝后脂肪垫、髌下脂肪垫损害有关。上述脂肪垫损害水肿，所占空间加大，正常排布的骨关节位置会挤压发炎的脂肪垫，出现疼痛。疼痛性避让引起小腿前倾。

髌下脂肪垫损害与膝关节的超伸展或长时间微屈位代偿有关，多由腰骶部、内收肌、臀旁侧损害继发而来。上述部位软组织损害可引起站立位或行走过程中的骨盆过度前旋，导致骨盆以上的躯干重心前移。

腰骶部软组织损害有时与冈下三肌损害引起的背阔肌兴奋牵拉胸腰筋膜有关。胸腰筋膜张力增高导致竖脊肌内压力增加，微循环功能下降，组织缺氧，软组织损害出现。冈下三肌损害受颈部深层软组织损害影响。

胸以上重心前移与胸脊柱深层、颈深层、腰骶部软组织损害有关。

胸脊柱段深层软组织损害刺激游离神经末梢引起疼痛性避让，关节突关节的关节面相对离开，胸椎曲度加大。

颈深层软组织损害的疼痛性避让，通过颈椎曲度变直或反张来减小颈部深层压力，头前移后伸姿势出现，增加了前足的承重力量。腰骶部软组织损害引起的脊柱调节都是引起胸以上重心前移的因素。

颈深层软组织损害可能与冈下三肌损害有关。冈下三肌损害后，肩胛骨

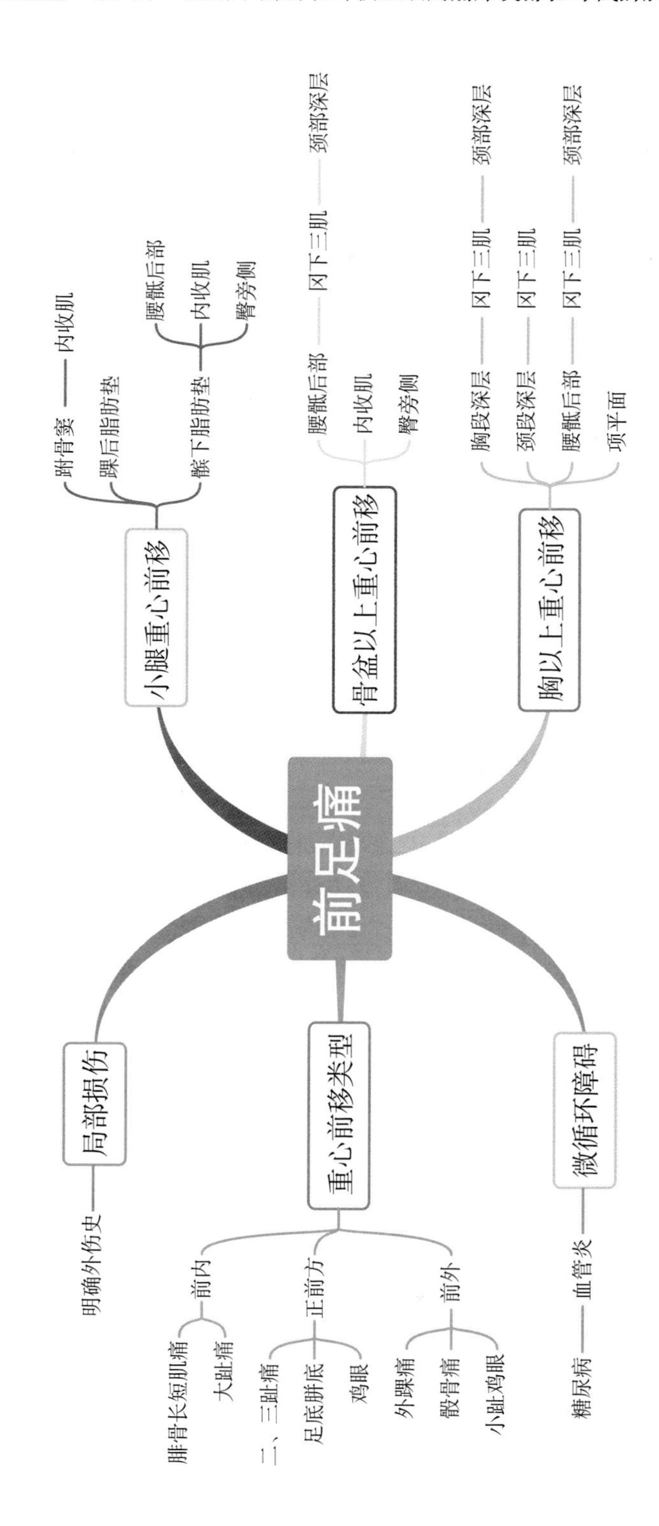
前足痛
小腿重心前移
跗骨窦
内收肌
踝后脂肪垫
髌下脂肪垫
腰骶后部
内收肌
臀旁侧
骨盆以上重心前移
腰骶后部
冈下三肌
颈部深层
内收肌
臀旁侧
胸以上重心前移
胸段深层
冈下三肌
颈部深层
颈段深层
冈下三肌
腰骶后部
冈下三肌
颈部深层
项平面
局部损伤
明确外伤史
重心前移类型
前内
腓骨长短肌痛
大趾痛
正前方
二、三趾痛
足底胼底
鸡眼
前外
外踝痛
骰骨痛
小趾鸡眼
微循环障碍
血管炎
糖尿病

与肱骨相对的可移动范围变小，上肢外展高举功能受限，不能触及较高位置的物体，为了增加肱骨上举高度，抬肩动作代偿增多，抬肩需要上斜方肌的收缩，其力学支点在颈部，颈部压力随之加大，关节突关节研磨增多，引起颈部深层软组织损害。

腰骶部损害与冈下损害有关，冈下软组织损害受颈部深层损害影响。冈下软组织受颈部神经支配，颈部深层软组织无菌性炎症刺激游离神经末梢，引起同神经元的其他感觉神经过敏和运动神经支配区肌肉张力增高，肩部肌肉持续痉挛，逐渐形成软组织损害。

参考书目

1. 宣蛰人．宣蛰人软组织外科学[M]. 上海:上海文汇出版社,2002.
2. Margareta Nordin, Victor H.Frankel. 肌肉骨骼系统基础生物力学[M]. 邝适存,郭霞,译．北京:人民卫生出版社,2013.
3. Siegfried Mmense, David G. Simons, I. Jon Russell. 肌痛[M]. 郭传友,译．北京: 人民卫生出版社,2006.
4. 徐恩多．局部解剖学[M]. 北京:人民卫生出版社,2006.
5. 克里斯蒂·凯尔．功能解剖[M]. 汪华侨,郭开华,麦全安,译．天津:天津科技翻译出版公司,2013.
6. Paul Jackson Mansfield, Donalol A.Neumann. 基础肌动学[M]. 郭怡良,李映琪,译．台北: ELSEVIER TAIWAN LLC ,2013.
7. Brian R.Maclntosh, Phillip F.Gardiner, Alan J.McComas. 骨骼肌结构与功能[M]. 余志斌,李全,徐彭涛,等,译．西安:第四军医大学出版社,2010.
8. Carla Stecco. 人体筋膜系统功能解剖图谱[M]. 王行环,贺大林,魏强,译．北京:北京科学技术出版社,2017.
9. Pierre Rabischong. 运动功能的理解性解剖[M]. 凌锋,鲍遇海,译．北京:北京大学医学出版社,2016.